DR. MICHAEL HAUCH
MIT REGINE HAUCH

Kindheit ist keine Krankheit

Wie wir unsere Kinder
mit Tests und Therapien
zu Patienten machen

FISCHER

Die Namen der Kinder in diesem Buch sind geändert.

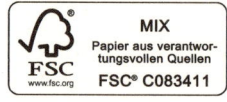

Erschienen bei FISCHER Taschenbuch,
Frankfurt am Main, Mai 2015

© S. Fischer Verlag GmbH, Frankfurt am Main 2015
Satz: Dörlemann Satz, Lemförde
Druck und Bindung: CPI books GmbH, Leck
Printed in Germany
ISBN 978-3-596-03230-3

INHALT

VORWORT

Wenn Menschen Eltern werden, ändert sich fast ihr ganzes bisheriges Leben, vor allem ändern sich die Eltern selbst. Viele, die mit ihrem Kind kurz nach der Geburt zu den ersten Vorsorgeuntersuchungen in meine Praxis kommen, sagen mir staunend:»Wir hätten nie geglaubt, dass man einen Menschen so bedingungslos lieben kann.« Oft berichten sie aber auch im gleichen Atemzug von ihrer Erschöpfung, von Unsicherheit und Versagensangst.

Bedingungslose Liebe und riesengroßes Glück auf der einen Seite, Unsicherheit, Erschöpfung und Versagensangst auf der anderen Seite prägen meist auch die nächsten Jahre, in denen ich die Kinder und Eltern genauer kennenlerne.

Sie kommen zu Vorsorgeuntersuchungen und Impfungen, sie kommen, weil die Kinder Bauchschmerzen haben, die Nase läuft oder der Kopf weh tut, weil sie Fieber haben oder rote Flecken auf der Haut. Akute Probleme solcher Art sind meist schnell besprochen und geheilt.

Immer öfter kommen Eltern aber mit ganz anderen Sorgen. Ihr Kind könne – je nach Alter – noch nicht sitzen oder krabbeln, es habe Schwierigkeiten, Kontakt mit anderen Kindern aufzunehmen, es ziehe sich zurück, es sei aggressiv, es könne

nicht richtig sprechen, es sei unkonzentriert, es sei ungeschickt, es halte beim Malen den Stift nicht richtig. »Das ist
doch irgendwie nicht normal, da muss man doch was tun«,
sagen die Eltern dann und fordern eine Therapieverordnung
von mir: »Ich will ja nur, dass da mal jemand drauf guckt.
Nicht, dass wir was versäumen.«

Eltern haben Angst, einen vermeintlichen Rückstand ihres
Kindes nicht rechtzeitig zu bemerken oder nicht ernst genug
zu nehmen. Sie fürchten dann, dass diese Fehlentwicklung das
ganze Leben ihres Kindes negativ beeinflussen könnte. Chöre
von Freundinnen, Erzieherinnen und Lehrerinnen verstärken
diese Unsicherheit und Sorge.

»Wie?! Dein Kind kann seinen Kopf noch nicht heben? Das
ist doch nicht normal!«

»Normalerweise können alle in dem Alter schon Zweiwortsätze sprechen.«

»Warum kann es denn noch immer nicht laufen?«

»Guck mal, wie es den Löffel hält! So verkrampft!«

Diese Liste könnte ich seitenweise fortsetzen.

Als mein Beitrag »Lasst die Kinder in Ruhe!« im Frühjahr
2014 in der Frankfurter Allgemeinen Sonntagszeitung (FAS)
erschien, bekam ich stapelweise Post. Eltern schrieben mir von
ihren Erlebnissen in Spielgruppen, auf Spielplätzen, in Eltern-
cafés, vor allem aber in Kitas und Grundschulen. Sie berichteten mir, wie andere Eltern, Erzieherinnen und Grundschullehrerinnen ihre Kinder, die sie selbst völlig normal finden, als
krank oder gestört bezeichneten und Katastrophenszenarien
ausmalten, wenn nicht bald eine Therapie folgte. Es waren
traurige und zornige Briefe. Bis heute kommen immer neue
hinzu. Von Eltern und Großeltern, die mir von ihrer Verunsi-

cherung durch übereifrige Pädagogen berichten, von Therapeuten, die klagen, wie schwer es ihnen falle, Kinder Stunde um Stunde, wochen- und monatelang zu therapieren und gleichzeitig zu wissen, dass die Therapie nichts bewirkt, weil zu Hause alles beim Alten bleibt. Ärzte schreiben mir, wie sehr es sie anstrenge, die verunsicherten Eltern zu beruhigen, ihnen die unnötigen Therapien auszureden und ihnen zu zeigen, wie sie ihre Kinder im Alltag fördern können. Wie oft sie schon erlebt haben, dass sich trotz langer Gespräche nichts in den Familien ändere, und wie sehr sie das frustriere. Einige schreiben, dass sie schon lange nicht mehr die Zeit und Energie haben, Eltern so zu beraten, dass sie Vertrauen in ihre Kinder fassen und sichere Bindungen zu ihnen aufbauen. Sie klagen, dass es im alltäglichen Praxisbetrieb schlicht zu teuer sei, stundenlang mit Eltern zu reden. Dann lieber eine Verordnung aufschreiben. Irgendetwas muss man ja auch tun, um den Familien zu helfen. Und schaden wird es schon nicht.

Aber was ist, wenn die angebliche oder vermeintliche Störung des Kindes keine wirkliche Störung ist?

Wenn die Therapie nichts bewirkt, weil sie das falsche Mittel ist? Wenn sie dem Kind nachhaltig signalisiert, dass es sich aus eigener Kraft nicht entwickeln kann?

Wenn Therapien also schaden?

Wenn wir aus gesunden Kindern kranke Kinder machen, weil wir nicht an unsere Kinder glauben – und auch nicht an uns selbst als gute Eltern?

Kindheit ist keine Krankheit. Viel zu wenig wird darüber nachgedacht, was die Folgen für die Familien sind, wenn Eltern beginnen, mit der Lupe nach Schwächen bei ihren Kindern zu suchen, wenn sie ihre Intuition, ihr Vertrauen in das

Kind und ihre erzieherische Kompetenz verkümmern lassen, wenn pädagogische Probleme mit einer medizinischen Diagnose belegt werden und das Kind pathologisiert wird, wenn die Eltern die Verantwortung für ihr Kind an Spezialisten delegieren. Kaum jemand denkt darüber nach, was aus der Eltern-Kind-Beziehung wird, wenn Eltern und Kind Nachmittage lang mit dem Auto durch die Stadt kurven, um Therapeuten aufzusuchen, anstatt gemeinsam zu spielen oder zu lesen. Wenn dem Kind vor lauter Therapie- und Förderwut der Weg verbaut wird, altersgemäße eigene Erfahrungen zu machen, die es braucht, um sich nach seinem eigenen Entwicklungsplan entwickeln zu können.

Woher kommt überhaupt diese Angst der Eltern, dass ihr Kind nicht normal ist? Hat es etwas damit zu tun, dass Eltern ihr Kind heute als Projekt betrachten, das ihnen um jeden Preis gelingen muss? Ist die Beziehung zwischen Eltern und Kindern so gestört, dass Eltern die Sorge um ihr Kind lieber an Ärzte und Therapeuten delegieren, anstatt auf ihre eigene Intuition zu vertrauen, mit anderen Worten: ihrem Herzen zu folgen? Ist es der lange Arm der Arbeitgeber, der bis in die Familien, Kitas und Schulen reicht und dafür sorgt, dass Kinder für das Turbo-Abi und das Berufsleben möglichst früh optimiert werden – auch wenn dabei die Kindheit auf der Strecke bleibt?

Hat es etwas mit der utopischen Sicht auf Gesundheit zu tun? Vor vielen Jahren definierte die WHO Gesundheit einmal als »völliges körperliches, seelisches und soziales Wohlbefinden«. Ein solcher Zustand ist unerreichbar, das haben die WHO-Experten sicherlich gewusst. Aber wir tun bis heute so, als sei die Definition realistisch, als sei sie ein Ziel, das wir erreichen könnten. In Wirklichkeit war und ist diese Definition ein absurdes Heilsversprechen, das die Menschen unglücklich macht und sie in dem Glauben bestärkt, man müsse nur genug Vorbeugung und Therapie betreiben, um das utopische Ziel des völligen Wohlbefindens zu erreichen. »Selbst schuld«, wem dies nicht gelingt. Selbst schuld auch, wenn das Kind nicht so wird, wie man es sich einmal gewünscht hat, wie Kita und Schule es fordern und der Arbeitsmarkt es später braucht.

Erzieher, Lehrer, Therapeuten und Mediziner erarbeiten ständig neue Tests und diagnostische Verfahren, mit denen sie bei Kindern auch noch einzelne kleinste Defizite bemerken können. Jede noch so banale Auffälligkeit unserer Kinder sehen wir als riesengroßes Problem und machen daraus einen medizinischen Fall. Aus einem Mädchen, das mit zwei Jahren noch keine Zwei- oder Dreiwortsätze spricht und nicht mindestens fünfzig Wörter deutlich artikuliert, wird eine Patientin mit Sprachentwicklungsstörung, aus einem wilden Jungen, der im Kindergarten manchmal andere Kinder umrennt, wird ein Patient mit sensorischer Integrationsstörung oder späterer ADHS-Patient. Wer in der ersten Klasse nicht schnell genug mit Zahlen umgehen kann, hat eine Dyskalkulie. Wohlgemerkt: Sprachentwicklungsstörungen, ADHS, Dyskalkulie und viele andere Entwicklungsstörungen gibt es, aber nicht jedes Verhalten, das den geregelten Betrieb in der Kita, Schule oder auch zu Hause aufhält oder stört, ist eine therapiebedürftige Entwicklungsverzögerung oder -störung. Ich bin fest davon überzeugt, dass die Aberkennung der Gesundheit bei eigentlich gesunden Kindern diesen selbst und ihren Eltern gleichermaßen schadet und den wirklich kranken und behinderten Kindern die Therapiemöglichkeiten nimmt; denn so eine Therapie kostet viel Geld – Geld, das im Gesundheitssystem an anderer Stelle weitaus sinnvoller eingesetzt werden könnte. Wir erleben also hier den tausendfachen Missbrauch von Kindern und den Missbrauch von Medizin.

Dieses Buch will nicht belehren. Ich habe es geschrieben, weil ich durch meine tägliche Arbeit als Kinder- und Jugendarzt sehe, dass etwas falsch läuft in unserem Gesundheitssystem, in Kitas, Schulen und auch in den Familien. Wir schaden unseren Kindern, wenn wir mit Hilfe des Gesundheitssystems versuchen, jede kleinste Eigenheit unserer Kinder wegzuhobeln, sie zu tunen wie Motoren – dies in der irrigen Annahme, dass sie damit den wachsenden Ansprüchen der Gesellschaft genügen. Das Gegenteil ist wahr. Wir stören damit ihren eigenen Entwicklungsplan.

Es ist Zeit, zu erkennen, wie haltlos der Glaube ist, einzig Therapien könnten helfen, die Entwicklung von Kindern zu begradigen und zu beschleunigen. Wir müssen beginnen, vom Kind her zu denken, zu überlegen, wie wir ihm helfen können, mit all seinen Außergewöhnlichkeiten ein erfülltes Leben zu leben. Wir müssen darüber nachdenken, was dafür wirklich wichtig ist. Wir werden dann erkennen, dass weniger mehr ist, dass wir gar nicht so viel erziehen müssen. Aber dazu braucht es Mut und Vertrauen. Zu uns selbst, zu unseren Kindern und zum Leben. Mit Mut und Vertrauen im Gepäck werden wir eine gelassenere und glücklichere Beziehung zu unseren Kindern finden und erkennen, dass Kindheit keine Krankheit ist.

1 EIN GANZ NORMALER PRAXISTAG

Morgens um 10 Uhr in meiner Praxis. Seit zwei Stunden arbeiten wir. Das heißt, wir hätten gerne gearbeitet. Aber Julie und Melinda, die ersten beiden Patientinnen, die zur Vorsorge angemeldet waren, sind nicht erschienen. Familie S. mit Julie ohne eine Erklärung, Frau K., die Mutter von Melinda, rief fünf Minuten nach der vereinbarten Zeit an und berichtete, dass die vier Monate alte Melinda die ganze Nacht geschrien habe, nun sei Melinda eingeschlafen – endlich. Sie bringe es nicht über das Herz, Melinda jetzt zu wecken. Jetzt geht die Tür auf und Frau W. erscheint mit Anton.

Anton
Seit Antons Geburt vor zehn Monaten kommt Frau W. alle paar Tage in meine Praxis, weil sie sich Sorgen um Anton macht. Mal hat er einen kleinen Hautausschlag, mal eine verstopfte Nase oder ein bisschen Fieber. Vor allem aber schreit er. Anton schreit »andauernd«, »stundenlang«, und natürlich jeden Abend, bevor er einschläft und »während der Nacht fünf- bis sechsmal«.
»Der würde ja nicht so schreien, wenn er nichts hätte«, sagt Antons Mutter verzweifelt. Von anderen Müttern weiß Frau W., dass Antons Schreien »irgendwas Medizinisches« sein muss.

Als Anton ein paar Wochen alt war, vermutete Frau W. hinter Antons Schreien die berühmten Dreimonatskoliken. Würde das arme Kind sonst die Beine so krampfhaft an den Leib ziehen? Vor ein paar Monaten, da stillte sie Anton noch, glaubte Frau W. eine Verstopfung bei Anton feststellen zu können. Anton hatte nur alle zwei Tage Stuhlgang, einmal sogar eine ganze Woche lang gar nicht. Und dann presste er immer so kräftig beim Stuhlgang – der Beweis. Und dann die Milchallergie. Anton trank immer nur ganz kurz von der Brust, dann wendete er sich ab. Instinktiver Widerwille vor der allergieauslösenden Milch.

Beim nächsten Besuch in meiner Praxis kam Frau W. mit einer gänzlich neuen Vermutung. Antons Halswirbelsäule sei blockiert. Sie habe gehört, dass dies zu langandauernden Schreiattacken führen könnte, auch nachts. Gerade nachts.

Ich untersuche Anton jedes Mal und versuche Frau W. zu beruhigen.

Antons Halswirbelsäule war nicht blockiert. So wenig wie Anton Verstopfung, eine Muttermilchallergie oder Dreimonatskoliken hatte. Anton ist einfach nur wie alle Kinder in diesem Alter ein kleines Genie. Er kann Gedanken lesen. Er merkt, dass seine Mutter unsicher ist. Die Unsicherheit der Mutter verunsichert wiederum Anton. Er fühlt sich nicht geborgen. Deshalb schreit er. Und seine Mutter wird immer unsicherer. Sie wünscht sich nur noch, dass Anton einmal nicht mehr schreit. Dass er ruhig ist und schläft. Und dass er endlich auch die Mutter schlafen lässt.

Manche Babys schreien mehr als andere, sie reagieren empfindlicher als andere auf jede Irritation, sie haben noch nicht gelernt »abzuschalten« und begegnen der Reizüberflutung durch Schreien. Dies ist auch der Grund dafür, dass Babys an hektischen Tagen mehr schreien. Sie müssen erst lernen, sich selbst zu beruhigen. Regulationsstörung nennen das Experten. Kinder mit Regulationsstörungen sind weniger pflegeleicht als andere, sie brauchen einen besonders festen äußeren Rahmen mit festen Alltagsritualen und festen Schlafenszeiten und -gewohnheiten. Dann lernen sie mit der Zeit, sich sicher zu fühlen. Frau W. hat es inzwischen geschafft, Anton zu festen Zeiten ins Bett zu legen, immer mit den gleichen Abläufen, wie wir es besprochen haben.

In den letzten Wochen ist Antons Schreien seltener geworden. Vor allem nachts. Anton hat gelernt, seinen Schlaf so zu organisieren, dass er nicht mehr jede Nacht ein halbes Dutzend Mal aufwacht und schreit.

Heute geht es deshalb auch mal nicht um Antons Schreien. Frau W. hat eine andere Frage: Alle gleichaltrigen Kinder, die sie kennt, können schon sitzen oder krabbeln. Manche laufen sogar. Nur Anton nicht. Die Patentante rate dringend zu Krankengymnastik. Während Frau W. mit mir spricht, dreht sich Anton auf den Bauch und robbt über die Untersuchungsliege, um mein Stethoskop zu untersuchen. Dabei ist er wieselflink. Auf meine Frage hin versichert mir die Mutter, dass Anton sich sogar in den Stand ziehen kann, wenn er sich dabei an einem Stuhlbein oder seinem Kinderbettchen festhalten kann. Ich versuche Frau W. zu überzeugen, dass Anton völlig gesund ist, dass er bald krabbeln und laufen wird.

»Aber vielleicht ist eine Therapie doch besser, dann brauche ich ihn nicht den ganzen Tag herumzutragen, mir tut schon der Rücken weh«, wendet Frau W. ein.

»Dann tragen Sie ihn doch nicht herum. Legen Sie Anton auf eine Krabbeldecke. Sie werden staunen, wie schnell er dann krabbelt und läuft.«

Frau W. schüttelt den Kopf. »Nein, lieber das Rezept.« Sie habe schon mit der Krankengymnastin gesprochen, heute Nachmittag sei bereits die erste Sitzung.

Jakob

Als Nächstes betritt Frau T. mit Jakob die Praxis. Jakob ist dreieinhalb und geht seit einem halben Jahr in die Kita. Beim letzten Elternabend hat die Erzieherin Frau T. angesprochen: Jakob spreche zu wenig und zu undeutlich. Die Erzieherinnen könnten ihn nicht verstehen. Er brauche dringend Logopädie. Es gebe da eine Therapeutin, die habe schon mehreren Kindern in der Kita geholfen. Bitte schön, hier auch gleich ein Flyer der Praxis.

Frau T. ist verunsichert. Jakob spricht zwar tatsächlich nur wenig und undeutlich, aber er ist ein aufgeweckter Junge, der zu Hause gerne mit seinen Playmobil-Rittern spielt und sich vorlesen lässt. Auf dem Spielplatz und im Kindergarten hat er viele Freunde. Mit diesen Freunden kommuniziert er mühelos. Sie verstehen, was er mit seinen Gesten, mit seiner Mimik und den wenigen Lauten und Wörtern ausdrücken will. Frau T. berichtet, dass ihr Mann, Jakobs Vater, ebenfalls erst sehr spät sprechen gelernt habe. Frau T. will aber auch keinen Fehler machen, sie will auf keinen Fall, dass Jakob wegen Sprachschwierigkeiten den Anschluss an seine Altersgenossen verpasst und am Ende sogar noch in der Schule scheitert. Also vielleicht doch zur Sicherheit eine Therapie?

Ich untersuche Jakob noch einmal gründlich. Er hört gut.

»Jakob, zeigst du mir bitte mal ein Tier auf dieser Seite?«

Jakob zeigt im Wimmelbuch auf einen Hund.

»Siehst du auch Menschen auf der Seite?«

Jakobs Finger wandert zu der Figur neben dem Hund.

»Und eine Pflanze?«
Erwachsene können sich vielleicht nicht vorstellen, was Jakob gerade leistet. Er versteht meine Aufforderung und kann Kategorien bilden, also zwischen Mensch und Tier und Pflanze unterscheiden. Jakob weiß, dass ein Hund ein Tier ist, und er ordnet Blumen und Bäume dem Oberbegriff Pflanze zu.

Ich erkläre der Mutter, dass manche Kinder mit drei Jahren noch nicht oder nur sehr wenig sprechen. Sie sind sogenannte Late Talker, späte Sprecher. Sie verstehen viel, ihr passiver Wortschatz ist groß, aber ihr aktiver Wortschatz ist klein, sie sprechen in unvollständigen Sätzen. Aber sie kommunizieren. Late Talker wie Jakob wissen sehr gut, wie sie ihren Eltern, Geschwistern oder Freunden auch ohne Worte mitteilen, was sie bewegt, was sie haben möchten oder was sie nicht mögen. Sie horten Wörter, und eines Tages sprechen sie zur Überraschung der Erwachsenen. Geradezu explosionsartig vermehrt sich dann ihr aktiver Wortschatz, und sie sprechen die ersten verständlichen kurzen Sätze. Frau T. wirkt erleichtert. Denn eigentlich war sie sich ebenfalls sicher, dass ihr Sohn völlig normal entwickelt ist.

Laura
An diesem Morgen, kurz vor Ende der Vormittagssprechstunde, kommt auch Laura. Ihre Mutter hat mich um ein längeres Gespräch gebeten, weil sie sich große Sorgen um ihre Tochter macht. Laura geht in die erste Klasse der Grundschule. Ihrer Lehrerin ist sie aufgefallen, weil sie nicht mit der Schere umgehen kann. Außerdem sei Laura auch »verträumt« und passe im Unterricht oft nicht auf, wahrscheinlich habe sie ADS, eine Aufmerksamkeitsstörung ohne Hyperaktivität. Auch hier soll es eine Therapie richten, eine Ergotherapie, damit Laura demnächst

besser Papierfiguren ausschneiden kann, eventuell sei auch eine Psychotherapie angebracht. Ein Mädchen aus Lauras Klasse bekomme Medikamente gegen die Aufmerksamkeitsstörung, erzählt die Mutter besorgt. Gehirndoping wolle sie natürlich nicht für ihre Tochter. Laura soll kein »Drogi« werden. Aber Therapie ist vielleicht eine gute Idee.

Ich bin einigermaßen fassungslos und frage nach: Psychotherapie, weil Laura manchmal lustlos ist, weil sie träumt und Papierfiguren nicht penibel ausschneiden mag oder kann?

Die Mutter hat Lauras Hefte mitgebracht und zeigt sie mir. Ich sehe säuberlich geschriebene Wörter, sorgfältig gemalte, phantasievolle Zeichnungen. Ich frage Laura, ob sie Freundinnen und Freunde hat; denn Freunde zu haben ist zwar kein ganz eindeutiges Indiz, aber ein ziemlich sicheres Zeichen dafür, kein ADS zu haben. »Ich habe eine beste Freundin und mehrere, mit denen ich gerne zusammen bin«, sagt Laura. Auch die Mutter bestätigt, dass ihre Tochter von den Klassenkameradinnen gut aufgenommen wird. Wir verabreden, dass ich als Nächstes mit der Lehrerin sprechen werde; dann überlegen wir weiter, wie wir Laura helfen können.

Anton, Jakob und Laura sind keine Einzelfälle. Jeden Tag diskutiere ich mit Eltern über die Entwicklung ihrer Kinder, über Fortschritte und den aktuellen Stand und über Sinn und Unsinn von medizinischen Therapien für ihre Kinder. Die Eltern machen sich Sorgen, weil ihr Kind nicht richtig spricht, sich beim Basteln ungeschickt anstellt, weil es sich nicht konzentrieren kann, träumt oder weil es nicht auf einem Bein hüpfen kann. Bei manchen Kindern sind diese Sorgen durchaus berechtigt. Ihr Gehirn hat große Schwierigkeiten, Sprache zu verstehen und zu verarbeiten, ihre motorische Entwicklung macht keine Fortschritte mehr, oder sie sind hochgradig unkonzentriert. Therapien und Förderung können diesen Kindern dann helfen.

Die meisten Kinder, die mir vorgestellt werden, sind jedoch zum Glück völlig gesund. Aber ihre Eltern sind verunsichert. Seltener, weil sie selber denken, dass mit ihrem Kind etwas nicht in Ordnung ist. In den meisten Fällen haben Freunde, Verwandte, Erzieherinnen oder Grundschullehrerinnen den Makel festgestellt. Gerne wird dann dieser Makel, der oft genug nur ein winziger Makel ist oder als solcher überhaupt nicht existiert, mit einer »medizinischen Diagnose« belegt: Sprachverzögerung, Entwicklungsstörung, Störung der Grob- und Feinmotorik, Koordinationsstörung, Teilleistungsstörung, Störung der kognitiven Kompetenz, Aufmerksamkeitsstörung. Allein diese Begriffe versetzen die Eltern dann meist schon in Alarmstimmung.

Was sich so medizinisch anhört, muss von der Medizin beseitigt werden. Die Lösung des Problems liegt nach den Vorstellungen der Eltern, Erzieherinnen oder Grundschullehrerinnen dann so gut wie immer in einer medizinischen Therapie. Und die soll ich dann verordnen. Und schon ist das altersgerecht entwickelte Kind ein medizinischer Fall.

Der Markt der Therapien ist riesengroß. Da gibt es die »Klassiker«, die die Krankenkassen unter bestimmten Voraussetzungen finanzieren: Logopädie, Physiotherapie und Ergotherapie. Weil sie für die Eltern nichts oder kaum etwas kosten und weil sie als seriös und wirksam gelten, werden sie am häufigsten verlangt. Im Laufe meiner langen Berufstätigkeit habe ich erlebt, wie daneben viele andere Therapien Mode wurden und dann wieder in der Versenkung verschwanden: Bachblüten, Schüssler Salze, Bioresonanztherapie, Tomatis-Therapie, Petö-Therapie, Craniosakraltherapie, Delphintherapie etc. Zurzeit wünschen sich die Eltern vor allem Osteopathie für ihre Säuglinge. Denn einige Krankenkassen übernehmen die Kosten der Behandlung, und die Osteopathen machen mächtig Werbung für ihr Angebot. Die Hebammen helfen ihnen dabei. Bisher hat niemand wissenschaftlich belegen können, bei welchen Störungen Osteopathie wirkt und wo sie schadet. Viele Osteopathen haben sich an ein paar Wochenenden »qualifiziert«, einige sind Heilpraktiker, andere Physiotherapeuten, andere Ärzte. Anders als für Ergotherapeuten, Logopäden und Physiotherapeuten gibt es außer in Hessen für Osteopathen keine jahrelange einheitliche staatlich anerkannte Ausbildung.

Ein großer Teil meiner Arbeit besteht heute darin, Eltern zu beruhigen: »Ihr Kind ist nicht krank, es braucht Ihr Vertrauen und Ihre Unterstützung. Es braucht Beziehung statt Aktionismus, Gelassenheit statt Therapie, es braucht Freiraum, um sich zu entwickeln: weniger ist mehr!«

Es dauert lange, die Eltern zu überzeugen, dass sie selbst die Experten für ihr Kind sind und dass sie ihr Kind mit Therapien in Ruhe lassen mögen. Zu groß sind die Sorgen, die sich die Eltern um ihre Kinder machen. Zu groß ist der Druck, unter dem sie stehen. Sie interessieren sich bewundernswert intensiv für ihre Kinder, sie opfern ihre Zeit, sie organisieren ihren Alltag, richten ihre Kinderzimmer liebevoll und kindersicher ein, kümmern sich um die Betreuung, fahren sie zum Tennis und zum Geigenunterricht, achten auf gesunde Ernährung und 1000 andere Dinge. Sie haben gelesen und gelernt, dass Härte und Druck in der Erziehung nichts zu suchen haben. Sie wollen alles richtig machen, damit ihre Kinder glücklich und gesund aufwachsen. Und dass sie Abitur machen! Denn ohne Abitur kein gelingendes Leben.

Der unbedingte Wille, alles richtig zu machen, hat nicht dazu geführt, dass die Eltern ihrer Intuition vertrauen und gelassen die Entwicklung ihres Kindes begleiten und es unterstützen. Er hat dazu geführt, dass sie sich von Freunden, Erzieherinnen, Lehrerinnen und Ratgeberbüchern den Blick auf ihr Kind vorschreiben lassen und es in der Folge nach Fehlern absuchen, die sie dann reparieren lassen wollen wie einen defekten Scheibenwischer am Auto. Sicher, es gibt auch die Kinder, um die wir uns berechtigte Sorgen machen müssen. Kinder, deren Sprache oder Motorik etwa plötzlich stagniert oder sich sogar zurückentwickelt. In diesen Fällen müssen weitergehende Untersuchungen und eventuell Therapien sein. Aber diese Fälle sind zum Glück eher selten. Die weitaus meisten Kinder, die angeblich dringend Therapien brauchen, sind Kinder wie Anton, Jakob und Laura.

Jana und Dennis
Und dann sind da Eltern wie Frau M., Mutter von Jana und Dennis. Seit langem ist Frau M. völlig überfordert mit der Last der Erziehung der dreijährigen Zwillinge, einer komplizierten Beziehung zu dem Vater der Kinder, der die Familie verlassen hat, und der Hetze zwischen zwei Minijobs. Natürlich liebt auch Frau M. ihre Kinder, aber ihre Lebensumstände machen es ihr schwer, ihre Liebe in Fürsorge und Beziehung umzuwandeln. Zusammen mit den Kindern Bilderbücher anschauen, ihnen vorlesen, mit ihnen auf den Spielplatz zu gehen oder sogar mal etwas

Besonderes zu unternehmen wie einen Ausflug in den Zoo, für all das fehlt Frau M. die Energie. »Für so was habe ich nicht auch noch Zeit«, sagt sie oft. Wenn Frau M. ihren Kindern etwas Gutes tun will, kauft sie ihnen Süßigkeiten, Spielzeug oder eine DVD.

Jana und Dennis waren eigentlich für 14 Uhr angemeldet. Inzwischen ist es fast 15 Uhr. Frau M. lässt regelmäßig Untersuchungstermine ohne Absage verstreichen, deshalb freuen wir uns, dass sie es heute bis zu uns geschafft hat – wenn auch mit großer Verspätung und wie immer außer Atem.

Jana und Dennis sind beide organisch gesund, aber im letzten Jahr sind sie kugelrund geworden. Sie geben nur einzelne schwer identifizierbare Worte, selten Zweiwortsätze von sich. Am liebsten stoßen sie einfach nur kurze unverständliche Silben oder Wortfetzen aus, wenn sie miteinander spielen. Kein Wunder: Jana und Dennis sitzen täglich viele Stunden vor dem Fernseher und schauen sich Trickfilme an. Sie sprechen Comic. Jetzt, im Untersuchungszimmer, zielen sie mit unsichtbaren Maschinengewehren aufeinander. »Takatakatakatak«, schreit Dennis. Ich warte höflich, bis die beiden ihre Luft-MGs zur Seite gelegt haben, dann zeige ich den Zwillingen ein Bauernhofsteckspiel mit Tieren und kleinen Figuren.

»Wisst ihr, was das ist?«

Jana und Dennis schauen verlegen auf die kleine schwarzweiß gefleckte Plastikkuh in meiner Hand.

»Von welchem Tier kommt denn die Milch?«, frage ich weiter.

»Tuh!«, sagt Jana schließlich. Vergeblich versucht sie, die kleine Kuh in die richtige Vertiefung in dem Spiel zu stecken.

Auch hier soll es nach dem Willen der Erzieherinnen im Kindergarten eine medizinische Therapie richten. Am besten sogar zwei: Logopädie und Ergotherapie, denn Jana und Dennis sind nicht nur mit dem einfachen Bauernhofsteckspiel überfordert, sie können auch nicht wie andere Kinder in ihrem Alter die Regeln einfacher Gesellschaftsspiele verstehen und befolgen. Und einen Buntstift können sie auch nicht halten. Wie auch, wenn es zu Hause weder Spiele noch Stifte und Papier, noch irgendeine Form von Anregung gibt?

Ich versuche gemeinsam mit Frau M. zu überlegen, wo sie Hilfe und Unterstützung für ihre Familie und Entlastung für sich selbst finden, wie sie ihren Alltag anders gestalten, wie sie zwischen all ihren Sorgen und ihren Jobs Zeit finden könnte, sich mit ihren Kindern zu beschäftigen. Wie sie gemeinsam mit ihnen kochen oder ihnen Bücher vorlesen und wie sie einen Turnverein für die Zwillinge finden könnte. Frau M. bleibt skeptisch: »Für all so Sachen habe ich nicht auch noch Zeit!« Sie wünscht sich Therapie für die Zwillinge. Am besten gleich im Kindergarten, das sei das Beste, dann müsse sie nicht auch noch durch die Stadt fahren und in der Praxis rumsitzen und warten. Ihr Exmann habe schließlich auch gesagt, dass die Kinder gestört seien und dass sie sich endlich mal um eine Therapie für die beiden kümmern solle.

Ich erkläre Frau M. noch einmal, dass ich in der Therapie keinen Sinne sehe, solange sich nichts im Alltag der Kinder ändert. Ich schlage ihr vor, dass ich erst einmal mit den Erzieherinnen sprechen werde und dann sie und den Exmann zu einem Gespräch in die Praxis bitten und wir gemeinsam nach besseren Wegen für die Kinder suchen werden.

2 VON MASERN ZU NEUEN MORBIDITÄTEN

Ich betreibe meine Praxis seit fast 25 Jahren. Als ich begann, kümmerten wir Kinderärzte uns hauptsächlich um akute Krankheiten. Mütter brachten ihre Kinder, wenn die Nase lief, der Hals kratzte, wenn ihnen der Bauch weh tat oder wenn sie Fieber und Ausschlag hatten. Oder wenn sie geimpft werden sollten. Kinder mit chronischen Krankheiten wie etwa Asthma, Rheuma oder mit Behinderungen wurden, so gut es ging, versorgt, aber die Medizin hatte noch nicht wirklich gute Antworten für ihre Probleme. Es gab kaum einheitliche Therapiepläne und Leitlinien zur Behandlung. Erst allmählich begann sich die Medizin dafür zu interessieren, wie sie die Lebensqualität dieser Kinder verbessern könnte, wie man zum Beispiel einen Morbus Chron, also eine chronisch entzündliche Darmerkrankung, behandeln könnte oder ein kindliches Rheuma. Da ich lange an einer Universitätsklinik High-Tech-Medizin und Kinderneurologie betrieben hatte, schickten die Krankenhäuser mir viele ihrer behinderten und chronisch kranken Kinder zur Weiterbehandlung. Viele dieser Kinder brauchten von früh auf Therapien, um ihren Alltag zu bewältigen: Krankengymnastik, Ergo- und Logotherapie. Mit den Eltern sprach ich darüber, wie sie ihren Alltag mit dem Kind gestalten könnten, welcher

Kindergarten, welche spezielle Schule gut für es wären, wo die Eltern Spezialambulanzen oder Rehakliniken finden könnten, welche Alltags-Unterstützung und Hilfsmittel die Eltern für ihr Kind beantragen könnten, und später, wie ihr Kind im Kindergarten und der Schule mitkam, welche Fortschritte das Kind in der Therapie machte und wie es Alltagsaufgaben wie essen, anziehen oder zur Toilette gehen bewältigte. Ich sprach mit den Eltern darüber, welche Stärken ihr Kind hatte, ob es in seiner Freizeit gerne mit Legosteinen oder Playmobilfiguren spielte, ob es gerne bastelte, radelte, schwamm oder auch las. Wie wir ihm helfen könnten, einen möglichst normalen Alltag mit Familie und Freunden zu leben.

Was dagegen meine nicht behinderten akut kranken Patienten im Kindergarten und in der Schule trieben, ob sie den Stift beim Malen richtig hielten, ob sie deutlich und grammatikalisch richtig Deutsch sprachen, sich allein die Schuhe zubinden konnten, ob sie Hausaufgaben sorgfältig machten oder den Unterricht schwänzten, wie sie ihre Freizeit verbrachten, erfuhr ich nur selten. Die Eltern thematisierten diese Probleme nicht oder höchstens nebenbei beim Kinderarzt.

Es gab Kinder aus problematischen Familien, von denen ich wusste, dass Erzieherinnen und Lehrer ihre liebe Mühe mit ihnen hatten. In der Arztpraxis spielten diese pädagogischen und sozialen Schwierigkeiten aber kaum eine Rolle. Die Eltern sprachen nicht mit mir darüber, von Erzieherinnen und Lehrerinnen hörte ich nichts. Mein Hauptaugenmerk richtete sich daher darauf, dass diese Kinder wenigstens geimpft und bei Infekten gut versorgt wurden. Im Großen und Ganzen waren es auch nur wenige auffällige Kinder, obwohl meine Praxis in einem sozial buntgemischten Stadtteil liegt.

Mit der Zeit aber änderte sich meine Arbeit. Immer öfter kamen nun Anrufe von Erzieherinnen und Lehrerinnen, die mit mir über auffällige Kinder sprechen wollten, immer öfter waren Entwicklungsstörungen auch Thema in den Gesprächen mit den Eltern. Mütter klagten, dass ihr Kind nicht malen oder basteln wollte, weil es ihm schwerfiel, mit Schere oder Pinsel umzugehen, dass es beim Rechnen über die Kästchen im Heft hinausschreibe, Buchstaben umdrehe, dass es beim Sport nicht mitkomme und die Hausaufgaben nicht alleine machen könne. Noch nannte niemand diese Auffälligkeiten Krankheit. Dies sollte sich aber bald ändern.

EPIDEMISCHE HERAUSFORDERUNGEN

In den 1990er Jahren hörten wir aus den USA, dass die American Academy of Pediatrics (AAP), also die wissenschaftliche Vereinigung der amerikanischen Kinderärzte, dazu aufrief, sich den neuen »epidemischen« Herausforderungen zu stellen. Damit meinten unsere nordamerikanischen Kollegen die Zunahme von chronischen Krankheiten und AIDS, vor allem aber auch Entwicklungs- und Verhaltensstörungen: Lernstörungen, Aufmerksamkeits- und Aktivitätsstörungen, Gewaltbereitschaft, emotionale Verwahrlosung, Alkohol- und Drogenkonsum.

Auch die deutschen Kinderärzte merkten jetzt zunehmend, dass sich bei ihren Patienten etwas änderte. In den Gesprächen mit den Eltern ging es immer weniger um die körperlichen Beschwerden der Kinder und immer häufiger um die Störungen von Fähigkeiten, wie richtig zu essen, zu laufen und zu hüpfen,

Lieder oder Gedichte auswendig zu lernen, sauber zu schreiben. Die Eltern klagten darüber, dass die Kinder aggressiv seien oder verträumt, dass sie sich ihren Anweisungen und denen der Erzieherinnen und Lehrerinnen widersetzten, dass sie mit Gleichaltrigen Probleme hätten. Und bald hatten die Störungen auch ihren Namen: Neue Morbiditäten oder Neue Kinderkrankheiten. Neu waren die Störungen natürlich nicht. Neu war nur, dass sie sich augenscheinlich wie eine Epidemie verbreiteten und dass sie überhaupt als Krankheiten gesehen wurden und bald zunehmend die Arbeit der Kinder- und Jugendärzte bestimmten. Das Kind war nicht mehr etwa unerzogen, minderbegabt oder sozial vernachlässigt. Es war ab jetzt krank. Und für Krankheiten ist der Arzt zuständig.

Mit den Neuen Morbiditäten entstand eine paradoxe Situation, die bis heute anhält: Schaut man sich die Statistiken an, sind die Kinder in Deutschland so gesund wie noch nie. Die meisten überleben ihre Geburt und haben damit schon einmal geschafft, was vor ihnen jahrtausendelang Kindern nicht vergönnt war und selbst heute noch in vielen Gegenden in der Welt nicht die Regel ist. Noch Anfang des 19. Jahrhunderts starb fast jedes vierte Kind in Deutschland gleich in den ersten Lebenswochen. Dank des medizinischen Fortschritts konnte die Säuglingssterblichkeit drastisch verringert werden. Heute sterben nur noch drei von tausend Säuglingen. Die Säuglings- und Neugeborenensterblichkeit in Deutschland gehört damit zu den geringsten weltweit. Eine aktuelle Studie, die die Krankenhausversorgung von Säuglingen in zehn europäischen Regionen verglich, räumt Deutschland sogar den Spitzenplatz ein.

Ärzte können heute schon im Mutterleib sehen, wie es Kindern geht. Sie können Kinder mit angeborenen Behinderungen, wie etwa Herzfehlern, schon vor der Geburt operieren, sie können, wenn sie sich nicht recht entwickeln, Medikamente geben, die sie schneller reifen lassen, und sie gleich nach der Geburt in Brutkästen legen, die wie kleine Intensivstationen funktionieren. Medikamente und Maschinen unterstützen oder übernehmen dort die Arbeit der Organe.

Anders als noch ihre Urgroß- und Ururgroßeltern wird die heutige Generation vom ersten Atemzug an medizinisch überwacht und betreut. Viele Krankheiten, die noch vor wenigen Jahrzehnten zu lebenslangen Behinderungen geführt haben, wie zum Beispiel Neugeboreneninfektionen, können heute mit Medikamenten behandelt werden, Kinderchirurgen operieren selbst komplizierteste Nieren- oder Darmfehlbildungen. Vor allem »Kinderkrankheiten« wie Masern, die Gehirnhautentzündungen und andere schreckliche Nebenwirkungen haben, können heute mit einem einfachen Pieks verhindert werden. Sie haben ihren Schrecken verloren – so sehr, dass manche Eltern in dem Irrtum leben, dass Impfungen nicht mehr nötig seien. Auch Kinderlähmung, Diphtherie und Tuberkulose, noch bis in die 1960er Jahre klassische Kinderkrankheiten, gibt es bei uns fast gar nicht mehr. Selbst Krankheiten wie Krebs, die noch vor fünfzig Jahren einem Todesurteil gleichkamen, überstehen die meisten Kinder heute.

Dass die Kinder körperlich so gesund sind wie noch nie, dass die Lebenserwartung der Menschen mit jedem neuen Jahrgang steigt, ist nicht nur dem medizinischen Fortschritt zu verdanken. Eine mindestens ebenso wichtige Rolle spielen die Lebensverhältnisse, in denen die Kinder aufwachsen. Die der meisten Kinder sind gut. Sie leben in einem der sichersten und reichsten Länder der Welt, sie müssen keinen Hunger leiden, in lichtlosen Hinterhöfen spielen und davon Rachitis und andere Mangelkrankheiten bekommen. Die meisten Kinder leben in zumindest passablen Wohnungen, die überwiegende Anzahl der Kinder hat sogar ein eigenes Zimmer. Und entgegen anderslautenden Schlagzeilen müssen sie auch nicht auf einen der Elternteile verzichten, denn sehr häufig leben Mama und Papa eben doch zusammen oder schaffen es wenigstens, sich gemeinsam um ihre Kinder zu kümmern. Viel tun die Kinder auch selbst dafür, dass sie gesund aufwachsen. Umfragen zeigen, dass die meisten sportlich aktiv sind und oft draußen spielen.

Auf der anderen Seite sind da die Neuen Krankheiten, die sich immer weiter ausbreiten. Sie entstehen nicht durch genetische Vererbung, sie verbreiten sich nicht durch Viren oder Bakterien, sie sind auch nicht die Folge von Unfällen, sondern entstehen durch die sozialen und familiären Verhältnisse, in denen Kinder aufwachsen.

Dass arme Menschen ein größeres Risiko haben, krank zu werden, als wohlhabende, ist nichts Neues. Nicht nur in Entwicklungsländern, auch im reichen Westeuropa und in den USA werden arme Kinder deutlich häufiger krank als ihre reichen Altersgenossen. Untersuchungen aus Großbritannien haben zum Beispiel gezeigt, dass die Säuglings- und Kindersterblichkeit bei Kindern der untersten Sozialschicht etwa doppelt so hoch ist wie bei denjenigen der obersten Sozialschicht. Auch leiden arme Kinder doppelt so häufig an körperlichen Krankheiten wie Kinder aus reichem Hause.

Bei den Neuen Krankheiten ist dieser Zusammenhang noch weitaus größer. Wo Familien unter hohem Druck durch wenig Geld leben, wo Eltern nicht die Energie oder Kompetenz haben, eine Bindung zu ihren Kindern aufzubauen, ihnen Sicherheit und Geborgenheit, Aufsicht und emotionale Unterstützung zu geben, wo die Eltern es nicht schaffen, gemeinsam mit ihren Kindern zu spielen, zu singen, ihnen vorzulesen, ihnen einen geregelten, berechenbaren Alltag zu bieten, überall da können sich Kinder nicht gesund entwickeln. Ihre geistigen Fähigkeiten verkümmern, noch bevor sie sich entfalten können. Die Kinder bleiben in ihrer Entwicklung zurück. Ihre Sprachentwicklung leidet. Sie können nicht stillsitzen, außer vor dem Fernseher, sie können sich auf kein Spiel konzentrieren und auf kein Gespräch, sie sind nicht in der Lage, mit Lego zu bauen, sondern werfen mit den Steinen nur um sich. Wenn ich die Kinder bitte, ein Bild für die Oma zu malen, sind sie ratlos, weil sie es noch nie gemacht haben. Sie haben Probleme, einfache Anweisungen wie »Bitte zieh deine Schuhe aus und setze dich auf die Untersuchungsliege« zu befolgen.

Ich erlebe jeden Tag in meiner Praxis Kinder, die körperlich völlig normal zur Welt gekommen sind, aber nach ein paar Jahren in ihrer Entwicklung zurückbleiben, weil ihre psychischen Grundbedürfnisse nicht gestillt werden und weil es an Anregung und Förderung mangelt. Zwar nehmen auch in sozial bessergestellten Familien, wo es weder an Geld noch an Bildung mangelt, die Neuen Krankheiten zu. Auch dort fällt es Eltern zunehmend schwer, ihren Kindern Bindung und Sicherheit zu vermitteln und zugleich ihre Autonomie und Eigenständigkeit zu fördern. Doch in sozial schwierigen Verhältnissen ist das Risiko, dass Eltern die seelischen Grundbedürfnisse ihrer Kinder nicht stillen können, ungleich größer. Welche Bedingungen hier eine besonders unheilvolle Rolle spielen, hat eine Gruppe von Psychologen in Mannheim untersucht.

Seit über 20 Jahren begleiten sic eine Gruppe von 384 Kindern, die mit unterschiedlichen Risiken ins Leben gestartet sind: Eltern ohne abgeschlossene Berufsausbildung, beengte Wohnverhältnisse, fehlende Väter oder die Ehe der Eltern unharmonisch, die Eltern psychisch krank oder sehr jung.

Insgesamt elf Kriterien, die für Kinder ein psychosoziales Entwicklungshindernis bedeuten können, trugen die Mannheimer Forscher zusammen. Und sie fanden heraus: Erwischt ein Kind mehr als zwei dieser Risiken, war das Kind zum Beispiel unerwünscht, wurde es in eine Ein-Eltern-Familie geboren und hat die Mutter keine Arbeit oder ist ihr Bildungsniveau besonders niedrig, steigt für das Kind das Risiko der Vernachlässigung und somit von Entwicklungsstörungen.

DIE KIGGS-STUDIE

Studien wie die Mannheimer Untersuchung können Zusammenhänge exemplarisch herausarbeiten, aber sie sagen noch nichts darüber aus, wie viele Kinder unter Vernachlässigung und Entwicklungsstörungen leiden. Wie weit verbreitet die Neuen Kinderkrankheiten in Deutschland sind, wusste daher jahrelang niemand ganz genau. Wissenschaftler, niedergelassene Kinder- und Jugendärzte, Erzieher, Lehrer und Therapeuten – jeder für sich beobachtete nur, dass sie zunahmen. Schließlich merkte auch die Politik, dass sich hier ein Riesenproblem wie eine dunkle, undurchsichtige Gewitterwolke zusammenbraute, über das man viel zu wenig wusste. Es war höchste Zeit, der Sache auf den Grund zu gehen. So beauftragte die Bundesregierung das Robert-Koch-Institut (RKI), die Gesundheit der Kinder in Deutschland genauer unter die Lupe zu nehmen: Das war die Geburtsstunde des großen Kinder- und Jugendgesundheitsreports (KiGGS).

Bundesweit sollten Wissenschaftler Daten und Informationen sammeln zur Gesundheit der Kinder und Jugendlichen im Alter von 0 bis 17 Jahren. Ein riesiger Datenpool sollte dadurch entstehen. Mit Hilfe dieses Datenpools wollte man die Gesundheitspolitik für die nachwachsenden Generationen entwickeln.

So etwas macht man nicht mal so nebenbei. So etwas muss gut vorbereitet werden. Was wollen wir überhaupt wissen? Welche Themen sind besonders wichtig? Was können wir mit beschränktem Budget überhaupt herausfinden? Wo und wen fragen wir genau? Wie führen wir unsere Untersuchungen praktisch durch? Wie müssen wir fragen, damit Eltern und Kinder, also die Studienteilnehmer, uns überhaupt verstehen? Ist es ethisch vertretbar, gesunden Kindern Blut abzunehmen für eine Studie? Allein über solchen und anderen Vorbereitungsfragen grübelten die Experten des Robert-Koch-Instituts länger als sechs Jahre.

Im Mai 2003 ging es dann endlich los. Drei Jahre lang, bis zum Mai 2006, nahmen 17641 Jungen und Mädchen an 167 Orten der Bundesrepublik an der Studie teil. Sie wurden befragt und untersucht und lieferten gemeinsam mit den Angaben ihrer Eltern einen einzigartigen Pool von Informationen. So entstand nach und nach ein genaues und umfassendes Bild vom Gesundheitszustand und der Entwicklung der Kinder und Jugendlichen in unserem Land.

Zwischen 2009 und 2012 befragten die RKI-Wissenschaftler noch einmal rund 16000 Eltern und Kinder telefonisch.

32

Wieder berichteten Eltern, wie es um die Gesundheit ihrer Kinder bestellt war, wie sie sie einschätzten, wie oft ihre Kinder zu Früherkennungsuntersuchungen gingen, welche Impfungen sie bekommen hatten, wie es um ihre Mundgesundheit bestellt war, um ihr Ernährungsverhalten. Ab dem Alter von elf Jahren antworteten die Kinder und Jugendlichen selbst auf die Fragen der Wissenschaftler. Viele von ihnen waren schon bei der ersten Basiserhebung dabei gewesen.

Die Ergebnisse der KiGGS-Studie werden seit einigen Jahren häppchenweise veröffentlicht. Die bisher veröffentlichten Ergebnisse bestätigen: Im Großen und Ganzen fühlen sich die Kinder in Deutschland gesundheitlich fit. Insgesamt schätzten 94 Prozent aller befragten Eltern den allgemeinen Gesundheitszustand ihrer Kinder als gut oder sehr gut ein. Bestnoten gab es auch von den 11- bis 17-Jährigen. 88 Prozent fühlten sich rundum gesund.

Natürlich kämpfen auch Kinder und Jugendliche mit Krankheiten, zum Beispiel mit Übergewicht, psychischen Erkrankungen, Immunerkrankungen oder allergischen Erkrankungen wie Asthma, Heuschnupfen oder Neurodermitis.

Etwa 16 Prozent der Kinder und Jugendlichen haben ihren Eltern zufolge bzw. nach eigener Einschätzung ein chronisches Gesundheitsproblem. Aber nur etwa jedes fünfte dieser Kinder wird dadurch eingeschränkt, Dinge zu tun, die Gleichaltrige tun können.

Kinder und Jugendliche nehmen ihre Gesundheit ernster als früher. Zwölf Prozent der 11- bis 17-Jährigen in Deutschland rauchen, weniger als die Hälfte davon täglich. Damit hat sich die Raucherquote seit der ersten KiGGS-Befragung von 2003 (20,4 Prozent) bis 2006 fast halbiert. Tabaksteuererhöhungen und Nichtraucherschutzgesetze zeigen hier Wirkung.

Die Jugendlichen trinken auch weniger Alkohol. Waren es sechs Jahre zuvor noch 62,8 Prozent, gaben nun nur noch 54,4 Prozent der Jugendlichen an, schon einmal Alkohol getrunken zu haben. Einen riskanten Alkoholkonsum stellt die KiGGS-Studie bei einem von sechs Jugendlichen (15,8 Prozent) im Alter von 11 bis 17 Jahren fest.

Mehr als drei Viertel (77,5 Prozent) der 3- bis 17-Jährigen treiben regelmäßig Sport, knapp 60 Prozent sind in einem Sportverein aktiv.

Die sicher beunruhigendste Erkenntnis der KiGGS-Studie ist zugleich die am wenigsten überraschende: Kinder aus sozial benachteiligten Familien und Familien mit ausländischen Wurzeln leben häufiger ungesund. Ob Rauchen, Übergewicht, Essstörungen, Verhaltensauffälligkeiten, übermäßiger Medienkonsum, Bewegungsmangel oder auch Unfälle – die Risikofaktoren sozial benachteiligter Kinder und Jugendlicher liegen teilweise dreifach höher als die von Kindern aus der Mittel- und Oberschicht. Mit anderen Worten: Eine Minderheit von Kindern wächst heute mit einem Maximum an gesundheitlichen Risiken und Problemen auf.

Sozialer Stress und geringe Bildung in den Familien führen häufig dazu, dass Eltern die seelischen Grundbedürfnisse ihrer Kinder nach Bindung und Geborgenheit nicht stillen können. Fühlt sich das Kind aber nicht sicher gebunden, nimmt seine seelische und geistige Entwicklung Schaden. Es kann seine individuellen Möglichkeiten nicht verwirklichen. Es kann nicht wie sicher gebundene Kinder neugierig auf Neues zugehen, seine Entdeckerfreude ist von Angst überlagert, seine Lernbereitschaft kann sich nicht entwickeln. Sein Verstand wird sich weniger entfalten können, es wird weniger lernen und sein Wissen weniger kreativ in Kita, Schule und später im Beruf anwenden können. Es wird seinen Körper weniger ausprobieren und deshalb ungelenker sein und eher verunglücken als sicher gebundene Altersgenossen. Es wird häufiger Verhaltensauffälligkeiten entwickeln, auch krankhaftes Übergewicht, Nikotinsucht oder andere Abhängigkeiten.

Hat das Kind ohnehin nur bescheidene Gaben mit auf die Welt gebracht, spielen psychosoziale Faktoren erst recht eine Rolle dabei, wie das Kind sich entwickelt. Wer hat, dem wird gegeben, sagt der Volksmund und zitiert dabei den Evangelisten Matthäus. Für weniger begabte Kinder aus sozial belasteten Familien gilt die dunkle Seite dieser Einsicht: Wer nichts hat, dem wird oft das Wenige noch genommen durch die Verhältnisse, in die er durch das Schicksal hineingeboren wurde.

Natürlich hängt die seelische Gesundheit nicht ausschließlich von der Schichtzugehörigkeit der Eltern ab. Emotionale Vernachlässigung, stundenlanges Parken der Kinder vor dem Fernseher und Sprachlosigkeit, Bewegungsmangel und mangelnde Bindung finden sich in allen Milieus, nur eben gehäuft in armen Familien.

Zu ähnlich beunruhigenden Erkenntnissen wie die KiGGS-Studie kommt auch eine andere Studie. Sie beschäftigt sich mit der Frage, wie sich die Gesundheit von Kindern und Jugendlichen im Laufe des letzten Jahrzehnts verändert hat. Im Frühjahr 2011 beauftragte die Krankenkasse DAK das Marktforschungsinstitut FORSA damit, 100 niedergelassene Kinder- und Jugendärzte zu befragen, wie sie die Gesundheit ihrer jungen Patienten einschätzten. Nahezu alle Ärztinnen und Ärzte gaben an, dass sie bei den Kindern und Jugendlichen mehr psychische Probleme, Verhaltensauffälligkeiten, Wahrnehmungsstörungen, Sprachschwierigkeiten, motorische Defizite und Übergewicht beobachteten als noch zehn Jahre zuvor. Gefragt, in welchem Alter die meisten dieser Störungen zu beobachten sind, gaben die Ärztinnen und Ärzte an, dass motorische Defizite und Sprach- und Hörprobleme vorwiegend im Kindergartenalter auftreten, psychische Probleme bzw. Verhaltensauffälligkeiten und Übergewicht am häufigsten bei sechs- bis achtjährigen Kindern.

Die Umfrageergebnisse decken sich mit meinen eigenen Erfahrungen. Im Laufe meiner fast 25-jährigen Tätigkeit als niedergelassener Kinderarzt haben die Sprach- und Verhaltensstörungen, die Entwicklungsverzögerungen und motorischen Defizite bei Kindergarten- und Schulkindern stetig zugenommen. Viel mehr Kinder als früher sind nicht in der Lage, sich sprachlich zu verständigen, Gehörtes richtig zu verarbeiten und sich altersgemäß zu verhalten. Da gibt es zum Beispiel den Dreijährigen, der meine Aufforderung, sich für die Untersuchung auszuziehen, nicht versteht, den Vierjährigen, der im Kindergarten »bei jeder Kleinigkeit, die ihm nicht passt«, schlägt und tritt, die Fünfjährige, die sich von ihrer Mutter das T-Shirt anziehen lässt, den Sechsjährigen, der es nicht schafft, zehn Sekunden auf einem Bein zu stehen. Rund jedes fünfte Kind kommt mit solchen oder ähnlichen Entwicklungsstörungen in meine Praxis. Meine Aufgabe ist es dann, herauszufinden, ob das Kind entwicklungsverzögert oder -gestört ist oder einfach nur schlecht erzogen und gefördert werden muss – oder ob die Beobachtungen der Erzieherinnen, Lehrerinnen und Eltern vielleicht auch verzerrt sind. Versteht der Dreijährige mich nicht, weil er hörbehindert ist, weil sein Gehirn Sprache nicht verarbeiten kann oder weil er es schlicht und einfach nie gelernt hat, auf eine ruhige Bitte zu reagieren? Ist der Vierjährige so aggressiv, weil er nicht sicher gebunden ist und nicht gelernt hat, Konflikte gewaltfrei zu lösen? Oder ist er nur ein wenig wild und überfordert damit seine Erzieherinnen? Ist die Fünfjährige vielleicht in ihrer geistigen Entwicklung zurückgeblieben, so dass sie sich nicht alleine anziehen kann, oder ist sie besonders findig, Anstrengungen zu vermeiden? Kann der Sechsjährige nicht auf einem Bein stehen, weil er zum Beispiel eine neurologische Störung hat, oder ist er einfach nur ungeschickt.

Inzwischen verbringe ich jeden Tag viel Zeit damit, Kinder mit Sprach- und Entwicklungsstörungen oder mit gestörtem Sozialverhalten zu untersuchen und ihre Eltern zu beraten – pro Kind ein Vielfaches der Zeit, die ich damit verbringe, Mittelohrentzündungen zu kurieren oder Hautekzeme anzuschauen und Salbe zu verschreiben.

Längst nicht nur Kinder aus armen und bildungsfernen Familien werden mir wegen sozialer Auffälligkeiten oder Entwicklungsverzögerungen vorgestellt. Inzwischen sind es fast genauso viele Kinder aus der bürgerlichen Mittelschicht, die mit ihren Eltern zu mir kommen, weil sie Schwierigkeiten in der Kita, Schule oder zu Hause haben.

Die heutigen Kinder sind genetisch nicht anders ausgestattet als die Kinder vor zehn oder zwanzig Jahren. Aber die Welt, in der sie und ihre Eltern leben, hat sich verändert – und mit ihr auch die Beziehungen zwischen Eltern und Kindern.

3 WARUM ES SCHWERER GEWORDEN IST, ELTERN ZU SEIN

Jahre bevor Eltern mit ihren Therapiewünschen für ihre Kinder in meine Praxis kamen, sehe ich die Entwicklung kommen. Ich erlebe, wie schwer es Familien heute fällt, ihren Alltag zu strukturieren, ihren Kindern und sich selbst Regeln zu geben, die ihnen helfen, etwa so einfache Dinge wie einen Arzttermin rechtzeitig wahrzunehmen. Ich spreche hier nicht nur von Familien in prekären sozialen Lagen, sondern auch von ganz normalen Mittelstandsfamilien. Ich erlebe, wie unsicher sie sind und wie die Unsicherheit zu Beziehungsstörungen führt. Und wie die Beziehungsstörungen wiederum die Entwicklung der Kinder beeinträchtigt. Die Unsicherheit der Eltern hat nach meiner Beobachtung mit den tiefgreifenden gesellschaftlichen Veränderungen zu tun, die den Alltag der Familien prägen. Sie haben dazu geführt, dass die Eltern den Glauben an ihre Erziehungs- und Bildungskompetenz mehr und mehr verlieren.

FAMILIEN ALS KLEINE WIRTSCHAFTSUNTERNEHMEN

Jedes Jahr zwischen Kopfschmerztag und dem Tag des Deutschen Butterbrotes feiern die Deutschen den Weltkindertag. Dann wackeln die Hüpfburgen, Kinder lassen sich Tiergesichter schminken, und Politiker reden davon, dass Deutschland mehr Kinder braucht. Kinder sind Zukunft, sagen sie und meinen: ohne Kinder keine Fachkräfte, keine Konsumenten, kein Wirtschaftswachstum, keine Steuern, keine Renten, keine Wähler.

Ende der 1990er Jahre klang das noch ganz anders, genauer gesagt 1998, als der damalige neugewählte Kanzler Gerhard Schröder »Familie und das ganze andere Gedöns« verächtlich machen konnte. Vorbei! Politik, Industrie, Handel, Arbeitgeberverbände, Gewerkschaften und jetzt sogar die Bundeswehr haben das Thema »Kinder« zur Chefsache erklärt. Nicht weil in den Chefetagen lauter kinderfreundliche Menschen sitzen. Sondern weil sie und wir alle ein Problem haben. Demnächst gehen die Babyboomer in Rente. Heute zahlen sie noch viele Steuern und Abgaben. Morgen brauchen sie jemanden, der ihre Renten zahlt, mit Arbeitskraft und Ideen die Wirtschaft am Laufen hält und mit Steuern den Staat. Um dieses Problem zu lösen, müssen mehr Frauen erwerbstätig werden und mehr Kinder geboren werden. Aus Berufstätigen müssen Mütter werden und aus Müttern Berufstätige. Dafür unternimmt der Staat inzwischen mit Frauenquote, Elterngeld und dem Ausbau von Kitaplätzen so Einiges. Mit reiner Familienfreundlichkeit hat dies wenig zu tun.

Noch bis in die 1990er Jahre war es dem Staat ziemlich gleichgültig, ob eine Tagesmutter, ein Kindergarten oder die

Großeltern auf die Kinder aufpasste, während die Eltern arbeiteten. Es hätte auch ein Alien sein können – Kinderbetreuung galt als Privatsache.

Damit ist es heute gründlich vorbei. In den letzten Jahren ist viel Geld in den Ausbau einer familienfreundlichen Infrastruktur geflossen. Das Elterngeld wurde eingeführt, neue Kitas wurden gebaut und die Ganztagsbetreuung in vielen Schulen eingerichtet. Eingeleitet hat diese Entwicklung die frühere Familienministerin Renate Schmidt. Ihre Nachfolgerin Ursula von der Leyen führte sie nach 2005 in der Großen Koalition mit viel Nachdruck und ohne sich allzu sehr vom Widerstand in den eigenen Reihen beeindrucken zu lassen, weiter: ein Jahr Ausstieg mit einem Teil des Lohns, dazu Vätermonate. Die Medizinerin und siebenfache Mutter setzte sich so gut wie auf jedes Talkshowsofa, um begeistert für ihre Idee zu werben. Und die beste Werbung war in ihren Augen ihr eigener Lebensentwurf. Es gab kaum ein Frauenmagazin, in dem sie sich selbst und ihren Nachwuchs samt Haustieren nicht in Homestories präsentierte. Ihre politischen Gegner auch im eigenen Lager schäumten, CSU-Landesgruppenchef Peter Ramsauer sprach verächtlich vom »Wickelvolontariat« für die Väter, die Leserinnen und Leser waren genervt von der ewig lächelnden Ursula im Kreise ihrer Kinder und Ponys. Aber die Botschaft kam an.

Von der Leyen führte 2006 das Elterngeld inklusive Vätermonate ein. Gleich darauf setzte sie auch noch den Ausbau der U3-Betreuung bis 2013 durch – musste dafür aber im Gegenzug die Kröte »Betreuungsgeld« schlucken, ein Projekt der Erzkonservativen für die Eltern, die ihre Kinder zu Hause betreuen.

Die Gesellschaft hat sich durch den Ausbau der Betreuung verändert. Mutter sein heißt nicht mehr, wie noch in den 1990er Jahren des letzten Jahrhunderts, zu Hause bleiben, solange die Kinder klein sind. Es heißt auch nicht mehr, nach Jahren der Kindererziehung irgendwann wieder ein bisschen zu arbeiten. Mutter sein heute bedeutet, dass man kurz nach der Geburt eine Pause einlegt und dann voll weiterarbeitet. Das auf ein Jahr befristete Elterngeld hat dazu geführt, dass die zwölfmonatige Elternzeit inzwischen zur sozialen Norm geworden ist. Ein Jahr Elternzeit für die Frau, eventuell noch zwei Monate für den Mann. Danach geht das Kind in die Krippe, die Eltern arbeiten. Wer abweicht, muss sich oft rechtfertigen.

Der Anteil der Väter, die Elternzeit nehmen, hat sich durch die Vätermonate versiebenfacht: Von unter vier Prozent im Jahr 2006 ist er auf inzwischen rund 30 Prozent gestiegen. Laut Meinungsumfrage »Wunschväter in Deutschland« wären vier von fünf Vätern zu mehr Teilzeitarbeit bereit, fast zwei Drittel würden zugunsten der Kinder sogar Karrierenachteile in Kauf nehmen.

Die reale Rollenverteilung in jungen Familien sieht jedoch anders aus. Die viel gepriesenen neuen Väter bleiben im Schnitt derzeit 3,2 Monate zu Hause. Kindererziehung ist wie eh und je Müttersache. Weil der Vater mehr als die Mutter verdient und jeder weitere Vätermonat eine finanzielle Einbuße bedeutet. Weil jahrhundertealte Vorstellungen davon, was Mutterschaft, was Vaterschaft ausmacht, nachwirken. Aber auch, weil viele Mütter, wie der Geschlechtersoziologe Michael Meuser in einem Interview mit der »Zeit« beschrieb, dem Vater nicht die Hoheit über die Familie zugestehen wollen.

Vielleicht dauert es noch mehrere Generationen, bis die Familienpolitik in den Familien andere Strukturen geschaffen hat. Etwas haben die Politiker jedoch schon heute erreicht: Niemand behauptet mehr, dass Familienpolitik »Gedöns« ist, selbst Konservative sind heute davon überzeugt, dass Familienpolitik eine wichtige staatliche Aufgabe ist. Ein Riesenfortschritt. Nur einen Haken hat die Sache bisher: Es kommen nicht mehr Kinder zur Welt in Deutschland. Jedenfalls nicht wesentlich mehr.

2011 erreichte die Geburtenzahl mit 663 000 sogar den niedrigsten Stand der Nachkriegszeit. 2012 kamen zwar 10 000 Kinder mehr zur Welt, aber auch das sind nur noch halb so viele wie im Baby-Boomer-Jahr 1964, als allein in Westdeutschland 1,36 Millionen Kinder zur Welt kamen. 2013 wurden in Deutschland 682 069 Kinder geboren, 8500 mehr als im Vorjahr – aber nicht so viele, wie sich Politiker durch ihre Gesetze erhofft haben, und längst nicht genug, um den demographischen Wandel aufzuhalten.

Wenn die Deutschen an »Familiengründung« und »Kinderaufzucht« denken, fällt ihnen als Erstes »materielle Einbuße« ein. Natürlich war es immer schon so, dass man durch Kinder nicht unbedingt wohlhabender wurde, dafür bekam man Liebe und Leben in der Bude geschenkt. Das ist ein wenig in Vergessenheit geraten im täglichen Stress zwischen Kindern und Karriere: Je nach Umfrage hat nicht einmal jede vierte oder jede fünfte Frau den Eindruck, dass sich Familie und Beruf gut miteinander vereinbaren lassen. Das Dreierpaket aus »Zeit, Geld und Infrastruktur«, das Familienpolitiker in den letzten Jahren versucht haben zu schnüren, hat offenbar bisher nicht dafür gesorgt, dass Eltern ihr Elternsein entspannter erleben.

BIN ICH EINE GUTE MUTTER?

Gesellschaftswissenschaftler vermuten inzwischen, dass das Elternsein den Eltern und speziell das Muttersein den Müttern so schwerfällt, weil sie sich hin- und hergerissen fühlen zwischen den unterschiedlichen Leitbildern; zwischen dem der guten Mutter einerseits und dem der erfolgreichen Erwerbstätigen andererseits. Darauf weist auch eine Studie der Konrad-Adenauer-Stiftung hin, die Wissenschaftlerinnen und Wissenschaftler des Bundesinstituts für Bevölkerungsforschung in Wiesbaden verfasst haben. Die Bevölkerungswissenschaftler haben herausgefunden, dass vor allem Frauen sich überfordert fühlen und ein schlechtes Gewissen haben. Das Ideal der Mutter, die ihrem Kind alle Aufmerksamkeit widmet und es fördert, konkurriert mit dem Leitbild der idealen Partnerin, die mit ihrem Partner Zeit zu zweit verbringt, dies wiederum reibt sich mit dem Bild der erfolgreich Berufstätigen. Gerade Akademikerinnen leiden laut der Studie unter den überbordenden Anforderungen. Die »Ideologie der guten Mutter« sorge in Deutschland für große Skepsis gegenüber Fremdbetreuung. Wer sein Kind nicht selbst betreue, stelle seine eigenen Bedürfnisse über die des Kindes, glauben viele Mütter. Pflichtbewusstsein, das Streben nach Perfektion und übersteigerte Qualitätsansprüche, so die Forscher, belasten Eltern heute so sehr, dass diese an die Grenzen ihrer Leistungsfähigkeit gerieten und in ihrer eigenen Lebensgestaltung stark eingeschränkt seien.

ABSCHIED VOM »DORF«

Doch nicht nur die fast unerfüllbaren Ansprüche an sich selbst machen Eltern das Leben schwer. Vielen fehlt auch das soziale Umfeld, das noch zu Babyboomer-Zeiten Elternschaft erleichtert hat. Das Dorf, das man nach einem afrikanischen Sprichwort braucht, um ein Kind aufzuziehen, ist klein geworden. Jedes vierte Kind in Deutschland wächst ohne Geschwister auf. In vielen Familien fehlt der Vater. Wo aus dem Dreiecksverhältnis Vater-Mutter-Kind oder Vater-Mutter-Kinder die Zweierbeziehung Mutter-Kind wird, fehlt der Dritte als Korrektiv, der die Verhältnisse lebendig und beweglich hält. Es gibt kein Entrinnen aus der Beziehung, weder für die Mutter noch für das Kind.

Viele junge Eltern können an ihrem Wohnort auch nicht mehr auf Großeltern und andere Verwandte zurückgreifen, die ihnen bei der Erziehung selbstverständlich helfen und sie entlasten – der Preis der Mobilität. Die Freunde und auch die Nachbarn sind nicht unbedingt interessiert daran, die Eltern zu entlasten, bei der Erziehung zu helfen – außer sie haben selber Kinder.

Ich erlebe, wie viele Eltern, vor allem aber alleinerziehende Mütter durch das fehlende soziale Netz ihr Leben beschränken auf Job und Kind. Dabei könnte ein wenig Abwechslung vom Alltag manchmal Wunder wirken. Aber einen Babysitter für einen gemeinsamen Kinobesuch mit dem Partner oder der Freundin oder für einen Friseurbesuch, das wollen oder können sich viele nicht leisten: »Dann kostet mich so ein Kinobesuch gleich 50 Euro. Und dann ruft die Babysitterin nachher noch mitten in der Vorstellung an, weil mein Kind nicht schlafen will. Nein, den Stress tue ich mir nicht an!«

BALANCE UND AUSGLEICH
GIBT'S NUR IM JOGHURT

In meiner Praxis kann ich beobachten, wie sich das Fehlen stabiler sozialer Gefüge auswirkt. Das Leben vieler meiner Patientenfamilien ist ständig im Fluss und auf Abruf. Prekäre und befristete Arbeitsverhältnisse sind längst kein Phänomen mehr, das nur schlecht ausgebildete Menschen betrifft. Auch junge Menschen mit Universitätsabschlüssen und guten Berufsausbildungen arbeiten oft nur von Zweijahresvertrag zu Zweijahresvertrag. Bis weit in die bürgerliche Mittelschicht reicht die Ungewissheit, die mit solchen Arbeitsverhältnissen verbunden ist. Balance, dieses Wort findet sich allenfalls noch auf den Joghurtbechern und Müslikartons, die auf dem Frühstückstisch dieser Familien stehen. In Wirklichkeit verharrt das Leben in vielen Familien, die in meine Praxis kommen, im permanenten Überforderungsmodus. Während die Eltern noch über ihre Work-Life-Balance reden, dem ausgewogenen Verhältnis zwischen Arbeit und Leben, sind die Grenzen zwischen ihrer Arbeit und ihrem Leben in Wirklichkeit längst völlig verwischt. Sie sitzen mit dem Tablet im Sandkasten, mit dem Smartphone im Kinderzimmer, schließen sich im Schlafzimmer ein, um an Telefonkonferenzen teilzunehmen, während vor der Tür die Kinder lärmen, und abends, wenn der Nachwuchs im Bett ist, checken sie noch eben E-Mails, vielleicht hat der Chef sich ja gemeldet. Dank der Mobiltechnik ist aus der alten Präsenzkultur im Büro die Präsenzdiktatur im virtuellen Raum geworden. Gerade dort, wo die Arbeit mit dem Versprechen der Selbstverwirklichung lockt, in der Werbung, in den Medienberufen, in den vielen freien Berufen, sind Arbeitszeiten oft unbegrenzt, Überstunden werden erwartet und folglich nicht gezählt, die permanente Erreichbarkeit auch in den Abendstunden, am Wochenende und im Urlaub ist eine Selbstverständlichkeit.

HANDYSTRESS

Und nicht immer ist es der Chef oder die Chefin, für die man erreichbar sein muss. Auch für die Freunde muss man erreichbar sein. Wenn man sich schon wegen des Kindes nicht mehr sehen kann, muss man wenigstens miteinander telefonieren können. In die Praxis kommen viele Mütter telefonierend. Bevor sie ihre Chipkarte hervorkramen, sich anmelden und ins Wartezimmer gehen, müssen sie erst einmal das – selbstverständlich immer sehr wichtige – Gespräch beenden: »Ich bin jetzt beim Doc. Ich melde mich nachher.« Mehrmals täglich erlebe ich, wie mitten in der Untersuchung in der Handtasche der Mutter das Handy klingelt.

Normalerweise spreche ich mit der Mutter und dem Kind, während ich das Kind untersuche. Ich erläutere, was ich tue und was ich sehe. In dem Moment, in dem das Smartphone klingelt, hört mir die Mutter nicht mehr zu. Hektisch wühlt sie in ihrer Handtasche herum, bis sie ihr Handy gefunden hat. Einige Mütter drücken den Anruf weg, nachdem sie eine gefühlte Minute auf das Display geschaut haben, um die Anrufernummer zu erkennen, viele nehmen den Anruf an.

»Ja, ja, ich bin gerade mitten in der Untersuchung. Was? Nein, nur Vorsorge …«

Und schon ist der Kontakt zur Mutter unterbrochen, die Konzentration auf das Gespräch dahin.

Wirklich beunruhigend ist die Situation für das Kind. Eben hatte es noch Blickkontakt zur Mutter, die ihm signalisiert hat, dass alles in Ordnung ist, wenn der Kinderarzt es untersucht. Das Kind war beruhigt. Jetzt spricht die Mutter mit starrem Gesicht in das Kästchen an ihrem Ohr. Vielleicht blickt sie noch das Kind an, aber Kinder sind feinfühlig. Sie erkennen, dass dieser Blick nicht wirklich ihnen gilt. Die Verbindung ist gestört. Das Kind hat seinen Resonanzraum verloren. Es fühlt sich unsicher und gestresst.

Die meisten Kinder machen diese Erfahrung heute täglich viele Male. Die Mutter ist physisch anwesend, aber zugleich abwesend, weil sie mit dem Smartphone beschäftigt ist. Denn das Smartphone ist ständig in Betrieb. Nicht nur in der Praxis. Auf der Straße, während die Mutter mit der einen Hand den Buggy schiebt, hält sie mit der anderen Hand das Smartphone an ihr Ohr, auf dem Spielplatz sitzt sie auf der Bank und telefoniert, während ihr Kind Sandkuchen backt. Die Mutter ist da, emotional aber nicht anwesend. Das Kind, das beim Spiel im Sandkasten oder eben auch im Buggy oder bei der Untersuchung in der Praxis auf die Mutter schaut und sich vergewissern will, dass sie ihm zuschaut und seine Signale aufnimmt und versteht, bekommt keine Antwort auf seinen Kontaktversuch. Es bleibt allein mit seinen Gefühlen. Man muss keine Studien zum Thema machen, ein Blick in die verwirrten Gesichter der Kinder genügt, um zu erkennen, dass Smartphones die Beziehung zwischen Kind und Mutter erheblich stören können. Vor allem kleine Kinder brauchen die Erfahrung, dass die Mutter auf sie eingestimmt ist und auf sie reagiert. Ohne dieses Gefühl fühlen sie sich ängstlich. Sie fahren ihr angeborenes Bindungssystem hoch und suchen Nähe. Manche versuchen mit Weinen auf sich aufmerksam zu machen.

Besonders stressig für das Kind ist es, wenn die Mutter wegen eines ankommenden Gesprächs den Kontakt abrupt unterbricht und sich dem Gerät zuwendet. Nur nichts verpassen! Es könnte ja etwas Wichtiges sein. Keine Mutter würde sagen, dass sie ein Telefongespräch über den Kontakt zu ihrem Kind stellt. Den meisten Müttern ist nur nicht bewusst, dass sie damit ihr Kind stressen – und sich selber auch. Dabei wäre es doch so einfach und zugleich entlastend, sich für ein paar Stunden täglich der elektronischen Fußfessel zu entledigen, sich zu entspannen und sich ganz auf das Kind einzustellen – den Satz »Ich wollte mal unerreichbar sein« versteht auch die Chefin oder der Chef.

FEHLENDE LEICHTIGKEIT

Vielen Eltern ist die Leichtigkeit abhandengekommen, im Hier und Jetzt zu leben. Sie können sich nicht mehr entspannen und auf das Kind einlassen. Sie sind erschöpft von ihrem Alltag: Job, Haushalt, Freunde, Kinder, alles zerrt an ihnen. Sie können sich nur schwer dem Kind zuwenden, seine Signale feinfühlig aufnehmen, deuten und adäquat beantworten. Eine stabile Eltern-Kind-Beziehung, in der das Kind sich sicher fühlt und seine angeborenen Kompetenzen entwickelt, kann sich so nur schwer entwickeln. Denn dafür braucht es Gegenwärtigkeit. Eltern müssten »live« sein.

Die ersten zwölf Lebensmonate des Kindes könnten eine Pause sein, eine Zeit intensiver Gegenwärtigkeit, bevor das tägliche Vereinbarkeits-Balancekunststück beginnt. In der Elternzeit könnten Eltern und Kind sich in Ruhe kennenlernen und ihre Beziehung festigen.

Den meisten Eltern ist bewusst, wie wichtig diese Zeit ist. Sie haben viel gelesen über Kinderentwicklung, und sie wollen alles möglichst perfekt machen – so wie sie bisher auch ihren Job perfekt gemacht haben. Vor allem die Mütter versuchen, in den ersten zwölf Monaten ganz und gar für ihr Kind da zu sein, alles an Liebe und Zuwendung in die kurze kostbare Zeit zu packen, um das Kind zu stärken. Der Erwartungs- und Glücksdruck ist gewaltig. Dieses erste Jahr soll voller Harmonie und Innigkeit sein. Aber wie es so oft ist mit Zielen: Je angestrengter man sie verfolgt, desto weniger erreicht man sein Ziel. Und manchmal führt der Versuch, alles richtig zu machen, geradewegs zum Gegenteil. Aus der Zeit, die man sich so schön vorgestellt hat, ist eine Zeit voller Angst, Unsicherheit und Stress geworden.

VOM RÖCHELN, GOOGELN UND VON GROSSMÜTTERN

Nur in der Windelwerbung sind Babys diese niedlichen, ewig lächelnden, glucksenden oder selig schlummernden Wesen. In der Realität läuft das Leben mit einem Säugling deutlich weniger entspannt ab. Es bedeutet zunächst einmal Stress und Unsicherheit. Das ist normal, aber viele junge Eltern sind durch den Stress und die Unsicherheit, mit denen sie nicht gerechnet haben, überfordert.

Wie überfordert und als Folge davon ängstlich junge Eltern heute sind, erkenne ich unter anderem an der Röchel-Panik. Kaum eine junge Mutter, die nicht kurz nach der Geburt, beim ersten Besuch in meiner Praxis mit schreckgeweiteten Augen erzählt, dass ihr Kind im Schlaf röchelt: »Es hört sich an, als wenn es keine Luft kriegt. Kann es ersticken?«

Alle Kinder röcheln zeitweise im Schlaf. Damit befreien sie ihre Luftröhre und ihren Rachen von Schleim und Speichel. Röcheln ist ein ganz normaler Vorgang, der im Rachenraum entsteht, eine Art »Automatismus«. Und gleichzeitig ist es einer der vielen Tricks, die Babys instinktiv nutzen, um ihre Eltern zu rufen. Röcheln kann also zweierlei sein, ein völlig bedeutungsloses kleines Geräusch oder eine Frage: »Bist du da?«

Jahrtausendelang haben Eltern das auch so verstanden. Sie haben einen kurzen Blick auf ihr Kind geworfen, sich überzeugt, dass alles in Ordnung war, vielleicht ein paar leise Worte gesprochen oder die Wiege ein wenig geschaukelt. Und alles war gut. Wenn sie sich Sorgen gemacht haben, haben sie die Großmutter der Kinder, also ihre eigene Mutter oder Schwiegermutter gefragt: »Warum röchelt mein Kind so?« Und die Großmutter hat die junge Mutter beruhigt: »Hast du auch gemacht. Ist nicht schlimm.« Damit war die Mutter beruhigt. Natürlich hatten Großmütter nicht immer mit allem Recht (man denke nur mal an den Großmutterrat vom Schreienlassen, das angeblich die Lungen kräftigt). Aber eben doch mit Vielem. Der lebende Beweis: die Mutter selbst oder der Vater, großgezogen von der patenten Großmutter. Der größte Vorteil der Großmutter war aber, dass sie sich ihrer Meinung sicher war. Diese Sicherheit hat sich auf die junge Mutter und auch den Vater übertragen und von dort auf das Kind. Heute ist die Großmutter allenfalls noch eine von vielen Stimmen, auf die junge Eltern hören.

Die Eltern meiner Patienten hören ihr Kind röcheln und schauen bei Google nach. Sie geben die Stichworte Röcheln, Baby und Krankheit ein. Und schon öffnet sich vor ihnen die Liste des Grauens: Bronchitis, Aspiration, Epiglottitis, Croup, eventuell sogar plötzlicher Kindstod – alles kündigt sich mit einem einfachen Röcheln an. Und weil es im Internet gleich vielfach steht, muss es wahr sein. Und wenn jetzt doch noch die Großmutter ihre Meinung zum Röcheln abgibt und behauptet, dass dieses Röcheln doch ein ganz natürliches Geräusch sei, dann trägt eine solche Informationskonkurrenz nicht zur Beruhigung bei, sondern schürt allenfalls noch die Verunsicherung.

Den Eltern, insbesondere der Mutter, fällt es noch schwerer, sich selbst und dem Kind zu vertrauen. Doch ohne dass die Eltern an ihre eigenen Fähigkeiten und an die ihres Kindes glauben und ihnen vertrauen, kann sich ein Kind nicht gesund entwickeln.

»IRGENDWAS STIMMT DA NICHT!«

Das Röcheln ist nur ein Angstgrund von vielen. Vom ersten Lebenstag an beobachten die Eltern ihr Kind mit eingeschalteter Warnlampe und setzen sich selbst und ihr Kind damit unter Druck. Anders ist es nicht zu erklären, dass ich noch vor der U3, der ersten Vorsorgeuntersuchung in der Praxis, die in der vierten Lebenswoche stattfindet, fast 90 Prozent aller erstgeborenen Kinder vorgestellt bekomme, weil »da irgendwas nicht stimmt« und man gern »auf der sicheren Seite« sein möchte.

Das Kind spuckt, also verträgt es nach Ansicht der Mutter die Milch nicht, es saugt an den Händchen oder macht seltsame Saugbewegungen mit dem Mund, wahrscheinlich hat es immer Hunger, aber wenn es trinkt, spuckt es alles wieder aus. Es läuft rot an und presst. Natürlich, weil es unter Verstopfung leidet. Endlos könnte ich diese Aufzählung fortsetzen.

So gut wie jede Lebensäußerung des Kindes interpretieren die Eltern als krankhaft und erwarten, dass ich eine therapeutische Lösung für das Problem vorschlage.

Ich beruhige die Eltern dann und erkläre, dass Kinder lernen müssen, ihren Körper zu gebrauchen, die Nahrungsaufnahme genauso wie den Stuhlgang, und sie müssen lernen, ihren Tagesrhythmus zu regulieren. Manche lernen all dies schnell, manche brauchen ein bisschen mehr Zeit.

Wenn sich die Eltern mit ernstem, sorgenvollem Gesicht über ihr Kind beugen, das gerade dabei ist, herauszufinden, wie sich Hunger anfühlt oder Sattsein, wenn sie »Oh, du Armes!« sagen, während ihr Kind gerade ausprobiert, wie man die Muskeln anspannen muss, um das, was da im Bauch drückt, in die Windel zu befördern, dann ist das keine Ermutigung, weiterzumachen, sondern ein Grund, ängstlich zu werden und zu verzagen.

Und wenn das Kind spuckt, und die Mutter gleich darauf hektisch versucht das Kind zu stillen, weil es sonst verhungern könnte, dann überträgt sich die Unsicherheit sofort auf das

Kind, und es wird wahrscheinlich hektisch trinken und wieder spucken.

Wenn die Mutter jeden Abend kilometerweit mit dem Kind auf dem Arm im Schlafzimmer auf und ab läuft und dabei angstvoll darauf hofft, dass das Kind einschläft, wird das Kind dies spüren und nie lernen, sich seiner selbst sicher zu werden. Ohne Urvertrauen kein Selbstvertrauen.

Sich selbst vertrauen kann das Kind aber nur, wenn die Eltern sich selbst und ihm vertrauen, wenn sie Ruhe bewahren und dem Kind sagen: »Du musst nicht weinen, du hast die besten Eltern der Welt. Und alles um dich herum ist wunderbar in Ordnung. Und jetzt schlaf ein.«

HILFE, ES SCHREIT!

Viele junge Mütter berichten mir aus ihrer Elternzeit, dass es für sie fast unmöglich sei, ihren Tag zu planen und die Dinge zu erledigen, die ihnen wichtig seien. Manche schildern mir, dass sie oft noch nachmittags im Pyjama herumlaufen, denn jedes Mal, wenn sie zum Duschen ins Badezimmer verschwinden wollten, schreie das Kind: »Und dann bricht mir der Schweiß aus. Ich fühle mich völlig hilflos.«

Kinder schreien viel. Bis zu drei Stunden reine Schreizeit am Tag ist normal für einen Säugling mit einem Monat. Er kann Hunger, Unsicherheit oder andere unangenehme Gefühle weder unterdrücken noch aushalten, er kann nur um Hilfe rufen. Schreien bedeutet nichts anderes als »Ich will etwas! Ich will trinken, ich will Geborgenheit, Unterhaltung, ich liege irgendwie unbequem«.

Der Evolutionsbiologe David Haig von der Harvard University in Cambridge/Mass. hat noch einen anderen Grund vor allem für das nächtliche Schreien herausgefunden. Kinder schreien nicht nur, weil sie Hunger haben, sie wollen damit auch die Mutter auf Trab bringen. Indem sie sie mehrmals pro Nacht aufwecken und auffordern, sie zu stillen, wollen sie ihren Eisprung und damit auch die Geburt von Geschwistern so weit wie möglich hinauszögern. So schaffen sie es, sich die Konkurrenz durch jüngere Geschwister vom Hals zu halten und die Mama lange für sich allein zu behalten. Ganz schön raffiniert.

Junge Mütter reagieren sofort auf das Schreien ihrer Kinder (Väter sind meist etwas gelassener oder fauler). Sie werden hektisch, lassen alles stehen und liegen und haben nur noch ein Ziel: Das Kind soll aufhören zu schreien. Sie spüren das Unbehagen ihres Kindes, als wäre es ihr eigenes. Das ist zunächst normal. In den ersten zehn bis zwölf Lebensmonaten des Kindes ist die Bindung zwischen Mutter und Kind fast symbiotisch. Diese enge Bindung muss sich dann aber mit der Zeit weiterentwickeln zu einer Beziehung, in der das Kind sich entfalten kann und aus der heraus es mit der Zeit immer selbständiger wird. Eine solche tragfähige Beziehung können die Eltern nur aufbauen, wenn sie lernen, die Bedürfnisse des Kindes zu verstehen und angemessen darauf zu reagieren. Vielen Eltern fällt es aber sehr schwer, mit ihrem Kind emotional in Kontakt zu kommen und seine Bedürfnisse zu verstehen, etwa wenn es schreit.

KINDER VERSTEHEN IST ÜBUNGSSACHE

Die meisten Eltern haben bis zur Geburt des eigenen Kindes kaum direkte Erfahrung mit Kindern gehabt. Viele sind selber Einzelkinder, sie haben nie auf Geschwister aufgepasst, auf kleine Cousinen oder Cousins. Wenn sie bei den Beratungsgesprächen erzählen, dass ihr Kind »andauernd« schreit, frage ich sie manchmal, wie sie sich dieses »andauernde« Schreien erklären. Meist kommt dann als einzige Erklärung: »Weil es Hunger hat« oder »Weil es Bauchschmerzen hat«. Auf die Idee, dass das Kind sich vielleicht nur langweilt und unterhalten werden will, kommen sie nicht. Wahrscheinlich würde es diesen Eltern helfen, wenn es eine App gäbe »Hilfe, Kind schreit« mit einer Möglichkeit, das Geschrei zu scannen und dazu ein Info- und Hilfe-Button.

Während meiner Arztausbildung habe ich im Hochland von Peru in einer Kinderklinik gearbeitet. In Peru tragen ältere Mädchen ihre Geschwister den ganzen Tag auf dem Rücken herum. Diese Mädchen gingen mit den Babys souverän und gelassen um. Sie wussten aus ihrer Erfahrung, was der kleine Bruder oder die kleine Schwester von ihnen wollte, wenn er oder sie schrie. Und sie konnten intuitiv ihr Geschwisterchen beruhigen – Übungssache eben.

In meine Praxis werden viele marokkanische oder türkische Kinder ebenfalls von ihren älteren Geschwistern gebracht – was ein großes Problem ist. Eine Zwölfjährige darf nicht darüber entscheiden, ob ich ihre kleine Schwester oder ihren Bruder impfen darf, ich kann ihr kein Rezept aushändigen für das Geschwisterchen, und ich kann nicht mit ihr diskutieren, wie wir bei einer Durchfallerkrankung vorgehen, wann das kranke Kind erneut vorgestellt werden sollte. Aber diese älteren Geschwister erstaunen mich jedes Mal. Sie gehen so souverän mit den Kleinen um, wie es ihre deutschen Altersgenossen höchstens mit ihren Computern schaffen. Sie haben es einfach durch viel Erfahrung gelernt.

BEZIEHUNGSAUFBAU

Eltern, denen die Erfahrung mit Säuglingen fehlt, werden durch das viele Schreien schnell zermürbt. Manche fragen dann, ob es nicht besser sei, das Kind einfach mal schreien zu lassen, um es nicht zu »verwöhnen«. Ein bisschen Schreien lassen habe zumindest noch niemandem geschadet, haben sie gehört. Das ist vollkommener Unsinn und ebenso schädlich wie die Panik, die viele Eltern beim ersten Geräusch ihres Kindes zu ihm springen lässt, um es hektisch aus dem Bettchen zu nehmen. Dann laufen sie kilometerweit auf der Teppichkante auf und ab und schaukeln das schreiende Kind in der »Fliegerhaltung«. Und weil dies alles das Kind nicht beruhigt, sondern nur noch mehr schreien lässt, beruhigen sie es schließlich mit der Flasche oder der Brust – und bringen ihm bei, später jedes Unwohlgefühl mit Essen zu dämpfen. Heute weiß man, dass der Stress, den das Kind beim Schreien empfindet, dazu führt, dass bestimmte synaptische Verbindungen im Gehirn nachhaltig geschädigt werden können. Kinder schreien auf lange Sicht auch länger, wenn sie immer erst warten müssen, bevor jemand sie beruhigt. Das Kind lernt nicht, mit Stress und Angst umzugehen und sich mit der Zeit selbst zu beruhigen, weil es sich nie sicher und geborgen fühlt. Es

lernt nur nach einiger Zeit, die negativen Gefühle zu unterdrücken.

Ein Kind, das schreit, braucht deshalb seine Eltern schnell.
Die Eltern sollten ruhig an sein Bett treten, es ansprechen,
trösten, vielleicht etwas summen oder singen, das Kind strei-
cheln, und wenn dies nicht hilft, sollten sie es aus dem Bettchen
nehmen, sich mit ihm auf einen Stuhl setzen und es sachte
wiegen, bis es sich beruhigt hat. Dann sollten sie ihr Kind mit
einem Lächeln zurücklegen. Viele Eltern schleichen dann auf
Zehenspitzen aus dem Zimmer und trauen sich nicht mehr,
das kleinste Geräusch zu machen. Dabei wirken sich die ge-
wohnten Geräusche der Eltern, ihre Stimmen und Schritte in
der Wohnung, beruhigend auf das Kind aus. Mit zunehmen-
dem Alter lernt das Kind dann auch immer besser, sich selbst
zu beruhigen und wieder in den Schlaf zu finden. Je sicherer
und gelassener die Eltern bleiben, desto leichter fällt es ihnen
auch, eine Beziehung zu ihrem Kind zu finden und das Kind
sicher zu binden.

Zum Glück gelingt es den meisten verunsicherten Eltern
mit etwas Hilfe und Information von außen und vor allem
einer großen Portion Feinfühligkeit, die Signale des Kindes
mit der Zeit immer besser zu interpretieren und angemessen
darauf zu reagieren. Selbst nach einem verstolperten Anfang
klappt dann der Beziehungsaufbau erstaunlich gut.

Vor allem die Mutter lernt das Schreien ihres Kindes zu
deuten. Sie lernt zu unterscheiden zwischen dem verzweifel-
ten Schreien ihres Kindes, wenn es hungrig ist, dem jämmer-
lichen Schreien, wenn es sich unsicher und verloren fühlt,
dem wütenden Geschrei, wenn die Windel voll ist und die
Haut juckt, und dem noch wütenderen Geschrei, wenn es

merkt, dass seine Bedürfnisse nicht wie gewohnt sofort erfüllt werden. Doch genau dies muss jedes Kind im Laufe der Zeit lernen.

Es muss lernen, dass die Mutter nicht allein mit seinem Willen zu steuern ist wie mit einer Fernbedienung, dass seine Bedürfnisse erfüllt werden, aber nicht jedes Bedürfnis gleich wichtig ist, dass es auch für sich selbst verantwortlich ist. Wenn die Mutter oder auch der Vater dann kommt, reicht auch oft schon die Stimme, ein Lächeln oder Blickkontakt, damit sich das Kind beruhigt. Mit diesem kleinen Entwicklungsschritt beginnt sein Weg in die Verselbständigung. Er wird natürlich noch viele Jahre lang dauern.

Aber wenn die Eltern es nicht schaffen, mit ihrem Kind den ersten Schritt zu tun, lernt ihr Kind nie, sie als Gegenüber wahrzunehmen, zu dem es eine authentische sichere Bindung aufbauen kann. Es wird ewig auf der Kleinkindstufe verharren, sich in seinem kindlichen Narzissmus durchsetzen wollen und es schwer haben, ein soziales Miteinander mit anderen Menschen zu gestalten. Vor allem wird es ihm schwerfallen, sich gesund in Richtung Selbständigkeit zu entwickeln. Viel wahrscheinlicher ist es, dass das Kind Störungen entwickeln wird.

Max

Da ist zum Beispiel der vierjährige Max. Seine Mutter schiebt ihn schnaufend im Buggy in meine Praxis. Max ist nicht behindert, er ist völlig gesund, allerdings bereits ein wenig zu rund. Er laufe so ungern, erzählt mir Frau W. »Wenn ich ihm sage, dass wir rausgehen, hört er einfach nicht zu. Dann bringe ich ihm die Schuhe und versuche, ihm die Jacke anzuziehen. Aber er wehrt sich. Er wirft sich auf den Boden oder läuft weg, er schreit – es ist jedes Mal das Gleiche.« Draußen, erzählt Frau W. weiter, reiße Max sich immer von ihrer Hand los und laufe weg. Oder er bleibe ständig stehen. Und das bei dem ganzen Verkehr und der Eile, in der sie meist sei. Dann lieber Max in den Buggy setzen, festschnallen und schieben. Frau W. seufzt. Während sie erzählt, liegt Max gemütlich in seinem Buggy, in der einen Hand die Nuckelflasche, in der anderen ein Rosinenbrötchen, die Beine muss er ein bisschen hochziehen, denn das Gefährt ist viel zu klein für ihn. Im Untersuchungszimmer bitte ich Max, sich auszuziehen. Mit großen Augen schaut er mich ungläubig an. Frau W. eilt herbei und pellt ihn aus seinem T-Shirt und der Hose, was ziemlich schwierig ist wegen des Brötchens und der Nuckelflasche, die Max auf keinen Fall loslassen will. »Max, kletterst du mal bitte auf die Liege?«, bitte ich. Max ist in die Betrachtung eines Bilderbuches versunken. »Ma-hax!« Frau W. versucht ihren Sohn in Richtung Untersuchungsliege zu schieben. Als er endlich Platz genommen hat, beginnt die Untersuchung. Ich lege das Stethoskop auf Maxens Rücken. Max brüllt, als habe ihn eine Hornisse gestochen. Die Mutter greift sofort ein: »Der Doktor will doch nur untersuchen, der tut dir nichts! Der Doktor ist ganz lieb!« Diesen Satz wiederholt die Mutter in den nächsten drei Minuten gebetsmühlenartig. Widerwillig öffnet Max den Mund, damit ich den Mundraum und den Rachen untersuche. Vor lauter Rosinenbrötchenresten sehe ich nichts.

Ich erkläre Frau W., dass es Max, seiner Figur und seiner Bewegungsunsicherheit guttäte, wenn er liefe, statt im Buggy zu liegen. Sein Kiefer und seine Zähne, fahre ich fort, haben schon Schaden genommen von den vielen Rosinenbrötchen und dem Dauernuckeln an der Flasche oder dem Nucki. »Aber wenn ich ihm den Nucki oder die Flasche wegnehme, dann schreit er!«, sagt Frau W. in einem Ton, als sähe sie Max im Geiste mit einer Kalaschnikow im Anschlag vor sich stehen.

Max ist kein Einzelfall. Anders als noch vor 20 Jahren schieben Mütter ihre Kinder heute jahrelang in Buggys oder – wenn ein Geschwisterkind dazugekommen ist – auf kleinen Trittbrettern hinter dem Kinderwagen durch die Gegend. Bei der geringsten Unlustbezeugung bekommt das Kind den Schnuller, die Nuckelflasche oder ein Brötchen. Warum? »Weil es sonst schreit!«, antworten mir die Mütter. Die Angst vor dem Schreien ist groß. Es ist die Angst davor, den nicht so netten Gefühlen der Kinder freien Lauf zu lassen, es ist die Angst der Eltern, nein zu sagen, sich als Person von ihrem Kind abzugrenzen. Es ist die Angst vor dem Ende der bequemen Symbiose.

Die Eltern, die mit ihrem Kind in einer Symbiose leben, unterbrechen das Gespräch mit mir sofort, wenn ihr Kind im Hintergrund quengelt. Sie unterbrechen es nicht, wie es normal wäre, um sich mit einem kurzen Blick auf das Kind zu überzeugen, dass ihm nichts fehlt. Sie unterbrechen unser Gespräch auch nicht, um das Kind zu bitten, sich noch einen Moment zu gedulden, sondern sie unterbrechen das Gespräch vollständig und wenden sich ihrem Kind zu.

Vielen Eltern fällt es heute schwer, zu erkennen, dass es in der Erziehung auch Raum für Auseinandersetzung und für das Unharmonische geben muss. Nur dann kann sich das Kind altersgerecht entwickeln. Es könnte erleben, dass die Eltern eigenständige Personen sind, kein Servicepersonal, dass Bedürfnisse nicht immer sofort erfüllt werden, es würde im weiteren Verlauf seiner Entwicklung lernen, seine Bedürfnisse sozial verträglich zu regeln, seinen Körper zu gebrauchen, um Erfahrungen zu machen und damit weiterzuwachsen.

Kinder wie Max bekommen diese Chance nicht, weil ihre Eltern ihre Signale nicht adäquat beantworten, sie merken nicht, wo die Kinder emotionale Sicherheit und wo sie Raum für eigene Erfahrungen brauchen. Sie finden keine Balance zwischen liebevoller Unterstützung und schädlicher Überbehütung – oder Vernachlässigung.

Nach meiner Erfahrung hat dies unter anderem viel mit dem Druck zu tun, der auf den Familien lastet. Die Eltern wissen, dass ihnen nicht viel Zeit mit ihrem Kind bleibt. Ein Jahr Elternzeit, dann beginnt für viele der Job erneut und für das Kind die Fremdbetreuung. Vor vielen Jahren warb ein Reiseunternehmen einmal »für die wertvollsten Wochen des Jahres«. Viele Eltern sehen die zwölf Monate Elternzeit als »die wertvollsten Monate des Lebens«. Sie wollen sie verständlicherweise so intensiv wie möglich mit ihrem Kind erleben. Zur Idee von dieser perfekten Zeit gehört für viele Eltern die Abwesenheit von Konflikten und Geschrei.

Ist das Kind in der Kita und die Eltern wieder in ihren Berufen, fehlt häufig die Energie für Erziehungsarbeit. Die wenigen Stunden am Tag, die für Haushalt und Kind bleiben, will man nicht mit Auseinandersetzungen verbringen, sondern als »Quality Time« genießen. Also bekommt das Kind etwas in den Mund geschoben, sobald es sich meldet, es wird im Buggy herumkutschiert, obwohl es längst laufen kann. Denn der Weg zum Supermarkt dauert sonst ewig und das Geschrei des kleinen Tyrannen ist zu viel für die erschöpften Eltern. Dann lieber nachgeben. Die Kinder gewöhnen sich schnell daran.

An das Brötchen oder die Nuckelflasche, die stets zur Stelle sind, an den Buggy, an all die Dinge, die es bekommt, sobald es quengelt, brüllt oder sich auf den Boden wirft.

Manchmal frage ich die Eltern, was sie tun würden, wenn ihr Kind auf dem Heimweg von der Praxis beschließen würde, von der Brücke in den Rhein zu springen. Die Eltern überlegen nie lange: »Verbieten! Und festhalten natürlich.«

»Und wenn es mehr als eine Stunde schreit?«

»Trotzdem verbieten.«

Manche Eltern lachen, wenn ich ihnen die Brückenfrage stelle. Sie verstehen die Botschaft und beginnen darüber nachzudenken, was sie in ihrem Alltag ändern können, um klarer zu werden und ihrem Kind zu helfen, sich zu entwickeln.

Den meisten ist dabei gar nicht bewusst, dass sie die Kompetenz dazu tief in sich haben. Ohne Wenn und Aber setzen alle Eltern, die ich kenne, durch, dass ihr Kind im Auto angegurtet wird. Und ihr Kind schreit dabei nicht stundenlang, denn die Eltern teilen ihm ihre Entscheidung auf eine Art und Weise mit, dass ihr Kind merkt, dass es Mama oder Papa ernst ist. Sie sagen nicht: »Ich fände das jetzt aber mal echt nett von dir, wenn ich dich angurten dürfte.« Sie sagen: »Ich muss dich jetzt angurten, und ich möchte, dass du dabei stillhältst.« Manchmal brauchen sie gar keine Worte, ihr Verhalten ist so eindeutig, dass das Kind mitmacht. »Klick!« macht's und die Fahrt kann losgehen.

Mit dem viel strapazierten »Grenzen setzen« hat eine solch klare Ansage übrigens nichts zu tun. Kinder brauchen keinen Gitterkäfig aus Verboten. Vielmehr geht es darum, als Person sichtbar für das Kind zu werden, dem Kind verlässliche Beziehungen zu geben, in denen es sich sicher entwickeln und sich selbst kennenlernen kann. Dazu braucht es manchmal auch ein wenig Mut, sich auch für Ablehnung zur Verfügung zu stellen. Dies kann nur gelingen, wenn die Eltern sich selber sicher fühlen und die Symbiose mit ihrem Kind verlassen.

Diese Sicherheit fehlt jedoch vielen Eltern.

4 WARUM ES SCHWERER GEWORDEN IST, EIN KIND ZU SEIN

Die Welt hat sich in den letzten 30 Jahren auch für die Kinder rasant geändert. Glücklich das Kind, das zu Hause Geschwister hat, mit denen es spielen, streiten und sich versöhnen kann. Den vielen Einzelkindern, die es in Deutschland gibt, fehlt diese ganz natürliche Erziehung durch die Geschwister. Um mit anderen Kindern zu spielen, können die meisten auch nicht mehr einfach nur auf die Straße oder auf die Wiese gehen. Viel zu gefährlich.

FÜRSORGLICHE BEWACHUNG

Die Eltern bringen sie zum Spielplatz, sie treffen oft schon Tage im Voraus Spielverabredungen für sie. Und dann spielen die Kinder unter Aufsicht der Erwachsenen – wenn sie sich nicht zufällig schon vorher in der Kita so verkracht haben, dass sie auf das mühsam verabredete Date pfeifen.

Auf Spielplätzen, unter den wachsamen Augen der Eltern, gibt es keine Banden mehr, keine Prügeleien, keine Ecken, in die man besser nicht geht, weil dort die gleichaltrigen »Feinde« lauern. Von der Spielplatzbank aus achten die Mütter genau darauf, dass ihr Kind mit den »richtigen« Kindern spielt. »Richtig« sind die Kinder der Mütter, mit denen man gemeinsam auf der Bank sitzt. Kinder heute haben wenige handverlesene Freundinnen und Freunde, die alle aus dem gleichen Milieu stammen wie sie selbst und nach den gleichen Regeln spielen. Sie lernen nicht mehr, mit Kindern zu kommunizieren, die aus ganz anderen Milieus stammen, eine ganz andere Sprache sprechen, anders spielen und anders streiten. Sie spielen meist nur noch mit Kindern, die auf der gleichen »Wellenlänge« kommunizieren wie sie selbst. Dadurch werden auch Streitereien seltener.

Sobald sich zwei Kinder doch einmal um eine Schaufel oder ein Förmchen streiten, schreiten die Eltern ein. Kein Kind muss mehr lernen, eine Lösung für das Schaufel-und-Förmchen-Problem zu finden.

Mit den eigenen Emotionen klarkommen, Widerstände überwinden, beharren, zurückstecken, Wut kanalisieren, sich versöhnen, verzeihen, schlichten – all das, was in Ratgebern gerne Soft Skills genannt wird und was im Erwachsenenleben darüber entscheidet, ob ein Mensch mit anderen Menschen gute Beziehungen aufnehmen und gestalten kann, all das können Kinder heute nicht mehr so leicht durch Übung lernen. Denn dazu bräuchten sie andere Kinder. Kinder, die größer, kleiner, schwächer, stärker, sanfter, rabaukiger, schneller oder langsamer sind als sie selbst. Von ihnen könnten sie im Spiel lernen, wie man sich in der Welt bewegt.

ALLES IST GEFÄHRLICH

Kinderleben im 21. Jahrhundert, das ist Leben unter fürsorglicher Bewachung und in engen Grenzen, ein Leben in geschlossenen Räumen, in Wohnungen oder auf TÜV-geprüften Spielplätzen. Erwachsenenfreie Räume, in denen Kinder ihre soziale Kompetenz schulen können, wo sie klettern, laufen, fühlen und riechen können, ohne dass Mahnungen wie »Komm da runter, du brichst dir sonst noch das Genick!«, »Renn nicht so, du fällst sonst!«, »Nicht anfassen! Du wirst dich verbrennen!«, »Lass los, du tust dir weh!«, »Igitt, wasch dir sofort die Hände!« erklingen, gibt es kaum noch. So gut wie alles ist gefährlich. Die Sonne verbrennt die Haut, der fehlende Fahrradhelm verursacht die Gehirnerschütterung, die zu Hause vergessene Mütze wird eine schwere Grippe nach sich ziehen, das stinkende Zeugs, das das Kind da gerade prüfend mit dem Stöckchen umdreht, wimmelt sicher vor Bakterien und Würmern, die Süßigkeiten, die das Kind heimlich mit nach draußen genommen hat und nun in einer stillen Ecke in sich reinstopft, werden umgehend Löcher in den Zahnschmelz ätzen, von der Übelkeit und vom Übergewicht gar nicht zu reden. Die großen Jungen, die da in einer Ecke des Spielplatzes lärmen, sie könnten das Kind schlagen oder noch Schlimmeres. Alles ist gefährlich.

Um nicht missverstanden zu werden: Kinder sollen sich gesund ernähren, beim Radeln einen Helm tragen, Sonnencreme nehmen, nicht in Hundedreck fassen, aggressiven Teenies aus dem Weg gehen und nicht auf Straßen spielen, durch die viele Autos fahren. Doch Erwachsene müssen ihnen nicht ständig einreden, dass die Welt nur aus gefährlichen Fallen und Gefahren besteht, dass sich hinter jeder Ecke ein Unheil verbirgt, das nur darauf wartet, das Kind anzuspringen und zu vernichten.

Sie müssen es auch nicht von jeder Mauer, auf die es klettern will, herunterholen, das Taschenmesser wegnehmen, mit dem es sich einen Stock schnitzen will, die Nadel, mit der es Perlen auf eine Schnur fädelt, oder ihm das Streichholz entreißen, mit dem es versucht, eine Kerze zu entzünden. Damit schaden sie dem Kind. Sie reden ihm Angst ein. Es wird lernen, dass es jeder Erfahrung aus dem Weg gehen muss. Es könnte ja was passieren. Doch wo nichts passieren darf, da steht das Leben still.»Aus Furcht, der Tod könnte uns das Kind entreißen, entziehen wir es dem Leben; um seinen Tod zu verhindern, lassen wir es nicht richtig leben«, schrieb der polnische Erzieher und Kinderarzt Janusz Korczak. Seine Worte sind heute aktueller denn je.

Kinder erleben kaum noch die große Freiheit, die Kinder früher auf der Straße, im Wald oder auf Wiesen erfuhren. Sie lernen nicht mehr, auf sich gestellt Konflikte mit anderen Kindern zu lösen und soziale Kompetenzen zu erwerben. Kein Kind lernt mehr von »den Großen«, kein Kind muss mehr Rücksicht auf »die Kleinen« nehmen. Es ist schwer geworden für Kinder, die Welt mit allen Sinnen zu erkunden, sie zu sehen, zu hören, zu riechen, zu schmecken, zu fühlen und dabei ihre Körperkoordination zu schulen. Ich sehe kaum noch Kinder mit aufgeschlagenen Knien. Früher gehörten die Pflaster auf den Knien zum Sommer, sie zeugten von wagemutigen Sprüngen und von stürmischen Rennen, von Mut, Energie und von Bewegung. Vorbei!

Viele meiner Patienten können äußerst geschickt ihr Smartphone bedienen, aber sie schaffen es nicht, mehrere Hüpfer auf einem Bein zu machen oder eine Schleife zu binden.

Mit den mangelnden Spielmöglichkeiten im Freien fehlt den Kindern auch die wichtigste Voraussetzung, Unfälle zu verhüten: Bewegungskompetenz. Und es fehlt ihnen das große Immunisierungsbad. Denn Wald, Wiese und Straße enthalten mehr »Lebendimpfstoffe«, als in jede Spritze passen. Sie schützen vor Asthma und Heuschnupfen.

HEILSAME LANGEWEILE

Ebenso wenig wie es erwachsenenfreie, wilde Räume gibt, gibt es langweilige Nachmittage, an denen ein Kind lernt, sich selbst zu spüren und zu ertragen und aus der Langeweile heraus kreativ zu werden. Eltern scheinen erwachsenenfreie Räume zu fürchten und langweilige Nachmittage für nutzlose, verschwendete Zeit zu halten. Eltern werden nervös, wenn das Kind einmal nichts tut. Sie haben vergessen, dass Langeweile auch Versenkung in sich selbst sein kann. Löcher in die Luft starren, sich in das Muster des Teppichbodens zu versenken, bis aus ihm Figuren werden, den Regentropfen zusehen, wie sie in schiefen Bahnen die Fensterscheiben hinunterrennen, das kann ein großes Glück sein. Kinder erleben Langeweile oft als Gefühl von Freiheit. Und irgendwann wird sie dann doch quälend. Dann entstehen aus der Langeweile Bewegung und neue Ideen. Kindheit heute bedeutet aber Entzug der Langeweile. Kinder haben heute kaum noch freie Zeit, die ihnen ganz allein gehört. Vierjährige erzählen mir bei den Vorsorgeuntersuchungen, dass sie eigentlich nur am Wochenende kein Programm haben. Alle anderen Tage sind ausgefüllt von früh bis spät.

Viel dazu beigetragen hat der Ausbau der Kinderbetreuung. Viele Kinder verbringen bereits mit einem Jahr, teilweise sogar noch früher, viele Stunden am Tag in einer Einrichtung. Auch im Kindergarten steht das Kind unter permanenter, sogar professioneller Beobachtung. Die Erzieherinnen gestalten seinen Tag, sie leiten sein Spiel und fördern es, so gut sie können. Sie greifen ein, wenn sich das Kind mit einem anderen streitet, sie sind da, wenn sich das Kind langweilt oder Hilfe braucht. Sie wickeln und füttern es, bringen es zur Toilette, achten darauf, dass es sich die Hände wäscht und die Zähne putzt.

Dasselbe dann in der Grundschule. Auch hier sind die Kinder permanent auf dem Radar der Erwachsenen – sowohl im Klassenraum als auch auf dem Pausenhof. Immer ist da ein Erwachsener, der sich mit ihnen beschäftigt, der sie vor Gefahren warnt und schützt, der in Streitereien eingreift und schlichtet und der die Langeweile vertreibt. Kurz gesagt: Allein auf sich gestellt und unbeobachtet in ihrem Handeln sind Kinder im 21. Jahrhundert so gut wie nie.

Dadurch fehlt den Kindern die Freiheit, vieles auszuprobieren und dabei selbständig zu werden. Heute beobachte ich, wie Kinder noch im vierten Schuljahr jeden Morgen zur Schule gebracht werden. Natürlich nicht zu Fuß, sondern meist im Auto. Oft steigt dann noch die Mutter mit aus und trägt dem Kind die Tasche bis zum Schultor. Und vor vielen Klassenräumen bitten Schilder an der Tür: »Bitte ab hier die Kinder alleine lassen!« Offenbar fällt es vielen Eltern schwer, ihr Kind für ein paar Stunden am Tag nicht fürsorglich zu überwachen und zu lenken.

Am Wochenende geht es für viele meiner Patientenkinder ins Museum, in den Zirkus, ins Konzert oder ins Trampolino, ein künstliches »Kinderparadies«, wo sie – natürlich wieder unter Aufsicht – hüpfen und eimerweise Popcorn in sich reinschaufeln können.

So wachsen Kinder in einer künstlichen Welt mit engen Grenzen und wenig Erfahrungsspielraum auf, permanent korrigiert und amüsiert von Erwachsenen. Sie meinen es natürlich nur gut mit ihnen. Die Chance, Eigensinn zu entwickeln, haben diese Kinder aber dennoch oder gerade deshalb viel weniger als früher.

PROJEKT KIND

Ihre Eltern wollen ihnen alles geben, damit sie ein möglichst gutes Leben haben, am besten noch ein besseres, als sie selbst es hatten. Am liebsten würden sie ihre Familie in ein Miniparadies für die Kinder verwandeln; sie bespaßen sie und räumen ihnen möglichst alle Hindernisse aus dem Weg. Sie ziehen ihren Fünfjährigen die Schuhe an und schmieren ihnen noch mit acht Jahren die Schulbrote, sie decken den Tisch, anstatt die Kinder (in Maßen) an der Hausarbeit zu beteiligen, sie stellen nicht die kleinste Forderung an ihre Kinder, sondern sagen immer nur ja, auch wenn das Ja manchmal auch nur ein halbherziges »Na gut, wenn du unbedingt willst« ist.

Kinder sind zum Glück schon lange nicht mehr die Altersversorgung. Sie gehören nicht mehr selbstverständlich zur Lebensplanung wie noch bis in die 1950er Jahre, als der siebenfache Vater und Bundeskanzler Konrad Adenauer behaupten konnte: »Kinder kriegen die Leute immer.« Die Kinder von heute sind Wunschkinder, nicht mehr schicksalhaft geboren, sondern geplant, oft viele Jahre lang, weil nie das Timing ganz ideal war.

Sie sind für viele Eltern heute sozusagen Teil ihrer selbst bzw. Projekte, in denen sie sich selbst verwirklichen: mein Haus, mein Job, mein Kind ... Damit dies gelingt, müssen die Kinder möglichst makellos sein, sie müssen zum richtigen Zeitpunkt geboren werden, und das möglichst schmerzlos, am liebsten per Kaiserschnitt. Ein Drittel aller Kinder kommt heute so auf die Welt. Sie müssen »pflegeleicht« sein und gut gelaunt. Sie müssen alles früher und besser können als ihre Altersgenossen. Dafür ist vielen Eltern keine Mühe zu groß, sie kutschieren die Kinder vom Tennis zum Ballett, vom Klavierunterricht zum Englischkurs. Sie sind ständig damit beschäftigt, die Kinder zu unterhalten, zu fördern und zu optimieren. Beziehung entsteht dabei nicht, denn die Eltern handeln wie Dienstleister.

Die Idee, dass Kinder optimiert werden können, ist neu. Jahrhundertelang bewegten sich die Menschen in Weltbildern, die es ihnen erlaubten, sich mit ihrer Unvollkommenheit abzufinden. Sie glaubten, dass sie an dem Platz, an den es sie durch die Geburt hin verschlagen hatte, richtig waren, dass dieser Platz irgendwo zwischen Arm und Reich, Oben und Unten, zwischen Göttern bzw. Gott und Tieren genau für sie vorgesehen war. Bemühungen, daran etwas zu ändern, waren enge gesellschaftliche und materielle Grenzen gesetzt. Man fand sich also besser in einer gehörigen Portion Demut mit seinem Platz ab, mit seinen individuellen Möglichkeiten und Mängeln.

Wir müssen heute zum Glück nicht mehr daran glauben, dass uns das Schicksal, Gott oder andere Mächte an einen bestimmten Platz gestellt haben und dass dieser Platz der richtige ist. Die meisten von uns glauben nicht mehr an Gott und schon gar nicht mehr daran, dass zwischen einem DAX-Vorstand und einem Obdachlosen kein Unterschied ist. Damit hat sich leider aber auch der Glaube erledigt, dass es im Himmel noch ein Rückspiel nach neuen Regeln gibt zwischen den Siegern und Verlierern der irdischen Hinrunde. Wenn wir also etwas erreichen wollen, müssen wir es auf Erden erreichen. Wir haben uns durch diesen Perspektivenwechsel angewöhnt, Kinder im Futur zu betrachten, unter dem Aspekt ihrer Perfektionierbarkeit. Und wehe, die Kinder »funktionieren« dann nicht, lassen sich nicht optimieren und perfektionieren. So wie Julius.

Julius
Julius ist neun Jahre alt und ein ganz normal entwickelter Junge. Er spielt und bolzt gerne im Garten herum, die Schule findet er nicht ganz so spannend wie die Nachmittage mit seinen Freunden.
Beim Elternabend neulich fragte der Vater, der im Management eines Pharmaunternehmens arbeitet, den Lehrer: »Wie ist er denn so, allgemein und in der Schule?«
»Na ja«, antwortete der Lehrer, »eigentlich nicht schlecht, der schwimmt so mit.«
Der Vater erstarrte. »Wie? Der schwimmt so mit?«
»Julius ist nicht gut und nicht schlecht, das wollte ich damit sagen. Immer so im Dreierbereich.«
Julius' Vater hört nicht mehr, dass der Lehrer noch hinterherschiebt: »Eher so drei plus.«

Ein Traum ist geplatzt. Julius ist nicht hochbegabt, eigentlich ist er noch nicht mal begabt, er ist einfach nur Durchschnitt. Der Vater ist entsetzt. Mit allen Mitteln wird er jetzt dafür sorgen, dass Julius' Noten besser werden. Als Erstes bekommt Julius jetzt Nachhilfe. Und dazu soll jetzt auch noch eine Therapie kommen. Denn Julius kann sich schlecht konzentrieren.

Julius ist ein typisches Projektkind. Sein Vater und auch seine Mutter, beide die ersten Akademiker in ihrer Herkunftsfamilie, sehen in ihm ihr Werk, den Erfolg ihrer Lebensleistung. Aber sie projizieren in Julius auch ihre eigenen Ängste vor sozialem Abstieg. Wenn Julius das Abi nicht schaffen sollte, wenn er »nur Handwerker« werden sollte, wäre das ein sozialer Abstieg. Julius muss deshalb auf jeden Fall Erfolg in der Schule haben und Bestnoten schreiben. Notfalls mit fremder Hilfe. Julius selbst ist von dem plötzlichen Erziehungseifer seines Vaters verwirrt. Früher kümmerte sich dieser nämlich nicht eben intensiv um ihn. Dafür hatte er überhaupt keine Zeit. Jetzt redet er Julius ins Gewissen: »Du musst dich mehr anstrengen. Du kannst, wenn du willst!« Julius sagt jetzt, dass seine größte Angst ist, später einmal arbeitslos zu werden und nicht genug Geld zu haben. Wie gesagt: Julius ist neun Jahre alt und ein völlig normaler Junge mit normalen Hobbies und durchschnittlichen Noten. Aber seine Eltern wollen nur das Beste für ihn, Normalsein reicht da nicht.

DAS ZUGESCHÜTTETE KIND

Kinder haben heute in den meisten Familien Seltenheitswert. Auf Familienfeiern gibt es weitaus mehr Erwachsene als Kinder. Auf Fotos von Taufen oder Kommunionfeiern, die mir

Patienteneltern zeigen, stehen meine kleinen Patienten in der ersten Reihe. Um sie herum jede Menge Onkel und Tanten, Großeltern, Eltern und Freunde der Eltern, wenig andere Kinder, oft keines. Und natürlich lieben alle Erwachsenen dieses einzelne oder wenigstens seltene Kind. Sie rufen vor den Festen bei den Eltern an und fragen, was sie dem Kind schenken sollen. Manche Kinder wissen überhaupt nicht, was sie sich wünschen sollen. Dann seufzen die Eltern. Wenn das Kind doch nur endlich einen Wunsch hätte, den man den Verwandten übermitteln könnte! »Jetzt sag doch mal, was du dir wünschst, die Oma hat schon dreimal angerufen.« Das Kind überlegt und überlegt. Was soll es sich nur wünschen? Nichts gibt es, was es sich brennend wünscht, worauf es sich seit Langem freut. Denn eigentlich hat es schon alles. Irgendwann fällt ihm dann doch etwas ein, die Eltern sind erleichtert, die Großeltern erst recht. »Und jetzt noch eine Idee, was dir die Tante schenken kann! Denk mal scharf nach.«

So werden die Kinder, auch die Kinder aus eher bescheidenen Verhältnissen, an Festtagen zugeschüttet mit Geschenken von den Erwachsenen, die sich freuen, ein Kind in ihrer Familie zu haben, das sie beschenken können. Es gibt Geschenke zum Geburtstag, zu Weihnachten, inzwischen auch zu Nikolaus und Ostern. Bekommt das Kind ein Geschwisterchen, wird es beschenkt, damit es nicht eifersüchtig wird. Geht es auf Kindergeburtstage, bringt es ein größeres Geschenk mit und bekommt zum Abschied ein kleineres mit auf den Weg.

Ich erlebe es nur noch ganz selten, dass mir ein Kind erzählt, dass es sich von ganzem Herzen und schon etwas länger ein bestimmtes Spielzeug wünscht. Dass es schon Ideen hat, was es alles damit spielen kann, dass es sich freut und gespannt ist, ob sich sein Wunsch erfüllt. Die meisten meiner kleinen Patienten sehen Wunschzettel wie Bestellscheine. Auch im Alltag müssen sie nie lange auf etwas warten. Ob Eis, ob Luftballon, ob Sammelbildchen, all das wird zeitnah geliefert, sobald das Kind es verlangt. Die Freude darüber hält sich in Grenzen. Nur der Verdruss ist groß, wenn doch mal ein Wunsch nicht prompt erfüllt wird.

Geduld, Ausdauer, Durchhalte- und Konzentrationsvermögen, also Eigenschaften, die Kindern in der Schule und später im Leben helfen, ihre Ziele zu erreichen, können die Kinder durch diesen Überfluss und »Sofortismus« nicht entwickeln. Alles ist immer sofort da und kann konsumiert werden. Fast wie in der Welt der Erwachsenen, die sich ebenfalls daran gewöhnt haben, dass sich ihre Wünsche dank Null-Prozent-Sonderfinanzierungen und overnight-express ohne langes Warten erfüllen lassen.

DIGITALE MEDIEN ALS BABYSITTER

Und dann gibt es die Eltern, die zermürbt vom stressigen Alltag und Sorgen keine Ressourcen mehr haben, sich um ihre Kinder zu kümmern und in Beziehung mit ihnen zu leben. In diesen Familien haben die Kinder oft schon mit zwei Jahren Spielekonsolen und einen eigenen Fernseher im Zimmer stehen. Es ist das alte Gerät, das im Wohnzimmer stand, bis das neue größere Gerät dort aufgestellt wurde. Nun steht es also im Kinderzimmer und läuft. Denn solange es läuft und die Kinder still davor sitzen, haben die Eltern Ruhe. Natürlich wissen auch diese Eltern, dass zu viel Medienkonsum ungesund ist. Dieses Wissen ist heute Allgemeinwissen quer durch alle sozialen Schichten. Wenn ich bei Vorsorgeuntersuchungen merke, dass ein Kind nicht ganz altersentsprechend entwickelt ist, frage ich die Eltern, wie viele Stunden ihr Kind täglich fernsehen darf.

»Vielleicht eine Stunde am Tag«, antworten die Eltern.

Manchmal mischen sich dann die Kinder in das Gespräch ein und beginnen mit einer Aufzählung ihrer Lieblingssendungen, die mich, gelinde gesagt, in Erstaunen versetzt. Vierjährige haben oft ein gutes Dutzend Lieblingssendungen – ich überschlage dann die Stunden, die die Kinder jeden Tag vor dem Fernseher sitzen: schon morgens vor der Kita oder Schule, dann geht's am Nachmittag weiter bis zum späten Abend, wenn Sendungen laufen, die alles andere als für Kinder geeignet sind. »Vielleicht eine Stunde am Tag« – wohl eher ein wenig mehr.

KLEINE SOFAKARTOFFELN

Der Fernseher im Kinderzimmer allein ist nicht das eigentliche Problem. Kinder können durch übermäßigen Medienkonsum verblöden, aber nicht zwangsläufig. Es kommt wie so oft im Leben auf die Begleitumstände an, ob Kinder vor dem Fernseher verkümmern oder ob sie sich nur eine Weile davon unterhalten lassen.

Das eigentliche Problem in Familien, in denen von morgens bis in die Nacht der Fernseher läuft, ist oft die Einstellung der Eltern, die Kinder mit Hilfe elektronischer Geräte ruhigzustellen und aus ihrem eigenen Blickfeld zu entfernen. Diese Kinder werden ohne geistige Anregungen groß, ihre Kompeten-zen verkümmern, bevor sie sich entfalten können.

Kinder mit dem eigenen Fernseher im Zimmer haben häu-fig Sprachschwierigkeiten. Erkennen kann ich sie aber meist schon, bevor ich sie begrüße. Viele von ihnen haben Über-gewicht.

Zu der Vorsorgeuntersuchung U9, mit fünf Jahren, gehört ein kleiner Geschicklichkeitstest. Ich bitte die Kinder, drei bis fünf Meter auf einem Bein zu hüpfen. Manche hopsen dann locker los, einmal durch das Untersuchungszimmer, dann durch unseren Praxisflur und wieder zurück. Das sind die Kinder, die sich viel draußen bewegen.

Ein Drittel der Fünfjährigen zieht vorsichtig ein Bein an, wackelt ein paar Sekunden, rudert mit den Armen in der Luft herum und schafft mit Mühe einen Hüpfer. Das sind die Kin-der mit dem eigenen Fernseher im Kinderzimmer. Es sind aber auch die Kinder, die mit vier Jahren noch im Buggy herumge-fahren werden oder auf dem Trittbrett vor dem Kinderwagen, in dem das Baby liegt. Und es sind die Kinder, die jeden Tag mit dem Auto in die Kita gefahren werden.

Die Weltgesundheitsorganisation WHO empfiehlt, dass sich Kinder täglich eine Stunde bewegen. Viele Kinder be-wegen aber höchstens noch ihren Daumen, wenn sie die Fern-bedienung oder die Computermaus aktivieren. Der Rest ihres Körpers verharrt mehr oder weniger bewegungslos im Stand-by-Modus auf dem Sofa oder Stuhl, während der Bildschirm flimmert. Das hat Folgen: Seitdem ich in meiner Praxis ar-beite, erlebe ich Jahr für Jahr, wie die Kinder eines jeden neuen Jahrgangs dicker und unbeweglicher werden.

Gut ein Drittel der Jungen und ein Viertel der Mädchen,

die mit fünf Jahren zur U9 kommen, sind nicht in der Lage, drei Meter auf einem Bein zu hüpfen, sie haben Schwierigkeiten, über eine Linie zu balancieren oder rückwärts zu laufen. Sie können den kleinen Ball, den ich ihnen zuwerfe, nicht fangen, und wenn ich sie bitte, bei gestreckten Knien mit den Fingerspitzen den Boden zu berühren, kommen sie nur bis zu den Knien. Ungefähr jedes sechste Kind ist an der Grenze zur Fettleibigkeit (Adipositas).

Auch die KiGGS-Studie zeigt: Es gibt einen eindeutigen Zusammenhang zwischen Fernsehkonsum und Fettsucht. Unter Jugendlichen zwischen 11 und 17 Jahren, die am Tag nicht mehr als eine halbe Stunde vor dem Fernseher saßen, sind nur sechs Prozent fettleibig. Mit steigendem Fernsehkonsum steigt der Anteil der Fettleibigen: Unter den Jugendlichen, die bis zu zwei Stunden fernsahen, waren es sieben Prozent; bei drei und mehr Stunden zwölf Prozent der Jugendlichen.

Grundschüler, die täglich mindestens zwei Stunden vor dem Fernseher verbringen, weisen 2,7-mal so häufig einen erhöhten Blutdruck auf wie Gleichaltrige, die seltener vor dem Fernseher sitzen. Das hat eine Untersuchung im kanadischen Montreal an 630 Kindern zwischen acht und zehn Jahren ergeben. Eigentlich kein Wunder: Wer vor dem Bildschirm sitzt – egal ob Computer oder Fernseher –, bewegt sich nicht, futtert aber meistens nebenbei noch Süßkram. Bewegungsmangel, unzureichende Fitness und deutliches Übergewicht begünstigen wiederum Bluthochdruck.

Selbst der regelmäßig ausgeübte Sport, den laut KiGGS mehr als drei Viertel aller Kinder zwischen 3 und 17 Jahren treiben, ändert an diesem Zusammenhang nichts. Einmal pro Woche eine oder zwei Stunden Training ist zwar besser als überhaupt kein Sport, aber es gleicht nicht die vielen Stunden vor elektronischen Geräten aus, in denen die Kinder sich nicht bewegen und nur hochkalorische Nahrungsmittel in sich reinstopfen. Unseren Kindern fehlt die Alltagsbewegung: der Fußmarsch in die Kita oder Schule zum Beispiel. Unsere Großeltern legten oft kilometerweite Schulwege zu Fuß zurück – bergauf und bergab. Wenn wir heute Schulkinder sehen, die morgens mehrere Kilometer zur Schule laufen, dann in TV-Dokumentationen über Afrika. Die Kinder in Deutschland rollen dagegen zur Kita oder Schule und verbringen viel zu viel Zeit vor ihren elektronischen Geräten.

Übermäßiger Medienkonsum kann aber nicht nur Übergewicht verursachen, er stört auch die kognitive und soziale Entwicklung der Kinder. Unzählige Untersuchungen belegen dies inzwischen. Kinder, die übermäßig häufig Medien nutzen, versagen übermäßig häufig auch in der Schule; ihre Gewaltbereitschaft ist größer als bei Kindern, die wenig fernsehen; sie haben weniger Freunde, mit denen sie logischerweise insgesamt weniger unternehmen. Natürlich sind Fernseher und Playstation nicht immer die Ursache, wenn sich Kinder nicht altersgemäß entwickeln. So einfach ist es nicht. Meistens hat die übermäßige Mediennutzung ganz viel mit den übrigen Lebensumständen zu tun. Eine Achtjährige mit einem stabilen sozialen Umfeld und verschiedenen Hobbies, die in einer Reihenhaussiedlung wohnt, gern mit Freundinnen ab und an ein Computerspiel spielt und täglich ihre Lieblingssendung schaut, ist nicht vergleichbar mit einem Gleichaltrigen, der im eigenen Zimmer unbeaufsichtigt stundenlang Ballerspiele spielt und gewaltverherrlichende Filme schaut, und der nur selten die Wohnung verlässt, weil es draußen keine

Spielplätze und keine Grünflächen gibt, auf denen er mit Gleichaltrigen toben kann.

»SAG MIR, WO DU WOHNST UND ICH SAG DIR, WAS DU WIEGST.«

Im Düsseldorfer Gesundheitsamt können die Mitarbeiter auf eine Karte von Nordrhein-Westfalen klicken. Wo die Kinder größtenteils normalgewichtig sind, ist die Karte gelb, je dunkler die Flächen sind, desto mehr dicke Kinder leben dort. Im Ruhrgebiet sind besonders viele Flächen dunkelbraun markiert. Hier sind besonders viele Kinder übergewichtig. Der Vergleich zwischen Body-Mass-Index und Postleitzahl enthüllt, dass hier ein Zusammenhang besteht. Besonders viele dicke Kinder leben in Wohnvierteln, in denen es wenige Grünflächen und Spielplätze und damit Bewegungsangebote gibt, dafür aber jede Menge Imbiss- und Fastfoodbuden. Die Kinder, die hier wohnen, haben vom ersten Lebenstag an schlechtere Entwicklungschancen als Kinder, die auf dem Land oder in ruhigen Vororten mit Spielstraßen aufwachsen, wo es Gärten, Spielplätze und Grünflächen gibt.

Forscher der Hochschule für Technik, Wirtschaft und Kultur in Leipzig haben den Zusammenhang zwischen Wohnviertel und Übergewicht genauer untersucht. Für ihre Studie sammelten die Forscher Daten von fast 3000 Kindern im Rahmen der Einschulungsuntersuchung der Stadt Leipzig. Dann teilten sie 63 Ortsteile Leipzigs in vier Kategorien ein. Das Ergebnis: Kinder in benachteiligten Ortsteilen sind bis zu doppelt so häufig übergewichtig wie Kinder in privilegierten Gegenden.

In den benachteiligten Wohnquartieren hatten die Eltern häufig eine niedrige Schulbildung, sie waren arbeitslos und verfügten nur über wenig Geld. Dies alles spielt auch eine Rolle beim Zustandekommen von Übergewicht. Aber die Forscher konnten eindeutig nachweisen, dass neben dem niedrigen Sozialstatus das Wohnumfeld am Übergewicht der Kinder beteiligt war. Denn wohnt eine Mutter mit niedriger Bildung in einem privilegierten Ortsteil, verringert sich das Übergewichtsrisiko beim Kind.

5 IM KINDERGARTEN UND IN DER SCHULE – ZWISCHEN ERWARTUNG UND WIRKLICHKEIT

Jede Zeit hat ihre ganz speziellen Kinderkrankheiten. Jahrhundertelang waren es hauptsächlich Infektions- und Mangelerkrankungen, an denen die Kinder litten und häufig auch starben. Diese körperlichen Krankheiten wurden durch die Lebensumstände und -gewohnheiten der Menschen hervorgerufen und verbreitet. Durch den medizinischen Fortschritt werden sie inzwischen weitgehend beherrscht. Seit dem Ende des 20. Jahrhunderts treten dafür Entwicklungsstörungen zunehmend in den Vordergrund. Auch sie haben viel mit den Lebensumständen zu tun. Aber damit enden auch schon die Gemeinsamkeiten.

Schwindsucht, Scharlach, Masern, Mumps und Co. hat man oder hat man nicht. Bei Entwicklungsstörungen ist die Sache etwas kniffeliger.

Ein zweijähriges Kind, das noch nicht sprechen kann, braucht nach Ansicht seiner Eltern vielleicht dringend eine Therapie, die Großeltern finden es völlig normal. Alle in der Familie haben spät sprechen gelernt. Ein dreijähriges Mädchen, das immer nur still für sich spielt, verhält sich in den Augen der Eltern vielleicht völlig unauffällig. Sie freuen sich sogar, dass sich ihr Kind so schön selbst beschäftigen kann.

Aber im Kindergarten fällt es mit seinem Verhalten auf. Die Erzieherinnen beobachten es mit Sorgen: Vielleicht verbirgt sich hinter dem Einzelgängertum ja eine Störung. Der Sechsjährige, der im Fußballverein für sein Draufgängertum bewundert wird, mit dem er sich seinen Weg durch die gegnerische Abwehr bahnt, ist in den Augen seiner Grundschullehrerin auffällig aggressiv und gehört in Behandlung.

Entwicklungsstörungen sind eben auch Definitionssache. Jedes Kind entwickelt sich in seinem eigenen Tempo. Es gibt Kinder, die im Verhältnis zu den meisten anderen Kindern spät laufen lernen, und Kinder, die früh sprechen lernen. Nicht alle Kinder entwickeln sich auch gleichmäßig schnell in allen Bereichen. Manche Kinder lernen spät laufen, aber früh sprechen – oder umgekehrt. Manche haben besonders ausgeprägte Eigenschaften. Sie sind zum Beispiel sehr aufbrausend oder sehr schüchtern, sie sind von Anfang an besonders gewissenhaft, durch nichts aus der Ruhe zu bringen, aber dafür sehr langsam, andere sind besonders schnell entflammt, verlieren dann aber genauso schnell wieder das Interesse an einer Aufgabe. Manche Kinder malen unglaublich schöne Bilder, sie denken sich die phantastischsten Geschichten aus, aber sie können mit Zahlen nichts anfangen und verlaufen sich in jeder fremden Wohnung, weil ihr räumliches Vorstellungsvermögen unterentwickelt ist.

Wie die Eltern, Erzieherinnen oder Grundschullehrerinnen solche Auffälligkeiten betrachten, hängt immer auch von dem jeweiligen individuellen Blickwinkel ab. Und davon, wie ausgeprägt die Auffälligkeiten sind. Viel oder wenig? Das ist die Frage, die darüber entscheidet, ob ein Kind im Alltag aneckt oder gut zurechtkommt.

Vor allem im Kindergarten und in der Grundschule ist die Gefahr groß, dass Auffälligkeiten als Makel gesehen werden.

Es vergeht kaum ein Tag in meiner Praxis, in der nicht verunsicherte Mütter um Physio-, Ergotherapie- oder Logopädieverordnungen für ihre Kinder bitten. Geschickt werden sie von Erzieherinnen und vor allem von Grundschullehrerinnen. Am liebsten gleich mit fertiger Diagnose: »Ihr Kind hat eine Sprachstörung/Lese-Rechtschreibstörung, Hyperaktivität, Wahrnehmungsstörung, zentrale Hörstörung, Dyskalkulie ...« Passend zu der fertigen Diagnose bringen die Eltern gleich auch noch den fertigen Therapievorschlag mit. Das Kind brauche dringend Ergotherapie, Logopädie und und und.

Vielfach bekommen die Mütter gleich mit der Diagnose und dem Therapievorschlag auch noch den richtigen Therapeuten genannt: »Der hat auch schon anderen Kindern gut geholfen.« Mit dem empfohlenen Therapeuten werden dann noch vor dem Besuch in meiner Praxis feste Termine vereinbart. Dass ich als Arzt prüfen muss, ob eine Normvariante oder therapiebedürftige Störung vorliegt, welche Therapie sinnvoll, wann der optimale Therapiezeitpunkt ist, diese »Kleinigkeiten« erfährt die Mutter meist weder von der Lehrerin noch von dem Therapeuten oder der Therapeutin.

Viele Mütter berichten mir, dass die Diagnose der Pädagogen sie überrasche. Sie selbst erleben ihr Kind ganz anders. Sie kommen gut mit ihm zurecht. Sie verstehen es gut, auch wenn es ein wenig undeutlich spricht oder nur sehr wenig, sie finden die Rechenschwäche nicht so tragisch, weil sie sich an ihre eigene Beton-Fünf in Mathe erinnern. Und das fehlende räumliche Vorstellungsvermögen kennen sie von sich selbst, wenn sie sich wieder einmal hoffnungslos in einer fremden Stadt verlaufen haben. Asiatische Mütter zucken oft völlig hilflos mit den Schultern, wenn sie hören, dass die Tochter krankhaft schüchtern sein soll. Sie ist doch einfach nur respektvoll anderen Menschen und besonders Erwachsenen gegenüber. So gehört es sich doch. Der marokkanische Junge ein ADHS-Fall, weil er aggressiv ist, andere Kinder boxt und sich andauernd vordrängelt beim Spielen? Er hat doch nur Temperament und lässt sich nichts gefallen, findet die Mutter.

Die Therapie haben sie dennoch fest verabredet – trotz ihres Unbehagens. Vor allem wenn das Kind ein Einzelkind ist, lassen sich Eltern schnell zu einer Therapie überreden. Ihnen fehlt der Vergleich. Ist das Kind das zweite, dritte oder vierte in der Geschwisterreihe, fällt es der Mutter leichter, dem eigenen Urteil zu vertrauen. Sie hat vielleicht bereits bei ihren anderen Kindern die Erfahrung gemacht, dass sie etwas später als Durchschnittskinder sprechen, dass sie mit der Zeit »auftauen« und im Kindergarten Kontakt zu anderen Kindern aufnehmen. Sie kann den Pädagogen ihre Sicht der Dinge erklären und zum Beispiel gemeinsam mit ihnen überlegen, ob es nicht sinnvoll ist, noch einmal ein wenig zu warten und zu versuchen, das Problem des Kindes mit pädagogischen Mitteln zu lösen, bevor man sich für eine Therapie entscheidet. Wo kein älteres Geschwisterkind zum Vergleich da ist, haben es Eltern schwerer, die Entwicklung zu beurteilen. Ihnen fehlt die Erfahrung und auch das Zutrauen in die eigene Erziehungskompetenz, mit dem sie sagen könnten: »Wir kümmern uns und glauben, dass sich unser Kind auch ohne Therapie weiterentwickeln wird.«

Ein starkes Argument der Erzieherinnen oder Grundschullehrerinnen ist immer die Zukunft: »So wie Ihr Kind sich jetzt verhält, schafft es aber die Grundschule nicht und bekommt keine Empfehlung für das Gymnasium!«

Eine solche Aussage stürzt auch selbstsichere Eltern in Zweifel. Die aktuelle Schwäche mag Eltern nicht schlimm erscheinen. Die Aussicht, dass die Schwäche heute das Leben des Kindes morgen erschwert, löst bei den Eltern große Angst aus. Wer will schon seinem Kind die Zukunft verbauen? Wer will schuld daran sein, dass es kein Abitur und kein Studium schafft?

Verhält sich ein Kind ungewöhnlich, ist es zum Beispiel besonders lebhaft und stört mit seinem Verhalten die Gruppe oder Klasse, liegt auch schnell der Vorwurf im Raum, die Eltern hätten erzieherisch versagt. Das schlechte Gewissen, das die Eltern dann bekommen, lässt sie dann oft dem Vorschlag der Pädagoginnen zustimmen.

Wir Kinderärzte sollen dann den Weg frei machen zum Therapeuten. Und der soll helfen, das schwierige Kind zu einem pflegeleichten Kind zu machen und es zu optimieren. Denn das Kind stört den geregelten Betrieb in Kindergarten oder Schule, seine Eigenheiten passen nicht in den Alltag der Einrichtung, seine Fähigkeiten passen nicht zu den Erwartungen des pädagogischen Personals.

Valerie

Da ist zum Beispiel die fünfjährige Valerie. Im Kindergarten, berichtet die Mutter, ziehe sie sich häufig zurück. Valerie sei lieb, aber sie spiele nur mit jüngeren Kindern und finde keinen Kontakt mit Gleichaltrigen, ist den Erzieherinnen aufgefallen. Außerdem weigere sie sich, selbst kurze Gedichte oder Lieder vorzutragen. Vielleicht weil sie sich die Texte nicht merken kann?

Nun haben die Erzieherinnen sie zu mir geschickt, damit Valerie eine Therapie bekomme. Denn nächstes Jahr wechsle Valerie in die Grundschule. Und da gebe es garantiert Probleme, wenn Valerie weiterhin so ängstlich sei, keine Freunde finde und nicht einmal einen Dreizeiler aufsagen könne.

Die Mutter hatte sich bisher nie Sorgen um Valerie gemacht. Jetzt ist sie verstört. Was ist, wenn die Erzieherinnen recht haben und Valerie von Anfang an nicht mitkommt in der Schule? Erwachsene denken immer an die Zukunft. Oft sind sie dabei voller Sorgen: Was wird nur mal aus dem Kind, wenn es in die Schule kommt? Wenn es in die weiterführende Schule kommt? Was passiert, wenn es sein Abi nicht schafft? Durch den Blick auf die Zukunft des Kindes gerinnt seine Gegenwart zu einem bloßen Durchgangsstadium. Nicht Valeries Unbehagen steht im Vordergrund, sondern die Sorge, was Valeries Unbehagen in der Zukunft für Folgen haben könnte. Für Kinder aber ist die Gegenwart das Einzige, was zählt. Valerie fühlt sich nicht wohl in der Kita. Morgens versucht sie häufig, den Aufbruch von zu Hause hinauszuzögern. Mal findet sie ihre Schuhe nicht, mal sagt sie, dass sie heute Bauchschmerzen hat.

Misfit nennt der Schweizer Kinder- und Jugendarzt Remo Largo die mangelnde Übereinstimmung zwischen Kind und Mitwelt. Ein Misfit kann entstehen, wenn das Kind eine Entwicklungs- oder Verhaltensauffälligkeit hat, wenn es zum Beispiel aufgrund motorischer Probleme langsamer ist als seine Altersgenossen oder wenn es Probleme mit der Sprachentwicklung hat. Ein Misfit kann aber auch genauso gut entstehen, wenn die Mitwelt sich dem Kind nicht ausreichend anpasst, wenn das Kind andauernd überfordert wird, wenn es von den anderen Kindern gemobbt wird oder wenn es von Erwachsenen zu wenig Zuwendung bekommt. Und ein Misfit entsteht erst recht, wenn die Auffälligkeit des Kindes auf eine wenig kindgerechte Umgebung trifft.

Ein Misfit kann ein Kind in seinem Wohlbefinden und in seinem Selbstwertgefühl beeinträchtigen. Es kann zu Verhaltensauffälligkeiten führen, zu psychosomatischen Symptomen wie Bauch- oder Kopfschmerzen. Und es kann die Entwicklung des Kindes und seine Leistungen beeinträchtigen.

Ich kenne Valerie seit ihrer Geburt. Ihre Eltern kümmern sich liebevoll um sie und fördern ihre Entwicklung. Valerie hat sich bisher gesund entwickelt. Die erneute Untersuchung ergibt, dass Valerie geistig, sprachlich und auch in ihrem Sozialverhalten normal entwickelt ist. Im Gespräch mit Valerie und der Mutter stellt sich bald heraus, warum Valerie sich in der Kita nicht wohl fühlt, was den Misfit verursacht.

Valerie fühlt sich im Kindergarten unbehaglich, weil sie es nur ungenügend schafft, soziale Kontakte mit den gleichaltrigen Kindern in ihrer Gruppe aufzubauen, und weil sie spürt, dass sie damit die Erwartungen der Erzieherinnen nicht erfüllt. Dies verunsichert sie weiter. Ein Teufelskreis, der dazu führt, dass sich Valerie immer weiter zurückzieht, dass ihr Wohlbefinden und ihr Selbstwertgefühl leiden. Der Misfit ist in den letzten Wochen immer größer geworden.

Zu Hause, berichtet die Mutter, ist Valerie auch ein eher stilles Kind, bei Familienfeiern oder zu Weihnachten Gedichte aufsagen mag sie nicht. Ihre Schüchternheit ist eine Eigenheit, die sie von ihrer Mutter geerbt hat. Sie ist nicht durch Überbehütung entstanden. Auch Valeries Mutter war als Kind schüchtern. Zu Hause hat Valerie eine feste Freundin: Eva.

»Aber die geht in einen anderen Kindergarten«, sagt Valerie und erzählt, warum sie den Kindergarten nicht schön findet. Sie spiele gerne draußen, aber der Kindergarten habe keinen schönen Garten.

»Magst du die Erzieherinnen?«

Valerie erzählt, dass ihre Lieblingserzieherin nicht mehr da sei, und die Mutter fügt hinzu, dass es in letzter Zeit ständig Personalwechsel gegeben habe, dazu die üblichen Krankheits- und Urlaubsausfälle. Kita-Alltag für die Leitung, aber ein großes Unglück für sensible, schüchterne Kinder wie Valerie. Die Ersatz-Bezugsperson, die sie in der Kita gefunden haben, verlässt die Einrichtung, sie ist jung, will vielleicht noch studieren oder sich anderweitig weiterbilden, sie bekommt selber ein Baby oder wechselt die Stadt. Zurück bleiben verunsicherte, verstörte Kinder. Vor allem sehr junge Kinder und Kinder, die nicht genug Bindung an die Eltern haben, binden sich an Erzieherinnen als Ersatz-Bezugsperson, ihr angeborenes Bindungssystem sorgt für diesen Überlebensmechanismus. Schon der Wechsel von der Mutter als Bezugsperson zur Erzieherin als Ersatz ist Stress für Kinder. Je kleiner die Kinder beim Kita-Start sind, desto größer die Chance, dass sie mehrere Male im Laufe der Kita-Jahre einen Wechsel der Erzieherin verkraften müssen. Valerie hat nun schon mehrere Wechsel erlebt. Ihr Grundbedürfnis nach Bindung und Geborgenheit wird nicht erfüllt.

Valerie braucht also keine Therapie, sondern der Misfit muss an der Stelle behoben werden, an der er entstanden ist: in der Kita. Sie braucht vor allem eine stabile Bindung zu einer Erzieherin, die feinfühlig genug ist, auf Valeries Zurückhaltung mit Gelassenheit und Geduld zu reagieren, und sie ermutigt, so dass sich Valerie mit der Zeit von selbst wieder gerne mit gleichaltrigen Kindern beschäftigt und sich vielleicht auch traut, in etwas größerer Runde mal etwas zu sagen.

Fälle wie der von Valerie häufen sich seit ein paar Jahren in meiner Praxis und auch in den Praxen meiner Kolleginnen und Kollegen. Nicht immer geht es um fehlende Freundinnen und wechselnde Erzieherinnen. Aber immer geht es darum, dass Erzieher bzw. Erzieherinnen oder Grundschullehrer bzw. Grundschullehrerinnen versuchen, pädagogische Probleme, die sie mit den Kindern haben, mit Therapien zu lösen.

Viele pädagogische Einrichtungen sind nicht in der Lage, auf das auffällige Verhalten von Kindern mit pädagogischen Mitteln einzugehen. Das Versprechen der frühen Förderung oder der frühkindlichen Bildung scheitert in vielen Kitas und Grundschulen zugleich mit dem Versuch, diese flächendeckend durchzusetzen.

FRÜHKINDLICHE BILDUNG – UND AM ENDE THERAPIE?

In den letzten Jahren hat in der Politik, in den Medien und im Alltag der Pädagogen ein Begriff Karriere gemacht, den es vorher kaum gab: »Frühkindliche Bildung«. So heißt es auf der Homepage des Bundesministeriums für Bildung und For- schung: »Gute frühkindliche Bildung ist einer der entschei- denden Faktoren für mehr Chancengerechtigkeit. Elementare Bestandteile einer umfassenden Bildung sind neben alters- gerechter Sprach- und Wissensvermittlung, Angebote von frü- her Musik-, Kunst- und Bewegungserziehung sowie die Ver- mittlung von sozialen Kompetenzen und Werten ...« Und die angesehene Robert Bosch Stiftung verkündet auf ihrer Inter- netseite: »Auf den Anfang kommt es an! Bereits in den ersten

Jahren wird der Grundstein für lebenslanges Lernen und für die gesamte Bildungs- und Erwerbsbiographie gelegt.« Das hört sich zunächst rundum positiv an. Denn in den letzten Jahren wurden wir geradezu bombardiert mit Studien und Berichten zum Thema Bildung. Dutzende Institute untersuchten die Lesekompetenz von Viertklässlern (schlecht), wie leicht man von der Realschule zum Gymnasium kommt (einigermaßen) oder welchen Einfluss es auf die Schullaufbahn hat, wenn die Eltern eines Kindes weniger oder mehr als 100 Bücher besitzen (einen großen Einfluss). Aus den vielen einzelnen Studien und Berichten zogen Bildungsforscher ihre Schlüsse, etwa: Weil es in vielen Familien weit und breit kein Buch gibt, ist es auch mit der Lesekompetenz der Kinder nicht weit her. Und wer nur stockend liest und das Gelesene nicht versteht, kommt auch in der Schule nicht weit. Und sie forderten: Wir brauchen mehr frühkindliche Bildung für die Kinder in Deutschland.

Angefangen hat alles im Jahr 2001: Damals veröffentlichte die Organisation für wirtschaftliche Zusammenarbeit und Entwicklung (OECD) die inzwischen berühmte Pisa-Studie, in der die Leistungen 15-jähriger Schüler international verglichen wurden. Deutschland schnitt im Vergleich mit anderen Industrienationen verhältnismäßig schlecht ab. Der erste große Schock für das hiesige Bildungssystem! Dann folgte auch noch die nicht weniger wichtige TIMMS-Studie, die allein die Rechenkünste von Schülern international vergleicht. Auch hier lagen die deutschen Schüler im unteren Bereich, weit abgeschlagen von den kleinen Matheüberfliegern aus Asien.

Politiker und Arbeitgeber fragten: Was soll aus dem Wirtschaftsstandort Deutschland, aus der vielgerühmten Innovationskraft der Deutschen werden, wenn 15-Jährige es in dem PISA-Test nicht einmal schaffen, eine Bahnfahrkarte für den Regionalzug an einem Automaten zu lösen? Wenn sie im TIMMS-Test schon an der Frage scheitern, wie viele Vier-Personen-Tische man für eine Gesellschaft von 28 Personen braucht.

Junge Chinesen lösen solche einfachen Aufgaben in null Komma nichts. Und erst mal die Inder. Die Welt war voll mit bedrohlich guten Konkurrenten. Lag es daran, dass die Kinder wie in China früher mit dem Lernen anfingen, oder daran, dass sie wie in Indien früher damit aufhörten und sich das fehlende Wissen nach und nach im College und im Beruf aneigneten? Lag es daran, dass sie wie fast überall außer in Deutschland den ganzen Tag die Schulbank drückten? Auf jeden Fall sah es düster aus für Deutschland in Zeiten der Globalisierung. Jetzt schon nähten die anderen billigere Hemden und bauten sparsamere Autos. Die guten Schulleistungen der jungen Leute würden dazu führen, dass die anderen Länder auch bald in Wissenschaft und Forschung besser würden, aus den Labors und Ingenieursbüros würden bessere Produkte kommen und dann wäre »Made in Germany« bald nur noch das Markenzeichen für veraltete und teure Dinge, die niemand mehr kaufen würde.

Noch schwerer als die eher miesen Schulleistungen der Schüler in Deutschland wog die Erkenntnis, dass ihr Bildungserfolg immer noch überaus stark von der Herkunft und dem sozialen Status der Eltern abhängt. Kinder von sozial schwachen Eltern und von Eltern mit Migrationshintergrund haben es in unserem Bildungssystem eher schwer. Kinder von Akademikern schaffen es dagegen leicht auf das Gymnasium und an die Unis. Das hat damit zu tun, dass Akademiker-Eltern ihre Kinder besser fördern können. Dies wiederum hat mit vielen Faktoren, unter anderem auch mit Geld zu tun. Die Investitionen für Kinder in armen und reichen Familien klaffen weit auseinander, hat zum Beispiel das Bundesamt für Statistik herausgefunden. Die ärmsten zehn Prozent der Familien gaben 2008 für ein Einzelkind 328 Euro im Monat aus. Sehr wohlhabende Eltern investierten mit 900 Euro monatlich fast den dreifachen Betrag in ihren Nachwuchs. Reiche Familien geben für Bücher und Schreibwaren etwa den vierfachen Betrag aus wie arme Eltern. Bücher und Schreibwaren allein sind noch kein Garant für gute Förderung. Aber hinter jedem gekauften Kinderbuch steckt ein Vater oder eine Mutter, der oder die dem Kind daraus vorlesen. Die Eltern, die dem Kind vorlesen, lesen vielleicht auch selber gerne, vielleicht spielen sie sogar ein Instrument, sie gehen ins Theater oder ins Museum, sie leben dem Kind vor, dass Bildung keine Qual ist, sondern Teil des Lebens, und zwar ein lustvoller Teil. Sie leben ihm vor, dass Lernen Spaß macht, weil man es selber macht. Die Kinder dieser Eltern schlagen in der PISA- und der TIMMS-Studie positiv zu Buche.

Kinder ohne eine solche anregende Lernumgebung, ohne Eltern, die über den familiären Tellerrand hinausschauen, erleben all dies nicht. Sie haben von Anfang an schlechtere Bildungsbedingungen.

So kann es nicht bleiben, beschlossen die Politiker. Es musste gehandelt werden. Die sowieso schon knappe Humankapital-Ressource Kind musste fit gemacht werden für die Globalisierung. Der herkunftsbedingten Bildungsbenachteiligung sollte entgegengewirkt werden durch den Ausbau der Betreuung, durch das Bildungs- und Teilhabe-Paket, das Kultur, Sport und Nachhilfe für bedürftige Kinder finanziert, und insbesondere durch den Ausbau der frühen Bildung.

Inzwischen findet sich in allen Parteiprogrammen und Sonntagsreden das Bekenntnis zu mehr früher Bildung. So schreibt die CDU in ihrem Programm 2013: »Bildung fängt zu Hause an, bei den Kleinsten: Mutter und Vater beginnen, was Kita, Schule, Betrieb und Hochschule fortsetzen.« Bei den Piraten heißt es ganz ähnlich: »Bildung beginnt mit der Geburt und hört nie auf, ein wichtiger Bestandteil des Lebens zu sein.«

Die Familie ist nach diesen Vorstellungen nicht mehr der Raum, in dem Kinder sich geschützt entwickeln können und zu autonomen Subjekten heranwachsen, sondern sie ist Teil eines Ganzen, das aus Gesundheits-, Erziehungs- und Bildungsinstitutionen besteht. Sie ist das erste Glied in der Kette von Bildungsorten. Die Kinder sollen in diesem kettenartigen Verbund betreut, gefördert und gebildet werden.

Professionelles Personal – Erzieherinnen, Lehrer, Sozialarbeiter, Therapeuten und Ärzte – sollen dabei die Defizite, die durch Vernachlässigung in der Familie entstehen, korrigieren. Die größten Hoffnungen ruhen dabei auf dem Ausbau der Kitas und der frühen Bildung: In der Vorleseecke und beim Experimentieren als kleine Forscher soll ausgeglichen werden, was elterliche Vernachlässigung und digitale Medien in den Köpfen und Körpern der Kinder angerichtet haben.

Wie sehr inzwischen auch die Wirtschaft in die frühe Bildung eingreift durch die Finanzierung von Programmen zur frühen Bildung, hat der Kinder- und Jugendarzt Herbert Renz-Polster in seinem Buch »Die Kindheit ist unantastbar« beschrieben.

KITAS UND SCHULEN MÜSSEN MEHR LEISTEN ALS FRÜHER

Diverse Vorgaben des Bundes und der Länder haben in den letzten Jahren dafür gesorgt, dass immer mehr Kinder heute immer früher außerhäusliche Betreuungseinrichtungen besuchen. Allein zwischen 2006 und 2013 hat sich die Anzahl der Unter-drei-Jährigen, die Kitas oder Tagespflegestellen besuchen, von 13,9 auf 29,3 Prozent mehr als verdoppelt. Kitas und Grundschulen schließen ihre Pforten auch längst nicht mehr ab Mittag, wie es früher in Deutschland üblich war. Und das ist ja auch gut so, denn die Kinder brauchen Betreuung, wenn Vater und Mutter arbeiten.

Insbesondere Kitas haben sich mit flexiblen Öffnungszeiten auf die Wünsche der Eltern eingestellt. Im Extremfall kann heute ein zwölf Monate altes Kind fünf Tage in der Woche neun Stunden in einer Tageseinrichtung verbringen. Vereinzelt gibt es sogar schon Kitas, die am Wochenende und über Nacht geöffnet sind. Wirtschaftsverbände und die Arbeitsagentur wünschen sich den Abschied von den »starren Betreuungszeiten« und meinen damit Öffnungszeiten von 8 bis 17.30 Uhr. Viele Berufsgruppen, wie zum Beispiel Schichtarbeiter, Ärztinnen, Kellner und Callcenter-Mitarbeiter sind darauf angewiesen.

Kinder werden also nicht nur immer früher außerhalb ihrer Familien betreut, sie verbringen auch mehr und mehr Zeit in Kitas und in der Schule. Damit verlagert sich auch die Entwicklungsbeobachtung. Nicht mehr nur die Eltern erleben ihr Kind, beschäftigen sich mit ihm und beurteilen seine Entwicklung. Immer mehr wird dies auch zur Aufgabe der professionellen Pädagogen. Erzieherinnen und Grundschullehrerinnen nehmen aber das Kind anders wahr als die Eltern. Sie lernen es erst ab seinem ersten Tag in der Einrichtung allmählich kennen, sie sehen das Kind und vergleichen es mit den anderen Kindern in der Gruppe oder Klasse. Seine persönliche Geschichte und die seiner Familie kennen sie zunächst nicht.

Sie wissen nicht, ob beispielsweise seine Verträumtheit ein »Familienerbe« oder doch eine Aufmerksamkeitsstörung ist. Sie können nicht so leicht beurteilen, ob ein Kind, das mit der Schere nicht umgehen kann, dies zu Hause zu wenig geübt hat oder ob es angeborene feinmotorische Defizite hat. Und sie können zunächst auch nur rätseln, woher der Rückstand in der Sprachentwicklung kommt. Aber sie fällen – im Rahmen ihrer Dokumentationspflicht – weitreichende Urteile über den Entwicklungsstand der Kinder und fügen diesen oft nachdrückliche Aufforderungen zur Therapie hinzu.

TALENTSCHUPPEN KITA

In den Kitas sollen die Kinder schulreif gemacht werden, zugleich sollen die Erzieherinnen pädagogische Aufgaben bewältigen, die eigentlich in die Verantwortung der Eltern fallen. Sie sollen das Zahlenverständnis der Kinder wecken und sie auf das Schreiben vorbereiten. Und sie sollen ihnen beibringen, ihre Jacken ordentlich an der Garderobe aufzuhängen, sich die Hände vor dem Essen zu waschen, nicht zu drängeln und im Stuhlkreis etwas zu erzählen, aber nicht so viel, dass die anderen Kinder nicht mehr zu Wort kommen.

Wir fördern die Talente Ihres Kindes!
In unserem exklusiven Vorkindergarten für Kinder von
1 ½ bis 4 Jahren bieten wir Ihnen eine ganztägige
Intensivbetreuung. Hervorragend ausgebildetes Fach-
personal sorgt für professionelle und altersgemäße För-
derung der Kinder.
Zu den Angeboten zählen Sprachangebote (Englisch/
Französisch), musikalische Früherziehung, Malen und
Matschen sowie professionell angeleitetes Turnen und
Tanzen. Ebenso kommt uns eine Musiklehrerin, Künstle-
rin und Native Speakerin besuchen.

Die Kita »Froschkönig« hat mir ihren Flyer in die Praxis geschickt. Sie ist nicht die einzige Einrichtung dieser Art, die auf
die Kinderärzte als Multiplikatoren für ihr Bildungsangebot
hofft. Überall in Düsseldorf und in anderen großen Städten
entstehen private Kitas, in denen die Kinder nach allen Regeln
der modernen Didaktik Englisch, Französisch oder auch Man-
darin lernen und von professionellen Musikern und Künstlern
in die Geheimnisse der Musik und Malerei eingeführt werden.
Den Eltern ist diese »ganztägige Intensivbetreuung« viel wert.
Bis zu 1000 Euro und manchmal mehr im Monat bezahlen sie
für solche Bildungsprogramme. Sie versprechen ihnen, dass ihr
Kind damit fit gemacht wird für eine immer internationaler
werdende Welt. Sie werben damit, dass das für das Erlernen
von Sprachen wichtige Zeitfenster genutzt wird, welches sich
kurz danach für immer schließen werde. Sie sprechen vom
Mozart-Effekt. Wenn das Kind sich viel mit Musik beschäftigt,
verbessern sich angeblich seine kognitiven Leistungen. Das intensive Musikprogramm soll also einen Transfereffekt bewir-

ken. So etwas gehe natürlich nur, wenn man die frühen Jahre nutze. Wenn nicht, ist es von Anfang an aus mit der späteren Karriere. Dann lieber das Kind für viel Geld von der Native Speakerin (!!!) unterrichten und zwischendurch professionell angeleitet musizieren, turnen und tanzen lassen.

Fachleute schütteln über solche Ideen von frühkindlicher Bildung den Kopf. Um eine fremde Sprache zu lernen, müssten die Kinder ganztägig jeden Tag, also auch zu Hause, Kontakt zu der Fremdsprache haben, ihre Bezugspersonen müssten ganz selbstverständlich und ausgiebig mit ihnen in der Zweitsprache kommunizieren.

Und die Musik und die Kunst? Den Mozart-Effekt gibt es schlicht und einfach nicht. Er ist ein Phantom, das seit 1993 durch die Pädagogik spukt. Frances Rauscher und Gordon Shaw, zwei Forscher von der University of California in Irvine hatten damals im renommierten Journal »Nature« eine Studie veröffentlicht, die inzwischen unter Fachleuten als eindrucksvolles Negativ-Beispiel für wissenschaftliche Arbeit steht. Die beiden behaupteten, dass sie herausgefunden hätten, dass Mozart-Musik kurzfristig die kognitiven Leistungen von Studenten erheblich verbessert. Ein Medienhype entstand, der bis heute andauert. Unternehmen vertrieben angeblich intelligenzfördernde Musik-CDs, das Bundesforschungsministerium veröffentlichte 2006 eine Broschüre mit dem Titel »Macht Mozart schlau?«, und in den Konzertsälen überall in Deutschland gab es plötzlich spezielle Konzertreihen für Babies, Kleinkinder und sogar Ungeborene mit so lustigen Namen wie »Ultraschall« oder »Himmelblau«. Was sich nicht ganz so schnell herumsprach: Der intelligenzfördernde Effekt war nach einer Viertelstunde wieder verpufft. Außerdem war das gleiche Ergebnis auch mit jeder anderen munteren Musik zu erreichen. Worauf es also einzig ankommt ist, dass man das Gehirn mit irgendetwas Anregendem stimuliert, und das kann eben unter anderem auch Musik sein.

Musik ist also nur eine Möglichkeit, das Gehirn anzuregen. Regelmäßiger Instrumentalunterricht führt nachweislich zu neuen Verschaltungen zwischen den Hirnarealen, die für das Hören und für die Motorik zuständig sind. Aber ob kleine Klavierspieler besser sprechen können als nicht musizierende Gleichaltrige, ob sie intelligenter werden durch die Musik, all das lässt sich nicht zweifelsfrei nachweisen. Fest steht nur, dass Kinder Spaß an Musik haben, dass sie Musik und musikalische Früherziehung als Bereicherung erleben. Aber es muss nicht gleich der Profigeiger in die Kita kommen, eine Erzieherin, die mit den Kindern singt, begeistert die Kinder genauso.

In einem Interview mit der FAZ kommentierte unlängst die Schweizer Erziehungswissenschaftlerin Margrit Stamm die ehrgeizigen Frühförderkurse. Sie seien allenfalls geeignet, wenn das Kind von sich aus ein starkes Interesse zeige; sie seien jedoch mit Vorsicht zu beurteilen, wenn sie dem Bedürfnis der Eltern geschuldet seien, im Wettbewerb um das Superbaby zu punkten. Sicherlich wird nicht jedes Kind, das mal einen Frühenglischkurs gegen sein Bedürfnis besucht hat, Schaden nehmen, fuhr die Professorin für Frühförderung fort. »Wenn Kinder jedoch über längere Zeit nicht gemäß ihren Bedürfnissen gefördert werden, sondern gemäß denen der Eltern, können sie körperliche und psychische Symptome wie Hyperaktivität, Aggression oder Lethargie entwickeln.« Klinische Studien zeigten, dass es für Kinder eine große emotionale Überforderung ist, wenn sie spüren, dass sie sich den Bedürfnissen der Eltern entsprechend verhalten sollen, dies aber nicht ihren Bedürfnissen entspricht.

In ganz normalen Kitas muss kein Kind eine Fremdsprache lernen – sieht man davon ab, dass für manche Kinder dort die deutsche Sprache zunächst eine Fremdsprache ist. Zum Glück besteht der Tagesablauf in den meisten öffentlichen Kitas überwiegend aus Ritualen, gemeinsamen Mahlzeiten, manchmal sogar aus gemeinsamem Kochen, aus Basteln, Vorlesen, Singen, Turnen und aus freiem Spiel, in dem die Kinder eigenständig handelnd Erfahrungen machen und sich in ihrem individuellen Tempo entwickeln können. Doch Staat und Eltern fordern auch hier zunehmend, dass Kinder vorbereitet werden auf die Grundschule und dass die Erzieherinnen die Lücken stopfen, die die Erziehung zu Hause hinterlassen hat.

So denken sich die Erzieherinnen ständig neue »Angebote« aus, sie überlegen sich, wie sie Kindern die Aggregatzustände von Wasser näherbringen oder die Verwandlung von Blättern in Humus. Sie schaffen dazu Materialien herbei und bauen ganze Versuchsbatterien auf.

Und dies unter schwierigen Bedingungen. In den meisten Kitas sind die Gruppen viel zu groß und zu heterogen, in den Räumen herrscht ein Geräuschpegel wie im Hallenbad, und es ist eng, denn die Räume sind oft viel zu klein für die vielen neuen Kinder.

WENIGER IST MEHR

Wissenschaftler beschäftigen sich seit vielen Jahren mit der Frage, welche Entwicklungsbedingungen Kinder brauchen, um die Fähigkeiten zu erwerben, die ihnen helfen, im Leben zurechtzukommen. Und sie haben längst herausgefunden, dass nicht besondere und möglichst frühe Bildungsklimmzüge entscheidend sind, sondern Bedingungen, die den Kindern altersgerechte Loslösungs- und Entwicklungsprozesse ermöglichen. Das Wichtigste dabei sind zunächst sichere Bindungen. Nur auf der Grundlage sicherer Bindungen können Kinder handelnd Erfahrungen machen, an denen sie wachsen. Sie brauchen Papier und Stifte, Sand und Matsch, Klettergerüste und Fahrzeuge. Und sie brauchen den Kontakt zu der vertrauten Erzieherin, die sie bei ihren Aktivitäten unterstützt und hilft, ihre Erfahrungen einzuordnen. Mit Wissenserwerb im klassischen Sinn hat frühkindliche Bildung nichts zu tun.

Erzieherinnen wissen dies auch. Sie wissen, dass frühkindliche Bildung nicht wie ein schulischer Lernprozess geplant werden kann. Aber sie werden zunehmend verpflichtet, Ergebnisse zu produzieren. Zugleich sind sie angehalten, die Wirkung ihrer pädagogischen Angebote auf die Kinder zu überprüfen. Sie müssen also kurzfristig Erfolge nachweisen. Sie müssen schauen, ob sich ein Kind zum Beispiel durch ihre Bildungsbemühungen beim Sprechen, im Sozialverhalten oder motorisch verbessert hat. Der Überprüfung liegt ein simples Input-Output-Verständnis von Förderung zugrunde: Man muss nur ordentlich Förderung in das Kind hineinstopfen, dann kommen auch Entwicklungsfortschritte heraus, und Defizite werden behoben. Und zeigen sich nicht genügend Entwicklungsfortschritte, muss man eben noch mehr fördern.

Diese scheinbare Kalkulierbarkeit von Förderbemühungen ist verführerisch. Sie gaukelt den Erzieherinnen Machbarkeit vor, sie führt aber auch zwangsläufig zu Enttäuschungen, wenn sich Kinder nicht so entwickeln, wie es der Plan vorsieht. Anstatt dann nach den Ursachen zu schauen und zu überlegen, wie das Kind gemäß seinem individuellen Tempo und seinen Ressourcen in seiner Entwicklung unterstützt werden kann, wird das Kind weggeschickt: »Ihr Sohn leidet unter ADHS, er braucht eine Therapie!« – »Ihre Tochter spricht undeutlich, lassen Sie ihr doch Logopädie verschreiben!«

SELEKTIONSMASCHINE GRUNDSCHULE

In den Grundschulen setzt sich das Bewerten und Aussortieren von Kindern fort. Es steigert sich, denn das deutsche Schulsystem ist eine riesige Selektionsmaschine, ein Ernstfall der speziellen Art. Einerseits sollen die Kinder hier für ihr späteres Leben lernen, andererseits entscheidet sich aber bereits hier, wie dieses spätere Leben einmal aussieht.

Dabei hat vor über 2000 Jahren alles mal ganz anders und viel besser angefangen. Die ursprüngliche Schule hat den Schülern erlaubt, für die Schule zu lernen, denn das Leben musste man nach Ansicht der alten Griechen nicht lernen. Das Leben, dachten sie, ist sein eigener Lehrer, die Menschen verstehen es auch, ohne dass ihnen Lehrer es jahrelang erklären. Ursprünglich bedeutete das Wort Schule bei den Griechen Muße. Und die Muße galt als das erstrebenswerteste Ziel im Leben. Wer für die Muße lernte, war frei; nur Sklaven mussten auf den Feldern schuften.

Lernen als freie Tätigkeit, diese Idee hielt sich viele Jahrhunderte lang. Erst mit dem Aufkommen der Arbeitsgesellschaft verlor die Schule ihren Status als eigene Lebensform. Jetzt ging es um die Vorbereitung auf den späteren Beruf. Doch wie soll die aussehen? Was brauchen die Kinder für ihre späteren Berufe? Wozu sollen sie erzogen werden? Die Desorientierung der modernen Gesellschaft über ihre Erziehungsziele spiegelt sich in unzähligen Schulreformen, die wir seit den 1960er Jahren haben. Der Erziehungswissenschaftler Peter J. Brenner, Experte für Lehrerfort- und -weiterbildung schätzt allein die seit den 1970er Jahren durchgeführten Schulversuche auf »eher Zehntausende als Tausende« und urteilt: »Erfolgreich waren sie offensichtlich nicht. Bereits vor den PISA-Studien ist deshalb die deutsche Schule erneut in Bewegung geraten, in eine Bewegung allerdings, die kein Ziel mehr hat.«

Zur Zeit beherrschen (immer noch) die Diskussionen um G8 oder G9 und das große Thema Inklusion die Debatte. Um die Grundschule ist es dagegen ruhig geworden. Dabei werden spätestens hier die Weichen für die Lebenswege der Kinder gestellt.

SCHNELLER LERNEN

Im ersten Schuljahr geht es zunächst noch gemächlich los, doch dann steigert sich das Tempo schnell. Die Grundschullehrerinnen sollen die Kinder auf die weiterführende Schule vorbereiten, natürlich möglichst auf das Gymnasium. Sie sollen ihnen den Zahlenraum bis 100 erschließen, das Abc, Grundlagen in Englisch und vieles andere, was die Kinder auf der weiterführenden Schule wissen müssen. Zugleich sollen die Grundschullehrerinnen pädagogische Aufgaben bewältigen, die eigentlich in die Verantwortung der Eltern fallen. Sie sollen den Kindern die richtige Arbeitshaltung beibringen, damit sie Aufgaben selbständig und gewissenhaft erledigen, sie sollen ihnen zeigen, wie man sich in der Gemeinschaft verhält – all das, was Kinder früher von zu Hause mit in die Grundschule brachten.

Viele Kinder kommen schon nach den ersten Schulwochen in meine Praxis. Den Grundschullehrerinnen ist aufgefallen, dass ihnen die Voraussetzungen fehlen, schreiben zu lernen. Ihre motorischen Fähigkeiten sind unterentwickelt. Vor allem fehlt es an Feinmotorik. Etwa 70 Prozent der Schüler bringen nach dem Kindergarten nicht mehr die nötigen Voraussetzungen für das sogenannte Kritzelalphabet mit, schätzt die Nürnberger Bildungsforscherin Stephanie Müller.

Diese Voraussetzungen erwarben Kinder früher nebenbei, wenn sie versuchten, eine Schleife zu binden oder Hose und Hemd zuzuknöpfen. Heute haben Kleidung und Schuhe Reiß- und Klettverschlüsse. Statt Hemden oder Blusen tragen die Kinder T-Shirts. Das An- und Ausziehen, früher immer eine kleine alltägliche Geschicklichkeitsübung, ist dadurch einfach geworden und muss nicht mehr geübt werden. Auch an anderen feinmotorischen Trainingsgelegenheiten fehlt es den meisten Kindern zu Hause. Statt zu malen oder zu basteln, tippen und wischen sie über die Tastaturen und Oberflächen elektronischer Geräte. Seine Fingerfertigkeit kann ein Kind auf diese Weise nicht entwickeln. Denn zwischen Stiften, Scheren und anderen Werkzeugen einerseits und Tasten und Bildschirmoberflächen andererseits besteht ein großer Unterschied. Erstere sind sozusagen Körperverlängerungen, also direkte Fortsetzungen des Arms oder der Hand in einem anderen Material. Wenn ein Kind malt, schneidet oder schreibt, führt es diese

Tätigkeiten mit eigenem physischen Einsatz durch. Es spürt, wie der Stift über das Papier gleitet, es fühlt den Widerstand des Materials, das es zerschneidet.

Dabei lernt das Kind, wie viel Druck es einsetzen muss, wie es die Hand bewegen muss, um Stift oder Schere zu führen. Beim Spiel mit Smartphone, Tablet oder Playstation ist das ganz anders. Das Kind drückt Tasten, Knöpfe oder wischt über eine Oberfläche, und die Geräte springen an, Figuren tauchen auf, lassen sich bewegen und verschieben. Das Kind braucht nicht mehr seinen ganzen Körper, sondern nur noch seine Fingerspitzen. Egal ob es fest oder zart drückt, das Gerät funktioniert, wenn das Kind nur die richtige Taste drückt oder an der richtigen Stelle wischt. Aus dem Maler oder Bastler ist ein User geworden.

In den Kitas wird zwar heute viel mehr gemalt als noch vor wenigen Jahren, aber es reicht nicht. Viele Kinder können nicht mehr die kleinen Bögen, Linien und Schleifen malen, die dann in der Grundschule miteinander verbunden und zur Handschrift werden.

Die Grundschullehrerinnen sind hilflos, sie wissen nicht, wie sie die fehlende Fingerfertigkeit »nachtrainieren« und den Kindern das Schreiben beibringen sollen. Manche schicken den Schulanfängern vor dem ersten Schultag Malhefte und bitten sie darum, jeden Tag ein Blatt auszumalen. Die wenigsten tun dies, berichten mir Grundschullehrerinnen.

Früher, als die Kinder motorisch geschickter waren, machten sie in den ersten Wochen der Grundschule nur Schwungübungen, bevor es richtig ans Schreiben ging. Doch der Schreiblernprozess hat sich geändert. Denn die Klassen sind zu heterogen. Manche Kinder können den Stift nicht einmal richtig halten, andere können schon schreiben, für sie wären Schwungübungen Folter. In vielen Schulen wird deshalb als Kompromiss nur noch die druckschriftähnliche Grundschrift oder die vereinfachte Ausgangsschrift gelehrt und nicht mehr die Schreibschrift, bei der alle Buchstaben verbunden sind. Und Kinder, die selbst dies nicht schaffen, werden zur Therapie geschickt. Dabei fehlt ihnen oft nur die Übung.

LEISTUNGSDRUCK SCHON IN DEN ERSTEN KLASSEN

Auch wenn es erst im Gymnasium so richtig losgehen soll mit dem Lernen: Viele meiner Patienten im Grundschulalter sitzen jeden Nachmittag mehrere Stunden über den Hausaufgaben. Manche lernen länger als ich vor dem Abitur. Ein Leben, das aus Unterricht und Hausaufgaben besteht. Viele meiner Patienten bekommen schon in der dritten oder vierten Klasse Nachhilfe. Wenn Arbeiten bevorstehen, sagen die Kinder Spielverabredungen mit ihren Freunden ab, und das Training im Sportverein wird gestrichen.

Wahrscheinlich arbeiten viele Grundschüler länger als ihre Eltern. Jedes fünfte Vorschul- und Grundschulkind in Deutschland leidet unter Kopfschmerzen, bei den Jugendlichen ist es bereits gut jede oder jeder dritte, schreibt die Bundeszentrale für gesundheitliche Aufklärung, und das deckt sich mit meinen Beobachtungen. Die Kinder haben aber nicht nur Kopfschmerzen, sondern auch andere Symptome, die sonst nur bei gestressten Angestellten auftreten: Bauchschmerzen, Schlafstörungen, Kopfschmerzen, Erschöpfungszustände und Angst. Das ist kein Wunder. Ihr Alltag ähnelt ja auch immer mehr dem von Angestellten in ihren Büros: viel sitzen und viel Druck – nicht nur durch die Schule selbst, sondern auch durch die hohen Leistungserwartungen der Eltern. Und durch ständige Kontrollen. Diese Kontrollen in Form von Klassenarbeiten, Tests und direkte Lehrerbeobachtung belegen den Misfit zwischen Schule und ihren Anforderungen einerseits und den Fähigkeiten der Kinder andererseits. Das Ergebnis der Kontrollen sind Noten und andere Formen der Beurteilung. Doch nicht die Schule wird bewertet, sondern die Kinder. Wenn der Misfit zutage tritt, liegt dies einseitig immer am Kind. Das Kind braucht eine Therapie. So wird die Medizin zum Reparaturbetrieb einer verfehlten Schulpolitik und eines davon irregeleiteten Elternverhaltens.

Zu wenig wird darüber nachgedacht, wie man die Sozialkompetenz in der Grundschule besser vermitteln könnte. Wie man Kinder in der Grundschule für das Lernen begeistern kann, so dass sie aus eigenem Antrieb und mit Freude lernen. Wie man ihren individuellen Lernprozessen einen Schutzraum gibt, in dem sie sich entfalten können. Wie man die Kinder mit der eigenen Neugier ansteckt, anstatt sie zu belehren. Und wie man ihnen im Wortsinn mehr Raum gibt, denn daran fehlt es in den Grundschulen, die Klassen sind übervoll, der Geräuschpegel unerträglich, und Rückzugsräume gibt es nicht. Die Kinder müssen den Stress im Ganztagsbetrieb ertragen.

WIE DIE LUST AM LERNEN VERFLIEGT

Die meisten Kinder freuen sich sehr auf die erste Klasse. Wenn sie kurz vorher zur U9 kommen, erzählen sie mit leuchtenden

Augen von ihren Erwartungen an die Schule. Sie wollen endlich groß sein, lesen, schreiben und rechnen lernen. Sie sind voller Neugier, Begeisterung und Vorfreude. Diese Vorfreude richtet sich auf die Erfahrungen, die sie sich von der Schule erhoffen, aber sie ist auch eine Art Vorfreude auf sich selbst, auf das, was sie werden können durch Lernen. Eigentlich müssten es die Grundschulen nur schaffen, die Vorfreude für das Lernen zu nutzen und die Kinder einzuladen, ihren Verstand mit ihrer Unterstützung zu nutzen. Doch an dieser Unterstützung fehlt es zu häufig, denn die Klassen sind viel zu groß, und viele Kinder sind mit dem selbständigen Lernen, das die Lehrer von ihnen fordern, überfordert. Sie können mit dieser Form des Lernens nichts anfangen, so werden sie zum Kinderarzt geschickt.

Bei der U10, der ersten Vorsorgeuntersuchung im Grundschulalter, erlebe ich, wie bei vielen Kindern die anfängliche Begeisterung erloschen ist. Ich frage nach den Lieblingsfächern in der Schule, nach dem, was in der Schule besonders spannend oder interessant ist. Keine Antwort. Jetzt ist Schule für sie nicht mehr mit Vorfreude verbunden, sondern mit Stress, Entmutigung und Überforderung. Ich frage weiter nach Hobbies, nach Sport und anderen Aktivitäten außerhalb der Schule, die sie bewegen. Auch hier antworten viele Kinder nicht. Alle Freude am Lernen, alle Neugier auf Neues ist erloschen. Das ist die wahre Bildungskatastrophe, schlimmer als PISA und TIMMS zusammen. Fehlende Kenntnisse kann man nachholen, die Freude am Lernen lässt sich dagegen kaum noch zum Leben erwecken, wenn sie einmal unter schlechten Erfahrungen begraben liegt.

6 DAS MUSS IHR KIND KÖNNEN – MUSS ES WIRKLICH?

GRENZSTEINE, NORMEN UND DIE GANZ NORMALE ENTWICKLUNG

Wenn Eltern, Erzieherinnen oder Grundschullehrerinnen über ein auffälliges Kind sprechen, sagen sie oft, dass das Kind nicht normal sei, es erreiche den üblichen »Leistungsstand« nicht. Dahinter steckt die Idee, dass alle Kinder mit ihren Kompetenzen und tatsächlichen Leistungen möglichst nah an den Mittelwerten in ihrer Altersgruppe liegen und dass jede Abweichung von diesem Mittelwert eine ernsthafte Auffälligkeit ist, die so schnell wie möglich behoben werden muss. In Wirklichkeit gibt es bei der Entwicklung von Kindern eine enorme Bandbreite. Damit die Eltern sicher sein können, dass sich ihr Kind innerhalb der normalen Bandbreite entwickelt, gibt es seit den 1970er Jahren Vorsorgeuntersuchungen. Diese Vorsorgeuntersuchungen sollen die Eltern sicher machen im Umgang mit ihren Kindern, sie sollen ihnen Vertrauen geben, dass sich ihr Kind normal entwickelt, und ihnen helfen, wenn sich Fehlentwicklungen anbahnen. Eigentlich eine wunderbare Idee.

Los geht es schon vor der Geburt. Das ungeborene Kind wird vermessen, sein Gewicht wird berechnet und die Entwicklung seiner Organe wird beurteilt. Die Werte vergleicht der Gynäkologe mit Normen. Weichen die Werte ab, ist das

Kind zum Beispiel zu leicht, zu schwer, zu klein, zu groß oder sind einzelne Organe fehlgebildet, ist die gesunde Entwicklung in Gefahr. In vielen Fällen kann dann die Medizin helfen. Wenn ein Kind trotz Ruhe und sorgsamer Pflege der Schwangerschaft nicht richtig wächst im Mutterleib, wenn Fehlbildungen oder Infektionen sein Leben bedrohen, holen die Ärzte es oft vorzeitig auf die Welt. In Brutkästen, die den Mutterleib ersetzen, aber bei Bedarf auch wie kleine Intensivstationen funktionieren, wird es dann umsorgt, notfalls mit Medikamenten behandelt, wenn nötig sogar operiert. Ist das Kind schwerer als die Norm, kann es sein, dass die Mutter Schwangerschaftsdiabetes hat. Sie wird dann mit Medikamenten behandelt. Das hilft auch dem Kind.

Zum Glück entwickeln sich die meisten Kinder gesund. Entwarnung gibt es aber trotzdem nicht. Sobald das Kind auf der Welt ist, wird weiter gemessen, gewogen und verglichen.

Die erste Vorsorgeuntersuchung findet gleich nach der Geburt statt, die nächste am dritten Lebenstag, die übernächste mit einem Monat.

Um die Eltern sicher im Umgang mit dem Kind zu machen und Entwicklungsauffälligkeiten und Krankheiten erst gar nicht entstehen zu lassen, reden wir bei den Vorsorgen sehr viel über die richtige Ernährung, Schlafenszeiten, Entwicklungsanregung, Unfallverhütung und Beziehungsaufbau.

Außerdem geht es bei den Vorsorgen darum, anbahnende Krankheiten frühzeitig zu erkennen. Deshalb wird das Kind gründlich untersucht. Der Kinderarzt wiegt und misst es erneut und fragt die Eltern: Wann hat Ihr Kind zum ersten Mal gelächelt, wann hat es sich zum ersten Mal im Liegen gedreht, seit wann krabbelt es, sitzt es, läuft es? Fragebögen mit den sogenannten »Grenzsteinen der Entwicklung« helfen bei der Beurteilung, ob ein Kind normal entwickelt ist. Vor allem bei Kindern im zweiten und dritten Lebensjahr sind diese Grenzsteine nützlich. Aktuell erneuert hat sie der Kinderneurologe Richard Michaelis. Er hat dazu große Reihenuntersuchungen mit zufällig ausgewählten Kindern im Alter von eins bis sechs Jahren durchgeführt und geschaut, was diese Kinder wann konnten: wann sie die ersten Worte sprachen, wann sie laufen konnten, wann sie selbständig mit dem Löffel essen oder sich aus- und anziehen konnten. Wenn mindestens 90 Prozent aller Kinder aus der Normalpopulation ab einem bestimmten Alter laufen, sprechen, mit dem Löffel essen oder sich an- und ausziehen konnten, definierte Michaelis dieses Alter als Grenzstein für die jeweilige Kompetenz. Nicht alle Aufgaben hat Michaelis durch eigene Forschung definiert und durch Reihenuntersuchungen validiert, dennoch ist das Grenzsteinkonzept ein gutes Hilfsmittel bei den Früherkennungsuntersuchungen.

Man kann genau sehen, wo das Kind in seiner motorischen, kognitiven, sozialen und emotionalen Entwicklung im Vergleich mit anderen Kindern steht. Kann es so wie 90 Prozent aller normal entwickelten Kinder mit sechs Monaten unter anderem stabilen Blickkontakt halten? Mit neun Monaten kleine Gegenstände gezielt greifen? Mit zwölf Monaten da-da oder ba-ba sagen? Mit 18 Monaten Socken oder eine Mütze an- und ausziehen? Dann ist alles in Ordnung.

Jedes zehnte Kind erreicht die Grenzsteine nicht. Es gilt dann als auffällig. Der Kinderarzt macht dann weitere Untersuchungen, um die Ursachen für die unterdurchschnittlichen

Leistungen herauszufinden und eventuell zu behandeln. Erfahrene Kinder- und Jugendärzte wissen aber auch, dass ein auffälliger Befund noch lange keine Diagnose ist.

KINDER SIND KEINE TREIBHAUSTOMATEN

Auch Eltern beobachten aufmerksam die Entwicklung ihres Kindes. Solange dies voller Vertrauen in das Kind geschieht, ist alles gut. Häufig beobachten sie ihr Kind jedoch voller Angst und Unsicherheit. Sie vergleichen es mit anderen Kindern, und wenn das Kind nicht ganz genau so weit ist wie andere in seiner geistigen, sozialen und motorischen Entwicklung, dann geraten sie in Panik. Bahnt sich hier eine Störung an? Was können wir tun, um diese Störung oder Schwäche zu behandeln? Nicht dass das Kind noch weiter zurückfällt!

Hinter dieser Panik verbirgt sich der Glaube, dass sich Kinder wie Treibhaustomaten alle gleich entwickeln. Dass es eine Norm gibt und dass alles, was die Norm nicht erfüllt, einen Krankheitswert hat.

Als Erste schüren oftmals Krabbelgruppen und Pekipgruppen diese Orientierung an starren Normen. Dort wird unermüdlich verglichen und geurteilt. Das Kind, das bereits sitzen, stehen oder das erste Wort sagen kann, wird zum Maßstab für die anderen Kinder, die dies alles noch nicht können. Die Mütter dieser anderen Kinder laufen dann nach Hause und wühlen sich durch die Ratgeberseiten im Internet oder sie kaufen sich Elternzeitschriften. Dort finden sie dann jede Menge Artikel, die sie noch mehr verunsichern. Diese Artikel tragen meist Überschriften wie »Das muss Ihr Kind im ersten (zweiten, dritten etc.) Lebensmonat können«. Dass es solche starren Grenzen nicht gibt, sondern für den Erwerb jeder Fähigkeit größere Zeitfenster gelten und am Ende ein Grenzstein, steht in den Artikeln und Tabellen meist nicht. Genauso wenig steht dort, dass die einzelnen Entwicklungsschritte nicht unbedingt bei jedem Kind in der gleichen Reihenfolge ablaufen.

Nicht nur die Ratgeber im Internet und im Bücherregal setzen Eltern mit Normen unter Druck. Seitdem Kinder immer früher in die Kitas geschickt werden und seitdem das Gespenst der frühen Bildung dort umgeht, machen auch die Erzieherinnen mit beim Einteilen der Entwicklung in normal und unnormal. Manche Eltern kommen mit langen Beobachtungsbögen in die Praxis, in denen die Erzieherinnen angekreuzt haben, was das Kind kann und nicht kann.

Andere Eltern bekommen von den Kitas schriftliche Berichte über ihr Kind. In vielen Berichten stehen dann fast nur die Defizite des Kindes: »Finn ist sehr unruhig, er stört das Spiel der anderen Kinder, er kann nicht warten, bis er an der Reihe ist.« Dass Finn sich aber immer wieder gerne alleine hinsetzt und komplizierte Puzzles legt, fällt unter den Tisch. Finn entspricht eben so gar nicht den Wunschvorstellungen der Erzieherinnen.

Grundsätzlich ist Aufmerksamkeit eine gute Sache. Die Erzieherinnen sehen das Kind jeden Tag. Häufiger als wir Kinder- und Jugendärzte. Sie könnten das Kind also sorgfältig beobachten und den Ärzten wertvolle Hinweise geben, wie sich das Kind entwickelt, was es neu dazulernt, wo seine Stärken und Schwächen liegen, wie es auf Entwicklungsanregungen reagiert. Sie könnten eine Art Fürsprecher für das Kind sein.

Viele der Beobachtungsbögen und auch Berichte werden den Kindern aber nur ansatzweise gerecht. Sie führen alles auf, was das Kind kann oder eben noch nicht kann: von »selbständig essen« über »trennt sich leicht«, »hat Freunde«, bis »Zweiwortsätze sprechen«. Der Entwicklungsverlauf des Kindes geht aus diesen Bögen und Berichten meist nicht hervor. Teilweise werden Kompetenzen auch an absurd überzogenen Maßstäben gemessen: »Kind kann nicht/kann mit zwei Jahren 50 Wörter sprechen.« Ein großer Teil meiner Patienten kann mit zwei Jahren keine 50 Wörter sprechen; mit dem Kreuzchen in der Kann-nicht-Spalte werden sie aber im Handumdrehen zu Logopädiepatienten erklärt.

Manche dieser Beobachtungsbögen mischen Elemente aus den Grenzstein-Fragebögen mit aus dem Internet zusammengesuchten, längst veralteten Kriterien, manche basieren auf Kriterien, die sich die Kita selbst ausgedacht hat. Gemeinsam ist den meisten, dass sie den Eltern falsche Normen vorspiegeln und sie verunsichern.

»Sehen Sie mal, so viele Kreuzchen in der rechten Spalte. Alles Sachen, die er noch nicht kann!«, sagt die Mutter ratlos. Bisher hatte sie immer geglaubt, dass ihr Sohn ein ganz normal entwickeltes Kind sei.

Wie das Kind denkt, was es versteht, ob es sich verständigen kann, ob und wie es neue Ideen entwickelt, ob es seine Ideen zielstrebig in Handlungen umsetzen kann, all das erfahren die Eltern nicht über die Beobachtungsbögen und auch nicht durch die Berichte – abgesehen von einigen positiven Ausnahmen. Auch die Qualität der Handlungen des Kindes spielt bei der Beurteilung meist keine Rolle: wie sorgfältig, schnell oder langsam zieht sich das Kind eine Kopfbedeckung an, wie versucht es Kontakt zu den anderen Kindern zu halten, wie sieht sein Rückzug aus der Gruppe aus? Über all diese Tatsachen, die wichtig zur Beurteilung des Kindes wären – kein Wort. Ebenso wenig über die Entwicklung des Kindes: Wie hat sich seine Sprache verändert im letzten Jahr, im letzten halben Jahr, in den letzten Wochen? Ist es mutiger geworden in letzter Zeit, zieht es sich erst seit Kurzem zurück? Wie hat sich sein Malen entwickelt? Wie seine Bewegungskompetenz? Stattdessen entsteht durch die Beobachtungsbögen oder Berichte eine Art verzerrtes Portrait des Kindes als Summe seiner Defizite.

Dieses Zerrbild ziehen die Erzieherinnen wiederum heran, um »medizinische Diagnosen« zu stellen. » Sophia hat große Probleme mit ihrer Körperwahrnehmung.« »Paul spricht nicht fließend, er stottert!« Und auf die Diagnose folgt natürlich die Therapieempfehlung. »Schicken Sie die mal besser zur Ergotherapeutin, sonst kann sie sich nicht weiterentwickeln!« »Wenn der keine Logopädie bekommt, setzt sich das fest.«

Je älter das Kind wird, je näher der Schulbeginn rückt, desto dringlicher werden die Therapieempfehlungen. Aus vagen Befürchtungen werden dann konkrete Bedrohungen: »Wenn der das nicht aufholt, schafft er es von Anfang an nicht in der Schule!« Spätestens dann geraten selbst die gelassensten Eltern in Panik und verlangen eine Therapie.

Was die soziale, geistige und motorische Entwicklung betrifft, soll das eigene Kind auf keinen Fall aus der Reihe tanzen. Es soll zur selben Zeit das Gleiche können wie alle Gleichaltrigen. Und alle seine Fähigkeiten müssen gleich ausgebildet sein. Es kann nicht sein, dass es gut sprechen kann, aber seine Feinmotorik eher unterdurchschnittlich entwickelt ist. Oder umgekehrt. Dass es ein kleines Bewegungswunder ist, aber nicht gut spricht. So etwas ist nicht normal und muss repariert werden. Dabei sind die Varianten in der geistigen, sozialen und motorischen Entwicklung oft viel größer als in der körperlichen Entwicklung. Und selbst riesige Unterschiede in der Entwicklung sind oft völlig normal.

JEDES KIND FOLGT SEINEM EIGENEN ENTWICKLUNGSPLAN

Der Schweizer Kinderarzt Remo Largo hat untersucht, wie Kinder laufen lernen. 87 Prozent nehmen den klassischen Weg: Sie beginnen damit, dass sie ihren Körper aus der Rückenlage in die Bauchlage drehen, dann rutschen sie im Kreis herum, von da aus geht es mit Robben weiter, dann mit Krabbeln und mit dem Vierfüßlergang zum freien Laufen auf zwei Beinen. 13 Prozent aller Kinder nehmen jedoch einen anderen Entwicklungsweg. Sie überspringen das Robben und Krabbeln. Sie rutschen ein wenig auf dem Po herum, dann richten sie sich plötzlich auf und laufen. Nach Ansicht vieler Spiel- und Pekipgruppenleiterinnen und Therapeuten ist so eine Abkürzung hochgradig auffällig. »Wenn dein Kind nie gekrabbelt hat, wird es später große Probleme mit seiner Bewegung und seinem Gleichgewicht haben«, sagen sie, und schon ist die Mutter beunruhigt. Irgendetwas kann nicht stimmen, wenn ein Kind festgelegte Entwicklungsschritte überspringt oder einen anderen Weg zum Ziel einschlägt.

Dass dies nicht stimmt, kann man nirgendwo auf der Welt

so gut beobachten wie auf der Insel Bali. Dort krabbelt so gut wie kein einziges Kind. Die Balinesen glauben, dass der Boden unrein ist. Böse Geister sollen dort herumschweben. Deshalb tragen die balinesischen Mütter ihre Kinder mit sich herum und halten sie auf dem Schoß, wenn sie selber sitzen. So etwas ist ganz schön anstrengend, weil auch die balinesischen Babys mit einem halben Jahr zunehmend ziemlich schwere Wonneproppen werden. Aber zum Glück ist da immer irgendeine Tante, Schwester, Cousine, ältere Tochter oder sonst eine nette Person, die der Mutter das Kind zwischendurch abnimmt. Bis es eines Tages so weit ist, dass das Kind laufen kann. Anders als viele Kinder hierzulande bewegen sich die kleinen Balinesen voller Freude und Geschicklichkeit. Von motorischen Störungen keine Spur.

Jedes Kind folgt also seinem eigenen Entwicklungsplan und um etwa laufen zu lernen, braucht es nicht zwangsläufig die Vorstufe des Krabbelns. Es kann sie aus eigenem Antrieb oder auch, wenn es daran gehindert wird, einfach überspringen, und dennoch steht es eines Tages auf zwei Beinen.

Kinder sind also alles andere als kleine Roboter, die sich nach einem vorher festgelegten Programm richten. So wie sie das freie Laufen nach ihrem eigenen Plan lernen, so erwerben sie auch andere wichtige Fähigkeiten. Manche Kinder lassen die Babysprache aus, sie sprechen gleich verständlich und machen nur wenige Fehler. Es gibt Kinder, die früh, lange und intensiv fremdeln, teilweise sogar gegenüber dem eigenen Vater, andere wiederum fremdeln fast gar nicht, sie wenden sich voller Interesse sogar unbekannten Menschen zu, obwohl in allen Ratgebern steht, dass sie jetzt gerade in der Fremdelphase sein müssten. »Warum ist das so?«, wollen die Mütter dann wissen. In der Frage schwingt oft schon eine andere mit: »Habe ich was falsch gemacht? Wird aus dem übermäßig fremdelnden Kind später ein Außenseiter ohne Freunde?« »Weiß das so wenig fremdelnde Kind vielleicht nicht so richtig, wer seine Eltern sind?« Die meisten Mütter sind dann sehr erleichtert, wenn sie ermutigt werden, den individuellen Entwicklungsplan ihres Kindes so zu akzeptieren, wie er ist, ihn nicht zu stören, sondern aufmerksam zu begleiten und auf die starren Entwicklungsschemata in den Ratgebern zu pfeifen.

KEIN KIND WIE DAS ANDERE – INTER-INDIVIDUELLE UNTERSCHIEDE IN DER ENTWICKLUNG

Desdina

Frau D. kommt mit der neun Monate alten Desdina in die Praxis. Aus der Handtasche zieht sie die ausgedruckte Seite eines Erziehungsratgebers. »Wenn das Baby im neunten Monat ist, hat es in seiner motorischen Entwicklung so große Fortschritte gemacht, dass es sicher sitzen und umherschauen kann«, steht da zum Beispiel. Frau D. hat die Passage gelb gemarkert. Desdina kann zwar schon einigermaßen sicher sitzen, aber sie ist weit davon entfernt, sicher zu sitzen und sich dabei umzuschauen. Und Anstrengungen, sich vom Platz wegzubewegen, unternimmt Desdina auch nicht. Sie scheint immer dort ganz gerne zu sein, wo sie liegt oder sitzt. Frau D. macht sich deshalb Sorgen. Und dann steht da weiter unten in dem Artikel auch noch: »Einen Gegenstand kann das Baby von der einen Hand in die andere nehmen und gezielt fallen lassen. Es macht ihm nun besonderen Spaß, Dinge absichtlich herunterfallen zu lassen. Möglicherweise kann

Ihr Baby mit neun Monaten in die Hände klatschen und mit einer Schnur zwischen Daumen und Zeigefinger einen Gegenstand zu sich heranziehen. ›Winke winke‹ zum Abschied klappt bei den meisten Babys in diesem Alter auch schon.«

Nur leider nicht bei Desdina. Sie kann Gegenstände noch nicht von einer in die andere Hand nehmen. Und wenn ihr etwas herunterfällt, war dies kein absichtlicher Spaß, sondern ein Missgeschick. Desdina weint dann und will ihr Spielzeug wiederhaben.

Die endgültige Bestätigung, dass der Ratgeberartikel recht hat und Desdina nicht altersgemäß entwickelt ist, kommt durch die Pekipgruppe, die Frau D. mit Desdina besucht. »Desdina ist das einzige Kind, das noch nicht frei sitzen kann, alle anderen können das schon. Die Leiterin sagt, ich muss da unbedingt etwas machen.«

Viele Male am Tag berichten mir Eltern von ihrer Angst, dass ihr Kind sich nicht richtig entwickelt. Es läuft zwar, aber es läuft unsicher, es spricht, aber viel schlechter als gleichaltrige Kinder, es ist immer noch nicht trocken, obwohl das in diesem Alter doch nun wirklich klappen müsste. Fast alle Eltern geraten in Panik, wenn sie beobachten, dass andere Kinder ihr Kind in der Entwicklung überholen. Sie gehen davon aus, dass sich alle Kinder im gleichen Tempo und auf die gleiche Art entwickeln. Aber so wie Kinder mit unterschiedlicher Augen- und Haarfarbe zur Welt kommen, so bringen sie auch viele andere höchst individuelle Merkmale mit auf die Welt, die sie von anderen Kindern unterscheiden. Remo Largo zeigt in seinem Buch »Kinderjahre«, wie unterschiedlich sich Kinder von Geburt an entwickeln. Einige wiegen bei der Geburt weniger als 2500 Gramm, andere wiegen 4500 Gramm, es gibt Kinder, die als Neugeborene 13 Stunden am Tag schlafen, andere schlummern 20 Stunden. Es gibt Kinder, die mit wenig Nahrung auskommen, andere haben ständig Heißhunger, sie essen doppelt so viel, ohne entsprechend größer oder schwerer zu sein. Die Variationsbreite in den einzelnen Entwicklungsbereichen ist also enorm.

Hanna und Katharina

Ich erinnere mich zum Beispiel an Hanna, die vor vielen Jahren meine Patientin war. Mit sieben Monaten und zwei Wochen zog sich Hanna ohne fremde Hilfe an einem Stuhl in den Stand und lief frei und sicher aus dem Untersuchungszimmer ins Spielzimmer. Wir kamen aus dem Staunen nicht mehr heraus, und ich dachte an meine Tochter Katharina, bei der alles so ganz anders war. Mit 18 Monaten hatte sie noch große Mühe gehabt, frei zu laufen. Sie krabbelte viel, zog sich auch in den Stand und versuchte zu laufen, fiel dabei aber immer schon nach ein oder zwei Schritten auf den Po. Katharina ist unser ältestes Kind, und ich hatte mich oft gefragt, was ich tun sollte, damit sie endlich frei liefe. Als Arzt wusste ich, dass Katharina sich am äußersten Rand einer normalen Entwicklung bewegt, als Vater war ich zugegebenermaßen manchmal etwas unruhig. Warum läuft sie nicht endlich, dachte ich. Abends, wenn ich nach Hause kam, hielt ich Katharina meine Hände hin. Sie umklammerte meine Zeigefinger, hielt sich daran fest und lief breitbeinig und wackelig durch unsere Wohnung. Sobald ich ihre kleinen Hände von meinen Fingern löste, stand sie noch einen Augenblick frei, begann dann zu schwanken und plumpste auf den Boden. Meist blieb sie dann gleich an Ort und Stelle sitzen und beschäftigte sich mit einem Spielzeug, das in der Nähe lag. Eines Abends, als ich von der Arbeit nach Hause kam, lief mir Katharina entgegen, ganz ohne Hilfe, vom Kinderzimmer durch den Flur bis zur Haustür. Zu diesem Zeitpunkt war sie genau ein Jahr älter als Hanna, die gerade vor meinen Augen durch unsere Praxis lief. An diesem Tag lernte ich zwei Dinge, die sehr wichtig wurden für meine weitere Arbeit. Ich lernte, dass Eltern automatisch dazu neigen, das eigene Kind mit anderen zu vergleichen. Und mir wurde so deutlich wie durch kein Lehrbuch, in welcher unglaublich großen Bandbreite sich die ganz normale Entwicklung von Kindern abspielen kann.

Katharina hat sich später mit allen weiteren Entwicklungsschritten genauso viel Zeit gelassen wie mit dem Laufen. Wir Eltern haben versucht, ihre Entwicklung vertrauensvoll und unterstützend zu begleiten – was wir auch erst lernen mussten. Heute ist Katharina erwachsen und hilft als Sozialarbeiterin unbegleiteten Flüchtlingskindern, in Schule und Gesellschaft Fuß zu fassen.

SPRACHE SEHR GUT, TURNEN MANGELHAFT

Nicht nur zwischen Kindern der gleichen Altersstufe besteht eine große Variationsbreite der Entwicklung. Auch bei dem einzelnen Kind können sich Fähigkeiten wie Sprache, Motorik und soziale Kompetenzen völlig unterschiedlich entwickeln. Das hat viel mit ererbten Anlagen zu tun. Es gibt Kinder, die erst spät sprechen lernen, sich aber in allen übrigen Bereichen der Entwicklung durchschnittlich schnell entwickeln. Oft berichten mir die Eltern dann, dass sie ebenfalls späte Sprecher waren. Sie können dann ganz gelassen die Sprachentwicklung ihres Kindes abwarten. Oft sind aber gerade intraindividuelle Unterschiede der Grund dafür, dass sich die Erwachsenen Sorgen machen – Eltern oft weniger als Erzieherinnen und Grundschullehrerinnen. Das Kind spricht schlechter als die gleichaltrigen Kinder und schlechter, als es sein übriger Entwicklungsstand erwarten lässt: eine Teilleistungsstörung, die unbedingt behandelt werden muss. Es ist ungeschickt beim Turnen: Auch hier muss eine Teilleistungsstörung vorliegen. In der Grundschule werden die unterschiedlich ausgeprägten Fähigkeiten bei dem einzelnen Kind mit noch größerer Sorge aufgenommen und sogleich zur Krankheit erklärt. Theresa, im Großen und Ganzen aufgeweckt und beliebt, gut im Rechnen, liest stockend und verdreht beim Schreiben häufig Buchstaben? Legasthenie!

Mike liest und schreibt passabel, aber in Rechnen ist er schwach – Dyskalkulie! Außerdem kann er nicht stillsitzen – ADHS?

Und Jussuf schreibt fehlerfrei, er liest und rechnet gut, aber seine Handschrift ist eine Katastrophe. Wahrscheinlich leidet er unter einer Störung der Feinmotorik oder einer Störung der Auge-Hand-Koordination oder der visuellen Wahrnehmung. Ein Fall für die Ergotherapeutin.

In Wirklichkeit ist es völlig normal, wenn im einzelnen Kind unterschiedliche Fähigkeiten unterschiedlich angelegt sind und sich auch in unterschiedlichem Tempo herausbilden. Die vielen vermeintlichen Legasthenien, Dyskalkulien oder motorischen Störungen sind meist nichts anderes als Normvarianten von Lesen, Rechnen und motorischer Entwicklung und keine Krankheiten. Nebenbei bemerkt: Experten streiten sich schon seit Jahren, ob es überhaupt Legasthenie und Dyskalkulie als Krankheit gibt und ob beides nicht einfach Schwächen sind.

Die Mehrheit der Kinder, die »nicht stillsitzen können«, hat einen besonders ausgeprägten, aber ebenfalls normalen Bewegungsdrang. Wegtherapieren kann man die Normvarianten nicht. Was man aber dagegen tun kann: das Kind individuell fördern, die Freude am Lesen und Schreiben wecken, am Knobeln mit Zahlen, man kann den hibbeligen Kindern mehr Gelegenheit zum Austoben in den Pausen geben. Wichtiger aber als all dies ist es, dem Kind sein Recht zu lassen, so zu sein, wie es ist.

AUF DIE QUALITÄT KOMMT ES AN

Die Grenzsteine sind ein wichtiges Instrument, um die Entwicklung von Kindern zu beurteilen. Erfahrene Kinder- und Jugendärzte haben zudem meist ein gutes Gefühl dafür, wo die Grenzen des Normalen aufhören und das Kind Hilfe braucht. Bei den Vorsorgen schauen sie genau hin, wie das Kind sich bewegt, wie es Kontakt aufnimmt mit anderen Menschen und wie seine Sprachentwicklung ist. Denn auf die Qualität kommt es an. Wie sicher läuft es? Steigt es Treppen mit Zwischen- oder im Wechselschritt herunter? Kann es »Mama« nicht nur sagen, sondern weiß es auch, wer mit »Mama« gemeint ist? Kann es also auf die Mutter zeigen, wenn es nach der Mama gefragt wird? Wie reagiert es auf mich, während ich mich mit der Mutter unterhalte?

Erfahrene Kinder- und Jugendärzte achten besonders darauf, ob sich das Kind kontinuierlich entwickelt. Die inneren

Warnlampen des Arztes gehen an, wenn die Mutter berichtet, dass ihr Kind sich in den letzten Monaten oder Wochen nicht weiterentwickelt hat oder dass es Rückschritte gemacht hat. Wenn ein Kind plötzlich nicht mehr sitzt, krabbelt oder etwas anderes nicht mehr tut, was es vorher gut konnte, ist das kein gutes Zeichen. Der Kinderarzt untersucht das Kind dann sehr gründlich, um herauszufinden, woran der Stillstand oder Rückschritt liegt.

Wenn sich das Kind dagegen nur langsamer als andere Kinder, aber kontinuierlich entwickelt hat, ist das erst einmal nicht weiter schlimm. Da Kleinkinder alle paar Monate zu einer Vorsorgeuntersuchung kommen und die Untersuchungen gut dokumentiert werden, entgeht einem erfahrenen Kinderarzt so schnell nichts.

7 JUNGEN –
EINE KLASSE FÜR SICH

Till

Till ist sechs, seit ein paar Wochen geht er zur Schule. Bei der letzten Vorsorgeuntersuchung vor der Einschulung hat er mir erzählt, wie sehr er sich auf die Schule freue. Endlich dahin kommen, wo die großen Schwestern schon sind, endlich nicht mehr Kindergartenkind sein, sondern jeden Morgen mit dem Schulranzen von zu Hause aufbrechen, den besten Freund Tom im Nachbarhaus abholen und zur Schule gehen. Till ist ein aufgeweckter Junge, der kein Problem hat, auf andere Kinder oder auch auf Erwachsene zuzugehen. Mit Tom baut er Nachmittage lang kleine Hütten im Garten, er hat einen grünen Gürtel in Judo und will später einmal »Tierforscher« werden. Bei den Mahlzeiten kann er nur kurzzeitig stillsitzen. Immer will er schnell wieder nach draußen laufen und bauen.

Ich betreue Till seit seiner Geburt, helfe ihm bei kleineren Infekten, impfe ihn und führe die üblichen Vorsorgeuntersuchungen durch. Aus kinderärztlicher Sicht ist Till ein normal entwickelter Junge. Auch der Schularzt hat das so gesehen: keine Verhaltensauffälligkeiten, keine körperlichen Einschränkungen. Beim Linienziehen und Figurennachzeichnen ist Till nicht der Stärkste. Aber: Till ist schulreif.

Wenige Wochen nach dem ersten Schultag kommt Tills Mutter in die Praxis. Die Lehrerin habe ihr beim ersten Elterngespräch gesagt, dass Till deutlich auffällig sei. Er komme zwar im Unterricht gut mit, aber seine Feinmotorik sei schlecht, er halte den Stift falsch, könne weder Bögen noch Kreise malen, das Schreiben falle ihm schwer, die Buchstaben landen seitenverkehrt auf dem Papier, außerdem schreibe Till immer über den Rand und über die Linien hinaus, er verkrampfe sich insgesamt beim Schreiben. Seine Konzentration, so die Lehrerin, lasse schon ab der Mitte des Unterrichts regelmäßig nach. Er sei schnell frustriert, wolle dann gar nicht mehr mitmachen und rutsche auf seinem Stuhl hin und her. Sie empfehle daher: Abklärung, ob Till vielleicht ADHS habe. Auf jeden Fall brauche er aber Ergotherapie.

Tills Mutter ist fassungslos. ADHS? Davon hat sie nie etwas bemerkt. Genauso wenig wie die Erzieherinnen im Kindergarten. Till galt dort als lebhaft, schaffensfroh und phantasiebegabt. Von ADHS hat dort niemand geredet. Und wieso jetzt auch gleich Therapie? Till ist nicht einmal drei Monate in der Schule. Soll die Lehrerin es doch mal erst mit Unterricht versuchen! Tills Mutter hat die Hefte ihres Sohnes und ein paar Malblätter mitgebracht, damit ich mir ein Bild von Tills Mal- und Schreibfähigkeiten machen kann. Till überschreitet tatsächlich häufig die Linien, streicht durch, verbessert, schreibt übereinander. Manchmal setzt er den Radiergummi ein, dann ist auf dem Papier ein grauer Fleck. Man sieht, dass der Stift oft zu fest auf das Papier gedrückt wurde, manche Linien sind krakelig. Die Malblätter zeigen einen Bauernhof, einen Urwald, ein Haus und Tills Familie. Mit viel Farbe und Phantasie hat Till die Tiere und Menschen gemalt. Doch die Menschen haben keine Finger und ihre Gesichter sind schemenhaft einfach, die Bäume haben keine Blätter, das Hausdach ist eine rote Fläche – Tills Liebe zu Details ist nicht besonders gut ausgeprägt.

Ich bitte Tills Mutter, die Lehrerin zu fragen, ob sie mich anrufen kann. Bei diesem Gespräch am nächsten Tag erweist sich, dass die Lehrerin Till ähnlich sieht wie ich. Till sei »ein pfiffiger Junge«. Aber beim Schreiben verkrampfe er sich, manchmal wirke er ein wenig fahrig und bringe Aufgaben nicht zu Ende. Ich frage nach: Und dann gleich von ADHS sprechen und von Ergotherapie? Nein, nein, so sei das ja nicht gemeint. Sie wolle nichts empfehlen oder gar vorschreiben. Sie wolle nur nichts übersehen haben. Jetzt könne man ja noch die Weichen in die richtige Richtung stellen und helfen.

Also besser der Mutter mitteilen, dass Till vielleicht ADHS hat, als hinterher vorgeworfen zu bekommen, sie habe Tills Schwierigkeiten übersehen und damit sein Scheitern in der Schule mitverursacht.

Tills Fall ist typisch. Erzieherinnen oder Grundschullehrerinnen schicken die Eltern, diese sollen mich um eine Therapie bitten. Oft schon kurz nach der Einschulung. Man mache sich Sorgen. Der Junge sei auffällig. Er habe eine Sprachstörung, Lese-Rechtschreibstörung, Dyskalkulie, auditive Wahrnehmungsstörung, zentrale Hörstörung, sei motorisch gestört …

Am beliebtesten für Jungen ist die Diagnose Hyperaktivität: ADHS. Auch hier soll es nach dem Willen der Grundschullehrerinnen meist die Ergotherapie richten – Ritalin soll das Kind natürlich nicht gleich bekommen. Aber so wie es jetzt ist, kann es nicht bleiben. Schon gar nicht, wenn es nicht das einzige »schwierige« Kind in der Klasse ist. Ergo: Therapie! Da lernt er, sich zu konzentrieren, und wird ein bisschen geschickter.

Manche Eltern sind dann so ängstlich, etwas zu versäumen, dass sie noch vor dem Besuch in meiner Praxis mit dem empfohlenen Therapeuten feste Termine vereinbaren. Dass ich kein Rezeptautomat bin, sondern als Arzt wie schon erwähnt prüfen muss, ob überhaupt eine therapiebedürftige Störung vorliegt, erfährt die Mutter meist erst, wenn sie vor mir steht und mich auffordert: »Sie müssen mir nur noch schnell das Rezept unterschreiben.«

Jungen sind anders ...
Jungen entwickeln sich anders als Mädchen. Ergebnisse aus Hirnforschung, Evolutionsbiologie, Genforschung und Sozialpädiatrie kommen übereinstimmend zu dem Schluss, dass beide Geschlechter ihre unterschiedlichen Verhaltensweisen nicht erst im Kinderzimmer, auf dem Spielplatz und in der Krabbelgruppe erlernen, sondern zu guten Teilen mit auf die Welt bringen.

Aktiver
Jungen toben nicht erst durch die Kita, sondern sind bereits im Mutterleib aktiver als Mädchen. Ihr deutlich höherer Bewegungsdrang steigert sich in den ersten Lebensjahren ständig. Mit acht Jahren ist er am größten. In diesem Alter können die meisten Jungen kaum stillsitzen, sie müssen laufen und raufen. Erst danach werden sie allmählich ruhiger.

Furchtloser

Mit sechs Monaten gehen Jungen furchtloser und neugieriger auf Unbekanntes zu als Mädchen. Im Kindergartenalter sind ihre Risikobereitschaft und ihr Imponierverhalten deutlich stärker ausgeprägt als bei Mädchen. Sie messen sich in Rangordnungskämpfen und können dabei meist auch ganz gut einstecken. Jedenfalls im statistischen Durchschnitt.

Langsamer

Im Schnitt liegen Jungen in ihrer geistigen Entwicklung schon ab zwei Jahren um ein Vierteljahr hinter den Mädchen zurück. Vor allem entwickelt sich ihre Sprache langsamer. Mädchen bilden ihre ersten Zweiwortsätze im Durchschnitt mit 20 Monaten, Jungen drei Monate später. Auch körperlich entwickeln sich Mädchen schneller. Sie kommen im Schnitt eineinhalb Jahre früher in die Pubertät.

Jungen spielen anders

Auch beim Spielen haben Jungen andere Vorlieben als Mädchen. Mädchen umsorgen gerne Puppen oder Stofftiere. Jungen interessieren sich für mechanisches Spielzeug. Ein Klischee sicherlich, aber es trifft oft zu. Im Wartezimmer meiner Praxis steht ein kleiner Laufwagen mit Ladefläche, vier Rädern und einem Griff, mit dem die Kinder das Wägelchen schieben und sich zugleich festhalten können. Mädchen legen ihre Puppen und Stofftiere in den kleinen Wagen und schieben damit durch das Wartezimmer. Jungen schnappen sich das Gefährt und probieren aus, wie schnell sie damit um die Kurve rennen können, ob das Wägelchen hält, wenn sie es gegen die Wand oder ein Tischbein krachen lassen (es hält!).

... Mädchen aber auch

Wahrscheinlich ist dieses frühe Verhalten der Kinder eine Vorbereitung auf ihr Erwachsenendasein und damit ein evolutionärer Überlebensvorteil. Mädchen sind sozialer und kommunikativer als Jungen, sie üben im Spiel ihre Mutterrolle. Jungen lernen, wie man die Umwelt so verändert, dass ein Überleben in ihr möglich ist. Und sie klären durch Rangkämpfe ihre Position.

Jahrhundertelang haben die Erwachsenen das unterschiedliche Verhalten von Jungen und Mädchen als naturgegeben akzeptiert, gefördert – und damit verstärkt. Heute wissen wir, dass Geschlecht nicht nur angeboren ist, sondern auch eine soziale Konstruktion ist, also eine Sache von Vorbildern und Erziehung. In angelsächsischen Ländern und inzwischen auch in Deutschland unterscheidet man daher zwischen Sex für das biologische Geschlecht, und Gender für das soziale Geschlecht. Wie Sex und Gender sich zueinander verhalten, darüber streiten sich die Experten seit Jahren erbittert. Fest steht nur: Es gibt weder ein Auto- noch ein Puppen-Gen, dass das Verhalten von Jungen oder Mädchen regelt. Andererseits sind aber auch die Möglichkeiten begrenzt, Jungen dazu zu bringen, brav zu basteln oder im Stuhlkreis zu singen, oder Mädchen für Metallbearbeitung im Werkunterricht zu begeistern.

SCHULE IST NICHTS FÜR JUNGEN

Neuerdings gelten Jungen als das schwache Geschlecht. In der Schule werden sie von den gleichaltrigen Mädchen abgehängt. Das zeigen Bildungsstudien wie PISA, TIMMS und IGLU.

Jungen lesen schlechter, erhalten weniger häufig Gymnasial-empfehlungen, landen häufiger auf Förder- und Sekundar-schulen und gehen deutlich öfter ohne Abschluss von der Schule ab. Überdurchschnittliche Leistungen zeigen sie nur beim Schuleschwänzen und Hausaufgaben-Verbummeln. Nach dem katholischen Arbeitermädchen vom Lande, das bis in die 1970er Jahre als typische Bildungsverliererin galt, sind nun Jungen die neuen Bildungsverlierer.

Nicht nur ihre Leistungen, ebenfalls ihr Verhalten gibt Experten Anlass zur Sorge. Das belegt unter anderen auch eine Studie der Universität Bamberg aus dem Jahr 2003, bei der 1308 Grundschullehrkräfte zu Verhaltensauffälligkeiten von insgesamt 27000 Grundschulkindern befragt wurden. Um zu ermitteln, wie sich Jungen und Mädchen im Verhalten unterscheiden, ließen die Wissenschaftler die Grundschullehrkräfte die Kinder nach der »Bamberger Liste von Verhaltensauffälligkeiten« bewerten. Auf der Bamberger Liste finden sich alle möglichen negativen Verhaltensauffälligkeiten von A wie Aggressivität bis W wie Wutausbrüche. Wie zu erwarten war, stuften die Lehrkräfte Jungen im Vergleich zu Mädchen in fast allen der 21 Punkte deutlich häufiger als »stark auffäl-lig« ein.

Als Ursache für das schlechte Abschneiden der Jungen vermuten die meisten Experten die Feminisierung der Schule. Überhaupt die Feminisierung der gesamten Umwelt der Jungen. Viele wachsen bei alleinerziehenden Müttern auf. Auch in der klassischen Vater-Mutter-Kind-Familie ist der Mann oft nur das Wesen, das den größten Teil des Tages abwesend ist, abends hundemüde von der Arbeit kommt und es gerade noch aufs Sofa schafft zum Fußballgucken – trotz aller Anstrengungen, die Vaterrolle für sich neu zu erfinden und sich an der Betreuung und Erziehung der Kinder zu beteiligen.

In Kitas arbeiten seit jeher überwiegend Frauen und in der Grundschule unterrichten ebenfalls meist Lehrerinnen. Das war nicht immer so. Noch 1984 waren 43,3 Prozent der Grundschullehrer männlich. 2002 hatte sich das Geschlechterverhältnis an den Grundschulen schon sehr geändert: 161 000 Frauen versus 27 000 Männer. Der Bildungsbericht 2012 verzeichnet 172 000 weibliche Lehrkräfte und nur noch 26 000 männliche. Bis sie in die weiterführende Schule kommen, erleben Jungen Männer also eher selten.

Ob es aber wirklich nur an den Frauen liegt, dass Jungen verhaltensauffällig werden, dass sie schlechtere Leistungen bringen und dass diese Leistungen zusätzlich auch noch schlechter bewertet werden als die der Mädchen, darüber ist sich die Wissenschaft mangels aussagekräftiger Studien längst noch nicht einig. Es wäre jedenfalls die einfachste Erklärung. Erzieherinnen und Grundschullehrerinnen haben eben wenig Verständnis für die wilden Kerle, und als Rollenvorbilder taugen sie auch nur bedingt. Jungen, die nicht brav im Stuhlkreis sitzen, erzählen und andere ausreden lassen, die, statt penibel Figuren auszuschneiden, lieber hobeln, hämmern und matschen, haben bei ihnen schlechte Karten. In den USA spricht man schon seit langem von »The War Against Boys«, vom Krieg gegen die Jungen. Das gleichnamige Buch der Philosophin Christina Hoff Sommers schoss nach seinem Erscheinen im Jahr 2000 sogleich in die Bestsellerlisten.

Die Forschungen der letzten Jahre deuten darauf hin, dass die Dinge vielleicht doch etwas komplizierter liegen. Studien zeigen, dass weder Jungen noch Mädchen bei der Kompetenzentwicklung oder bei den Noten in Mathematik, Deutsch oder Sachkunde von einem Lehrer gleichen Geschlechts profitieren. Jungen lernen also nicht weniger von Lehrerinnen als von Lehrern.

Die im Vergleich zu den Noten der Mädchen schlechten Noten der Jungen haben nach Ansicht von Bildungsforschern viel damit zu tun, dass Jungen im Schnitt in der Schule weniger diszipliniert, fleißig und motiviert sind. Mädchen verbringen mehr Zeit mit Hausaufgaben, arbeiten sogar oft mehr, als verlangt wird, und sind besser auf den Unterricht vorbereitet. Die Lehrkräfte belohnen so viel Fleiß und Anpassungsbereitschaft mit guten Noten.

Die geringere Lernbereitschaft der Jungen quittieren sie dagegen oft mit schlechten Noten bzw. Beurteilungen. Und wenn sich manche Grundschullehrerin gar nicht mehr zu helfen weiß, wird der Junge eben aussortiert: »Der braucht dringend eine Therapie!« ADHS und – seltener – auditive Verarbeitungs- und Wahrnehmungsstörung lauten die beliebtesten »Diagnosen«.

WIE ELTERN, KITA UND SCHULE HELFEN KÖNNTEN

Die Diagnose ADHS ist eine Frage von viel oder wenig, und nicht jedes Kind, das aufgrund von Überforderung in der Kita oder der Schule, wegen familiärer Konflikte oder mangels Bewegung zappelig ist, braucht Therapien und Medikamente. Kinder, die wie Till ein wenig fahrig, nachlässig oder unbeholfen beim Schreiben sind, brauchen sichere liebevolle Bindungen und klare Strukturen, in denen sie sich geborgen fühlen und lernen können, ihre Aufmerksamkeit besser zu fokussieren, sich auf Aufgaben zu konzentrieren und Handlungen vom Anfang bis zum Ende »durchzuziehen«. Ein ruhiger Alltag schafft dafür die Voraussetzungen.

In der Kita und in der Schule brauchen diese Kinder Erzieherinnen und Lehrerinnen, die sie zum Üben ermuntern, ihren besonderen Interessen und Bedürfnissen, vor allem ihrem größeren Bewegungsdrang gerecht werden. Dies würde höchstwahrscheinlich dazu führen, dass viel weniger Jungen und auch Mädchen als heute die ADHS-Diagnose bekommen.

Inzwischen ist den meisten Lehrerinnen auch bewusst, dass Jungen es in der Schule schwer haben. Aber es fehlt an spezifischen Förderprogrammen, die das Lernverhalten der Jungen berücksichtigen, ihren Bewegungsdrang, ihre Lust am Kräftemessen, ihren Drang, Dinge zu erforschen und dabei auch Risiken einzugehen, ihre spezifischen Verhaltens- und Kommunikationsmuster.

Immerhin gibt es auch ein paar gute Nachrichten. Die Bildungsstudien sagen: Auch wenn Jungen weniger sorgfältig und fleißig arbeiten, sie interessieren sich für das Richtige. Nämlich für die MINT-Fächer: Mathe, Ingenieurswissenschaften, Naturwissenschaften und Technik. Mädchen sind in mathematisch-naturwissenschaftlichen Fächern zwar fast so gut wie Jungen, aber sie studieren sie seltener. Und: Jungen haben mehr Selbstvertrauen. »Die größte Stärke von Jungen neben ihren mathematischen Fähigkeiten ist ihr Vertrauen darin, Aufgaben bewältigen zu können, selbst dann, wenn sie ihnen Schwierigkeiten bereiten«, heißt es in der Pisa-Gender-Studie 2009.

So kommt es, dass zumindest diejenigen Jungen, die es durch die Schule und durch ein Studium schaffen, danach oft die Chefs der braven Mädchen sind.

8 TESTS

Vor der Therapie steht meist ein Test zur Beurteilung des Entwicklungsstandes. Tests kennen wir alle aus der Schule. Die Lehrer überprüfen damit die Lernfortschritte der Schüler. Sie lassen sie Rechenaufgaben schreiben oder Vokabeln ins Englische übersetzen. Die Testergebnisse zeigen dann, wer im Unterricht aufgepasst und wer geschlafen hat, wer etwas von dem Lernstoff begriffen hat und wer nicht. Für den Lehrer eine wichtige Information, um hinterher Noten zu erteilen.

So ähnlich wie die Tests in der Schule laufen alle Tests ab. Am Anfang steht eine Frage, zum Beispiel: »Wie intelligent ist das Kind?« oder »Wie weit ist seine Sprache entwickelt?«. Dann werden Aufgaben entwickelt. Sie müssen so beschaffen sein, dass die Testperson sie in jeder Umgebung, bei jedem Tester verstehen und lösen kann. Außerdem muss der Test messgenau sein, bei gleichen Testleistungen muss am Ende auch immer das gleiche Ergebnis herauskommen. Und natürlich muss er messen, was er messen soll, nicht nur einige Teilaspekte oder sogar nebensächliche Kriterien. Objektivität, Reliabilität und Validität nennen sich diese Hauptmerkmale, nach denen sich die Güte eines Tests bewerten lässt. Anders als die einfachen Tests in der Schule, mit denen die Lehrer Vokabelkenntnisse abfragen, sollten Entwicklungstests, bevor sie auf den Markt kommen, an einer möglichst großen und breit gestreuten Kontrollgruppe von Kindern normiert werden. Dabei wird geschaut, wie die einzelnen Aufgaben von unterschiedlichen Kindern gelöst werden. Der Vergleich mit der sogenannten Normierungsstichprobe soll helfen, die individuellen Testergebnisse einzuordnen. So weit die Theorie.

WER TESTET DIE TESTS?

Die Praxis sieht anders aus. Ein Blick darauf genügt, um die Tests zu entzaubern. Tests werden von ihren Entwicklern nach Kriterien entwickelt, die diese selbst festlegen können. Einheitliche wissenschaftliche Übereinkünfte für die Entwicklung von Tests und ihre Interpretation gibt es nicht. Manche Testentwickler orientieren sich bei der Aufgabenstellung an ihrem eigenen Erfahrungsschatz, andere orientieren sich an der wissenschaftlichen Literatur.

In der Praxis ist es auch viel zu teuer, in einer Normierungsstichprobe Kinder aus allen Gegenden in Deutschland und aus allen sozialen Milieus zusammenzufassen, sie zusätzlich noch einmal nach Geschlecht und Altersgruppen, nach ihrem Wohnort in der Großstadt, in der Kleinstadt oder auf dem Land, nach ihrer Herkunft aus Deutschland oder aus einem anderen Land zu unterscheiden. Also begnügt man sich meist mit relativ wenigen Kindern aus einer Gegend, manchmal sogar nur aus einem einzigen Kindergarten.

Bei den meisten Tests werden nur 100 bis 300 Kinder und nur bei ganz wenigen Tests 1000 und mehr Kinder als repräsentative Vergleichsgruppe für die Gesamtgesellschaft ausgewählt.

Aber selbst 1000 Kinder sind kaum repräsentativ; denn sie zerfallen bei näherem Hinsehen in zahlreiche kleine Einzelgruppen: in Jungen und Mädchen, in verschiedene Altersjahrgänge und in verschiedene soziale Milieus. Am Ende bleiben dann in jeder Untergruppe vielleicht noch fünf bis zwanzig Kinder. Diese Kinder sollen dann repräsentativ für eine Million Kinder stehen.

Damit stimmt schon mal der Vergleichsmaßstab nicht mehr. Ein Kind, das in Bremen in eine Kita in einem sozialen Brennpunkt geht und dort wegen leichter Entwicklungsverzögerungen aufgefallen ist, kann in einem Test, der an kleinen Bayern aus überwiegend gutsituierten Kleinstadtwohnvierteln validiert wurde, zum Erschrecken seiner Eltern äußerst schlecht abschneiden.

Manche Tests, die derzeit auf dem Markt sind, wurden im Ausland, zum Beispiel in den USA, entwickelt, dort auch an Kindern normiert und einfach ins Deutsche übersetzt. Die Lebenswelten von Kindern und damit auch ihre Entwicklung unterscheiden sich aber von Land zu Land, eine solche Normierung ist daher äußerst zweifelhaft.

Entwicklungstests sind eben wie Labortests Produkte, die verkauft werden und Geld einspielen sollen. Das wird häufig vergessen. Viele Ärzte glauben fest an die Objektivität und an die prophetischen Gaben von Tests und übersehen ihre größten Fehler und Nachteile.

Zu alt

Einige der häufig benutzten Sprachentwicklungstests sind in Teilen 20 Jahre oder sogar noch älter. In diesen Jahrzehnten haben sich die Lebenswelt der Kinder und damit auch die Kinder selbst verändert. Kinder haben einen anderen Sprachstand als früher, sie lernen die einzelnen Laute und Worte wie ihre Eltern, Großeltern und Urgroßeltern, aber ihre Fähigkeit, die Welt mit Sprache zu beschreiben, hat zum Teil abgenommen. Die Essener Erziehungswissenschaftlerin und Sprachtherapeutin Cornelia Tigges-Zuzok therapiert seit über 20 Jahren sprachauffällige Kinder. Sie hat beobachtet, dass vor allem der Wortschatz der Kinder mit intensivem Medienkonsum in dieser Zeit abgenommen hat. Sie ersetzen die Verben durch »tun« und »machen« und durch Gesten. Sie bilden einfachere Sätze als früher. »Ich mag meine Puppe, weil sie so schön ist.« »Ich bleibe hier, solange ich Lust habe.« Solche einfachen Konstruktionen können viele Kinder nicht mehr bilden.

Die Sprachtests messen ihr Sprachvermögen aber nach den veralteten Kriterien und auch Normbereichen. Die Ergebnisse solcher Tests sind daher häufig »falsch positiv«. Und positiv in der Medizin bedeutet immer, dass sich da eine schlimme Befürchtung bewahrheitet hat.

Grobes Raster

Nicht alle Tests liefern auch Normbereiche für alle Altersgruppen, für die der Test entwickelt wurde. Im Kleinkindalter sind Normierungskurven im Abstand von drei Monaten erforderlich, denn in diesem Alter entwickeln sich Kinder besonders schnell. Es ist ein großer Unterschied, ob das Kind die Leistungskriterien mit 13 Monaten oder mit 23 Monaten erfüllt. Manche Tests liefern aber nur Normierungskurven im Abstand eines ganzen Jahres. Und obwohl wir längst ein Einwanderungsland sind, gibt es keine speziellen Tests für Kinder aus anderen Kulturkreisen oder für Kinder, die Deutsch als zweite Sprache sprechen.

Tunnelblick

Tests erfassen selten die Allgemeinentwicklung eines Kindes, sie fokussieren immer auf bestimmte Entwicklungsaspekte und blenden damit einen wesentlichen Teil der Realität aus. Entwicklung muss aber immer im Zusammenhang mit der Allgemeinentwicklung des Kindes gesehen werden. So gibt es so gut wie keinen der sogenannten standardisierten Sprachtests, der die Gesamtentwicklung des Kindes berücksichtigt. Damit haben sie dann auch wenig Aussagekraft für die weitere Sprachentwicklung.

Kein Test für die Tests

Außerdem fehlt es an vergleichenden Tests für die Tests. Während so gut wie jedes Produkt und jede Dienstleistung heute getestet und bewertet wird, existiert für Entwicklungstests keine Stiftung Warentest oder eine ähnliche Organisation, die den Käufern Aufschluss über das Produkt Test geben könnte. So verwenden die Kinderärzte und auch die Therapeuten Tests, von denen sie glauben, dass sie geeignet sind. Und natürlich schauen sie dabei auch darauf, dass der Test selbst nicht zu viel kostet und nicht allzu zeitaufwendig ist.

Justin

Justin, sechs Jahre alt, kann schlecht stillsitzen und tut sich mit Schere, Reißverschluss und Stiften sehr schwer. Er fällt im Kindergarten durch körperliche Ungeschicklichkeit auf und gerät zudem besonders häufig mit anderen Kindern in Streit. Der Hausarzt der Familie, den die Mutter wegen Justins Problemen aufsucht, verordnet Ergotherapie, um Justin zu fördern.

Erschaffen wurde Justin 2009 von Cornelia Flaschel von der Fachhochschule Magdeburg-Stendal. Die Studentin brauchte ihn für eine Online-Befragung unter Ergotherapeuten im Rahmen ihrer Masterarbeit. Sie wollte herausfinden, wie Ergotherapeuten arbeiten. Sie erschuf ihn mit allen Merkmalen eines typischen Patienten: Jährlich kommen allein knapp 120 000 AOK-versicherte Kinder in die ergotherapeutischen Praxen, weil sie Unterstützung bei ihrer Entwicklung brauchen. Darunter sind natürlich auch Kinder, die mit schweren Behinderungen zu kämpfen haben, aber die meisten Kinder sind lediglich hibbelig, ungeschickt und männlich wie Justin.

Justins ebenfalls erfundener Hausarzt gibt auf dem Verordnungsblatt für den Ergotherapeuten die Leitsymptomatik »ZNS-Erkrankung und/oder Entwicklungsstörung vor Vollendung des 18. Lebensjahres« an. Bei 86 Prozent der Kinder bis 14 Jahre, die Ergotherapie bekommen, steht diese Indikation auf dem Verordnungsblatt. Unter dem Oberbegriff fasst der Heilmittelkatalog jedoch ganz unterschiedliche Störungen zusammen. Deshalb untersuchen Ergotherapeuten genau, welche Störung das Kind hat, um anschließend die passende Behandlung planen und anwenden zu können sowie abschließend auch den Erfolg zu überprüfen.

Justins Fall wird an 1392 Ergotherapeuten mit der Frage geschickt, wie sie Befunde erheben, welche Therapie sie vorschla-

gen und wie sie den Erfolg der Therapie messen. 580 Ergotherapeuten aus ganz Deutschland füllen den Bogen aus – und über-
raschen selbst Experten. Denn jeder Therapeut geht anders vor,
um Justins Störung genau zu diagnostizieren. Die einen beobachten Justin dabei, wie er frei spielt, die anderen geben ihm Aufgaben und beobachten ihn dabei, viele tun beides, fast alle setzen
standardisierte Tests ein.

Standardisiert bedeutet nicht, dass alle Therapeuten den gleichen
Test benutzen. Insgesamt elf unterschiedliche Tests wenden die
Ergotherapeuten an, um das Ausmaß von Justins Problemen zu
ermitteln: Tests zur Überprüfung der visuellen Wahrnehmung
und Tests zur Überprüfung der motorischen Entwicklung.

Elf unterschiedliche Tests, das bedeutet elf mögliche unterschiedliche Ergebnisse für ein Kind. Da die Ergotherapeuten meist
mehrere dieser Tests kombinieren, vervielfachen sich auch die
Ergebnisse. Die Testergebnisse wiederum beeinflussen die Wahl
der Therapiemethode und der -ziele.

Das Beispiel Justin zeigt: Es hängt zum großen Teil vom Tester
ab, welche Tests ein Kind macht und welche Therapiemetho-
den und -ziele anschließend festgelegt werden.

Wie wir gesehen haben, messen Tests auch nicht unbedingt,
was sie zu messen vorgeben. Und sie messen immer nur einen
kleinen Bereich, nie das ganze Kind.

Die meisten Menschen haben dennoch einen höllischen
Respekt vor Tests. Sie denken, dass Tests immer genau das
messen, was sie zu messen versprechen. Und zwar ganz objektiv. Viele Eltern halten Tests für eine Art Röntgenapparat,
der ihnen unbestechlich zutreffende Informationen über ihr
Kind gibt und ihnen zeigt, wo es Mängel und Schwächen hat.

Sie haben sich daran gewöhnt, dass ihr Kind von Anfang an getestet wird.

IS MY BABY ALL RIGHT?

Der erste Test, den fast jedes Kind mitmacht, ist der Schwangerschaftstest, ein Labortest. Mit ihm wird zum ersten Mal sicher festgestellt, dass das Kind unterwegs ist. Bis zum nächsten Test darf das Kind dann erst einmal in Ruhe bis zur Geburt wachsen, jedenfalls solange die Voruntersuchungen zeigen, dass es sich gesund entwickelt. Dieser nächste Test ist der Apgar-Test. Mit dem Apgar-Test wird gleich nach der Geburt in kleinen Zeitabständen geprüft, ob das Neugeborene lebensfähig ist, ob Atmung und Kreislauf funktionieren, Hautfarbe und Muskeltonus normal sind und die Reflexe ausgelöst werden können. Der 1953 entwickelte Apgar-Test beantwortet die Grundfrage, die alle Tests stellen und die die Apgar-Test-Erfinderin, die amerikanische Anästhesistin Virginia Apgar, zum Titel ihres Bestsellers machte: »Is my baby all right?« (Ist mein Baby in Ordnung?). Der Untertitel des Buches schlug einen deutlich negativeren Ton an: »A guide to birth defects.«

Der Apgar-Test kommt mehr und mehr aus der Mode, weil Gynäkologen die Apgar-Werte häufig schönten, um nicht wegen Behandlungsfehlern angeklagt zu werden. Auch der Lagereaktions-Test, mit denen Ärzte und Physiotherapeuten frühzeitig feststellen wollten, ob das Kind eine Cerebralparese, also eine Bewegungsstörung aufgrund einer Hirnschädigung, entwickeln würde, wird inzwischen nur noch selten angewendet. Bei viel zu vielen gesunden Säuglingen hatte dieser Test eine drohende Behinderung vorhergesagt – die zum Glück dann meist nicht eintrat.

Mit anderen Tests prüfen die Ärzte nun, ob das Kind gleich nach der Geburt »in Ordnung« ist. Sie sind nur der Anfang. Mit Tests gehen die Erwachsenen, Eltern, Erzieherinnen, Lehrerinnen sowie Kinder- und Jugendärzte in den nächsten Jahren auf die Jagd nach den Schwächen und Defekten des Kindes. Denn Tests versprechen unverrückbare, wissenschaftlich geprüfte Sicherheit. Je mehr Tests, desto mehr Sicherheit, desto weniger Ratlosigkeit, was mit dem Kind zu tun ist, das »irgendwie auffällig« zu sein scheint.

SPRACHTEST ODER STRESSTEST

Kitas machen inzwischen jede Menge Tests. Ob sie hilfreich sind, stellt sich oft erst nach vielen Jahren heraus. Manchen Tests wird es wahrscheinlich so ergehen wie dem berühmt-berüchtigten Delfintest, mit dem seit 2007 die Sprachfähigkeit der Vorschulkinder in Nordrhein-Westfalen getestet werden sollte. Nach viel Kritik von Wissenschaftlern ist er 2013 beerdigt worden. Die Wissenschaftler hatten immer wieder bemängelt, dass es nicht einmal klar sei, ob der Test überhaupt die sprachlichen Fähigkeiten der Kinder misst und nicht vielmehr die soziale Kompetenz. Jahrelang mussten alle vierjährigen Kitakinder in Nordrhein-Westfalen trotz der Experteneinwände den Test über sich ergehen lassen. Bei dem Delfintest kamen die Grundschullehrer der umliegenden Schulen in die Kitas und testeten die Vierjährigen. Einige Kinder hatten kein Problem mit den Fremden und plauderten locker drauflos. Andere waren schüchtern oder rebellisch, wollten den Mund nicht aufmachen und sahen keinen Sinn in den »blöden Fragen«. Manchmal durfte ein besonders ängstliches Kind den Test auf dem Schoß der Erzieherin machen. Aber wenn die Erzieherin dem Kind zur Beruhigung über den Rücken strich, gab das einen strengen Verweis. Sobald die Tester verschwunden waren, sprachen die meisten Kinder wieder ganz normal und munter mit ihren Freunden und den Erzieherinnen.

Sechs Jahre lang wurden die Kindergartenkinder in Nordrhein-Westfalen mit dem Delfintest in gute und schlechte Sprecher eingeteilt. Die etwas weniger schlechten Sprecher bekamen dann meist in den Kitas von externen Therapeuten Sprachförderung. Viele der vermeintlich schlechten, in Wirklichkeit oft nur schüchternen oder unwilligen Sprecher wurden nach dem Test mit einer Therapieempfehlung nach Hause geschickt. »Lassen Sie sich von Ihrem Kinderarzt eine Logopädieverordnung geben, sonst kommt Ihr Kind in der Schule nicht mit«, hieß es dann. Ich sollte dann den Kindern, die häufig gut sprachen, aber schüchtern, »bockig«, manchmal auch einfach nur am Testtag übermüdet waren, Logopädie verordnen.

Der Delfintest ist also in NRW abgeschafft, in den anderen Bundesländern wird aber munter weiter getestet. Die Mercator Stiftung in Köln hat im November 2013 eine Studie zu vorschulischen Sprachtests veröffentlicht. Von den 21 bundesweit eingesetzten Verfahren fallen die meisten durch. Derzeit ist der Bund dabei, die gesamte Sprachstandsdiagnostik zu überprüfen. Ergebnisse allerdings gibt es nicht vor 2018.

Bis dahin sollen in Nordrhein-Westfalen die Erzieherinnen in den Kindergärten über die Sprachkompetenz ihrer Schützlinge wachen. Dazu sollen sie standardisierte Beobachtungsbögen ausfüllen. Nicht einmalig, sondern zu verschiedenen Zeitpunkten.

Nicht nur die Kitas testen. Auf eigene Faust lassen Eltern ihre Kinder in privaten Instituten testen, wenn sie sich Hoffnung machen, dass ihr Kind hochbegabt ist oder doch wenigstens so klug, dass es ein Jahr früher eingeschult werden kann.

Und spätestens seit Pisa und Co. sind auch Schulen geradezu besessen von Tests. Alles wird getestet: die Schule selbst, Lehrer, die Verwaltung und natürlich die Schüler.

»ZU HAUSE KANNST DU DAS DOCH IMMER!«

Die meisten Tests, die Kinder- und Jugendärzte oder Sozialpädiatrische Zentren durchführen, bestehen aus Fragen an die Eltern, aus Beobachtungen des Untersuchers und vor allem aus Aufgaben für das Kind. Doch schon hier lauern wie bei dem Delfintest Fallen. Ein Test ist eine einzige, relativ kurze Momentaufnahme des Kindes oder einiger seiner Kompetenzen, in die viele Unwägbarkeiten hineinspielen. Zum Beispiel die Tageszeit. Die meisten Kinder können sich morgens besser konzentrieren als nachmittags. Vielleicht ist das Kind aber auch am Testtag schon morgens müde und zerstreut, weil es abends nicht früh genug eingeschlafen ist. Was zu Hause oft mühelos beherrscht wird, will das Kind vielleicht in der Praxis nicht zeigen, weil es schlecht gelaunt ist. Vielleicht hatte es sich auf das Spielen mit Freunden gefreut und soll anstatt dessen jetzt einen »doofen« Test machen. Vielleicht hat es auch nicht alle Aufgaben verstanden, weil Deutsch nicht seine Muttersprache ist. Ist das Kind aber unwillig oder versteht es schon die ersten Aufgaben nicht, erlischt auch seine Motivation. Kinder können sich anders als Erwachsene nicht damit motivieren, dass sie bei dem Test unbedingt gut abschneiden wollen. Vielleicht ist das Kind nur schüchtern und mag ohne den Rückhalt der Mutter nicht mitmachen. Vielleicht hat das Kind aber auch vor dem Test mit seinen Eltern zu Hause mögliche Aufgaben geübt.

Alle diese Hintergründe werden bei dem Test nicht berücksichtigt, obwohl sie das Ergebnis entscheidend beeinflussen. Auch die Anwesenheit der Mutter kann das Testergebnis beeinflussen. Einige feuern ihr Kind bei jeder Aufgabe an: »Komm, du schaffst das!«, »Zuhause machst du das doch auch!«, »Jetzt gib dir mal ein bisschen Mühe!« Andere, hauptsächlich aus anderen Kulturkreisen stammende Mütter, sitzen voller Unbehagen neben ihrem Kind.

TESTER SIND AUCH NUR MENSCHEN

Und natürlich spielt auch der Tester eine Rolle für das Testergebnis. In Sozialpädiatrischen Zentren wird großer Wert darauf gelegt, dass die Tester – meist sind es Psychologen – jahrelange Testerfahrung haben. Wie Piloten, die auf bestimmte Flugzeugtypen trainiert werden, werden die Tester noch einmal für bestimmte Tests speziell fortgebildet und führen sie dann immer wieder durch. Das verschafft Routine. In der Arztpraxis ist das nicht immer der Fall. Wenige Ärzte und

Praxismitarbeiterinnen oder auch Therapeuten sind erfahrene Tester, die einen Test auf die immer gleiche Weise durchführen können, so dass er objektive und verlässliche Ergebnisse bringt.

Da gibt es die Tester, die das »arme Kind« sehen, wie es sich bemüht, aber einfach nicht zurechtkommt mit den Testaufgaben. »Meinst du damit …?«, fragen sie, das Kind nickt eifrig, und der freundliche Tester hakt die Frage als beantwortet ab. Beim Puzzle hilft er ebenfalls nach, und den schiefen Turm aus Bauklötzen, der kaum eine Minute stabil steht, wertet er als erfolgreich aufgebaut. Und dann gibt es die strengen Tester. Sie lassen keine Testleistung gelten, die nicht hundertprozentig perfekt ist. Eine große Rolle spielen auch die Vorurteile, die Tester oft unbewusst mitbringen, die aber das Testergebnis erheblich verfälschen können. Da kommt das übergewichtige Kind zum Sprachtest. Der Tester schließt vom Übergewicht auf sozial schwierige Verhältnisse und von dort auf eine Sprachentwicklungsstörung. Übergewicht und Sprachentwicklungsstörungen haben nicht unbedingt etwas miteinander zu tun, aber in der Testsituation übertragen sich die negativen Erwartungen des Testers auf die Testleistungen des Kindes, es leistet in dem Test viel weniger, als es eigentlich könnte. Das wenige beurteilt der Testleiter dazu noch besonders streng, denn er »weiß« ja, dass das Kind eine Sprachstörung hat aufgrund der schlechten häuslichen Verhältnisse.

Natürlich gibt es auch positive Testverzerrungen. Da kommt das gut gekleidete normalgewichtige Kind. Im Entwicklungstest bewältigt es einige Aufgaben glanzvoll, andere schafft es nur mit Mühe und Not. Aber der Tester sieht nur das »nette« Kind und die gut gelösten Aufgaben. Beides zusammen überstrahlt die insgesamt schlechten Testleistungen.

FEHLERQUELLE AUSWERTUNG

Nach dem Test wird ausgewertet: die nächste Fehlerquelle. Denn die beiden spannendsten Fragen der Tests beantworten die Entwickler häufig nur unzureichend: Wie sollen die einzelnen Testbereiche für das Gesamtergebnis gewichtet werden? Was zählt mehr: Feinmotorik, Grobmotorik, soziales Verhalten, Sprachentwicklung? Und was ist noch normal und was ist schon auffällig?

Ist das Kind noch normal oder schon gestört, wenn es laut Testergebnis im Bereich Motorik oder Sprache zu den zehn Prozent schlechtesten seines Jahrgangs gehört? Oder bedeutet ein solches Ergebnis nur, dass das Kind einfach (noch) nicht sehr gut krabbeln oder sprechen kann?

Tests beantworten solche Fragen nicht. Erst recht geben sie keine Therapieempfehlung oder gar Prognose, wie sich das Kind in Zukunft entwickeln wird. Sie sagen nur, wo sich das Kind im Vergleich mit anderen Kindern zum Testzeitpunkt in seiner Entwicklung befindet.

Grafiken, die Testergebnisse von großen Stichproben wiedergeben, sehen aus wie Glocken. Dort, wo die Glocke am höchsten ist, liegt der mittlere Normbereich. Die Kinder, die mit ihren Ergebnissen am Rand der Glocke liegen, sind schlechter oder besser als der mittlere Durchschnitt. Das heißt nicht, dass diese Kinder nicht normal wären, denn kindliche Entwicklung findet in einer enormen Variationsbreite statt. Viele Tests legen aber nahe, dass die zehn Prozent der schlechtesten Kinder therapiebedürftig sind. Die meisten Wissenschaftler gehen dagegen davon aus, dass es in jedem Jahrgang nur etwa zwei, drei Prozent Kinder gibt, die mit Sicherheit eine so schwere Entwicklungsstörung haben, dass sie in den allermeisten Fällen eine Therapie benötigen. Sie empfehlen, dass man, um kein Kind zurückzulassen, die fünf bis sieben Prozent schlechtesten Testabschneider nach sechs Monaten noch einmal testet und weiter untersucht, um herauszufinden, wer von ihnen eine Therapie braucht, wer vielleicht nur eine heilpädagogische oder andere Förderung braucht und wer aus eigener Kraft seine Entwicklungsdefizite aufholt. So bekommen »nur« etwas mehr als doppelt so viele Kinder Therapie, wie eigentlich erforderlich wäre. Bei der Zehn-Prozent-Grenze bekommen dagegen viermal so viele Kinder Therapie wie erforderlich.

TESTS HABEN NEBENWIRKUNGEN

Obwohl also Tests ungenau sein können, obwohl sie manchmal etwas völlig anderes messen, als sie vorgeben, obwohl das Ergebnis oft von der Tagesform des Kindes abhängt, davon, wer den Test macht und wie die Ergebnisse interpretiert werden, gelten Tests als zuverlässig und sicher.

Mit dem Blick auf die Ergebnisse glaubt man, die vorhandenen oder nicht vorhandenen Fähigkeiten des Kindes und die zugrundeliegenden Defekte zu erkennen. Fortan starren Eltern, Erzieher, Grundschullehrerinnen sowie Kinder- und Jugendärzte gebannt auf das Testergebnis und blenden alles andere aus, was nicht getestet wurde. Kreativität, Spontaneität, Mut, Lebensfreude, Musikalität, die Fähigkeit, mit anderen Menschen zu fühlen und zu kommunizieren – all diese Eigenschaften und Fähigkeiten treten hinter die Testergebnisse

zurück und zählen nicht mehr. Was nicht durch den Test gemessen wurde, gilt nicht.

Für viele Eltern zählt ab jetzt nur noch, ob sich ihr Kind in
dem, was der Test abgefragt hat, verbessern kann.

Nicht, dass jeder Test unsinnig wäre. Wie hoch die Anzahl
der Jugendlichen in Deutschland war, denen elementare Lese-
und Rechenfähigkeiten fehlten, hat erst die Pisa-Studie auf-
gedeckt. Aber das Testsystem hat sich längst verselbständigt.
Je mehr Tests, desto aktiver kommen sich die ratlosen Eltern,
Erzieherinnen, Grundschullehrerinnen, Kinder- und Jugendärztinnen und -ärzte sowie die Therapeuten vor. Mit Tests
kann man endlich wie unter einem Mikroskop jeden kleinen
Defekt des Kindes sehen, glauben sie. Tests helfen, rechtzeitig
das Schlimmste abzuwenden, indem man winzigste Auffälligkeiten rechtzeitig entdeckt und »wegtherapieren« kann, damit sich daraus nicht am Ende noch eine riesengroße Störung
entwickelt.

Erfahrene Kinderärzte lesen die isolierten Testergebnisse
dagegen nicht als endgültige Wahrheiten. Sie schauen, ob die
Störung, wegen der das Kind getestet wurde, den Alltag des
Kindes wirklich beeinträchtigt. Selbst wenn das Testergebnis
dann noch im Normbereich liegt, kann eine Therapie sinnvoll
sein. Umgekehrt verordnen sie aber nicht automatisch eine
Therapie bei einem schlechten Testergebnis. Wenn das Kind
im Alltag zurechtkommt, wenn es am sozialen Leben mit
der Familie und mit seinen Freunden teilnehmen kann, werden sie mit der Therapie warten und mit den Eltern besprechen, welche Förderung sinnvoll sein könnte, um die im Test
aufgespürten Rückstände aufzuholen.

Wie unsinnig der Glaube ist, dass es für jede Schwäche oder

Störung einen Test oder eine andere objektive Untersuchungsmethode geben muss, und wie wichtig es ist, das Kind nicht nur in seine einzelnen Schwächen zu zerlegen und diese zu »reparieren«, sondern seinen Alltag, seine Kontakte, kurz sein gesamtes soziales Leben in die Diagnose und Therapie miteinzubeziehen, zeigt am extremsten das Beispiel ADHS.

9 VIEL ODER WENIG – ADHS IST DIMENSIONS- UND DEFINITIONSSACHE

Früher galten die unruhigen, impulsiven, manchmal aggressiven Kinder als schlecht erzogen. ADHS ist aber kein Erziehungsfehler. Experten nehmen heute an, dass ADHS neurobiologische Ursachen hat. Die Störung kann angeboren oder durch eine Schädigung des Zentralen Nervensystems verursacht sein. Einige Ärzte glauben immer noch, dass die Störung eventuell durch Allergene und Nahrungsmittelunverträglichkeiten verursacht werden kann. Das ist aber inzwischen widerlegt. Die Ausbildung der Störung wird durch ungünstige psychosoziale Bedingungen, durch Vernachlässigung oder Gewalterfahrungen begünstigt. Diese Ursachen können den Stoffwechsel im Gehirn beeinflussen und zu ADHS-Symptomen führen, zu Unruhe, Aggression, Verträumtheit, Impulsivität, Unkonzentriertheit. Welchen Anteil das Gehirn des Kindes und welchen Anteil seine Umwelt an der Ausprägung der Krankheit hat, ist kaum festzustellen. Schon die Frage, ob das Kind überhaupt ADHS hat, lässt sich nicht einfach mit »Ja« oder »Nein« beantworten. ADHS ist immer eine Frage des »Wieviel davon?« und »Wann?«, denn ADHS lässt sich nicht so einfach feststellen wie Windpocken oder Scharlach, es gibt keine Marker im Blut dafür, keine Symptome auf der Haut, keine Organveränderung, keine festen Grenzwerte. Experten umschreiben ADS bzw. ADHS als Störung, die durch Unaufmerksamkeit, Impulsivität, mit/ohne Hyperaktivität charakterisiert ist und die länger als sechs Monate in zwei oder mehr Lebensbereichen anhält und bereits vor dem siebten Lebensjahr begonnen hat. Wirklich hilfreich bei der Diagnose der ADHS ist diese Umschreibung nur bedingt. Denn Unaufmerksamkeit und Impulsivität kann man zwar beobachten, aber nicht messen. Es existiert kein spezieller ADHS-Test, mit dem Kinderärzte zweifelsfrei feststellen können, dass ein Kind ADHS hat.

ADHS ist also immer auch Dimensions- und Definitionssache: Was erwarten Eltern, Erzieherinnen und Grundschullehrinnen von dem Kind? Wie viel Ausdauer, Aufmerksamkeit und Konzentration fordern sie von ihm? Können sie sein impulsives Verhalten in ihren Alltag integrieren? Können sie ihm helfen, zu lernen, sich besser zu konzentrieren und zu steuern? Oder zieht das wilde Kind die ganze Familie, die Kitagruppe oder Klasse ins Chaos?

Die meisten Eltern finden ihr anstrengendes Kind in den ersten Jahren – nun ja, eben einfach sehr anstrengend. Der Verdacht auf ADHS wird oft erst von der Erzieherin, noch häufiger von der Grundschullehrerin ausgesprochen. Denn die Lehrerin verzweifelt: Das Kind – meist ist es ein Junge – liefert, wenn überhaupt, völlig chaotische Hausaufgaben ab, im Unterricht redet es ständig dazwischen, es schaut aus dem Fenster auf den Straßenverkehr, dann wieder ins Buch, im nächsten Augenblick reagiert es auf ein Geräusch hinter ihm. Alles ist gleich interessant. Nie bleibt es bei einer Sache, nie fügt es sich ein, keine Minute kann es stillsitzen, in zehn Minuten hat es mehr verrückte Ideen als ein mittelguter Clown in seinem ganzen Leben. Bei der kleinsten Provokation »tickt es aus«. So erscheint es jedenfalls der Lehrerin. Und auch den Klassenkameraden geht es gehörig auf die Nerven.

Der Fußballtrainer, der das Kind nachmittags in seiner Mannschaft hat, beurteilt es ganz anders. Er schätzt an ihm seine Einsatzfreude, seinen Bewegungsdrang und dass es so schnell auf jeden Spielzug reagiert. Aber die Schule ist wichtiger als der Fußball. Die Eltern stellen ihr Kind also dem Kinderarzt vor.

Wenn das Kind Glück hat und einen erfahrenen Kinderarzt, wird er es zu einem Spezialisten, zum Beispiel zu einem Kinder- und Jugendpsychiater oder in ein Sozialpädiatrisches Zentrum schicken. Dort wird es noch einmal genauer untersucht. Vielleicht wird sich dann am Ende herausstellen, dass das Kind ADHS hat und medizinische Hilfe braucht. Vielleicht stellt sich aber auch etwas ganz anderes heraus.

Denn zappeln kann viele Gründe haben.

Manchmal hat es ganz banale Ursachen, wenn ein Kind als »Zappelphilipp« um Aufmerksamkeit kämpft: Vielleicht kämpft das Kind noch mit der Umstellung vom Kindergarten auf die Schule, in der man mehr stillsitzen muss und weniger spielen darf. Manche Kinder tun sich schwer mit offenen Betreuungs- und Unterrichtskonzepten, in denen sie ihre Arbeit selbst organisieren »dürfen«, manchmal fehlt es der Erzieherin oder Grundschullehrerin an pädagogischen Fähigkeiten. Oder sie ist einfach gestresst, weil die Klasse überfüllt, zu eng und der Lärmpegel unerträglich ist. Und manchmal hat ein Kind auch Kummer, weil sich vielleicht zu Hause die Eltern streiten oder gerade trennen. Dann kann es sich in der Kita oder in der Schule nicht mehr konzentrieren, es träumt oder zappelt vor Anspannung.

Zu wenig Bewegung

Die meisten Jungen werden im Alter von fünf und acht Jahren zum Kinderarzt geschickt, weil sie angeblich ADHS haben. In diesem Alter steuert aber auch der natürliche Bewegungsdrang der Kinder auf seinen Höhepunkt zu. Selbst wenn sie wollten, könnten sie nicht stundenlang hingebungsvoll über irgendwelchen Bastelarbeiten oder Hausaufgaben stillsitzen. Schule ist also für viele Kinder und vor allem für Jungen eine Art Zwangsjacke, die ihre biologischen Bedürfnisse einengt. Erst recht, seitdem die Kinder bis in den späten Nachmittag in Klassenräumen eingepfercht sind, die meist viel zu klein sind und in denen es keine Möglichkeit gibt, sich abzugrenzen oder auszutoben.

Maikinder

Seit Jahren beobachte ich, dass vor allem die Kinder wegen Aufmerksamkeitsproblemen zu mir geschickt werden, die im Frühling geboren werden. Sie sind mit knapp sechs Jahren die Jüngsten in der Klasse. Eine Grundschullehrerin und Patientenmutter hat sie einmal als »Maikinder« bezeichnet. Im Vergleich zu den im Herbst geborenen Kindern, die bei der Einschulung fast sieben sind, fehlt ihnen ein halbes Jahr Entwicklung. Ein halbes Kalenderjahr kann aber unter Umständen bedeuten, dass zwischen zwei Kindern einer Klasse ein Entwicklungsunterschied von über einem Jahr besteht; denn wie wir gesehen haben, gibt es bei der normalen kindlichen Entwicklung eine beachtliche Variationsbreite. Insbesondere

Jungen entwickeln sich durchschnittlich langsamer als Mädchen. Ein im Frühsommer geborener Junge kann sogar einen Entwicklungsrückstand von weit mehr als einem Jahr gegenüber einem Mädchen haben, das im Herbst geboren ist. Der Unterricht überfordert ihn, er kommt nicht mit, schaltet ab, beginnt zu zappeln, weil er wegen seines Bewegungsdrangs nicht anders kann – und schon wird er zu Unrecht zum Zappelphilipp oder Klassenclown abgestempelt. Erst recht, hat die Barmer GEK herausgefunden, wenn er das erste Kind jüngerer Eltern ist. Denn dann fehlt ihm auch zu Hause das Verständnis für seine besonderen Bedürfnisse, weil die Eltern wenig Erfahrung mit Kindern haben, weil ihnen folglich die Sicherheit fehlt und sie oft auch noch sehr mit ihrem eigenen Leben, ihrem beruflichen Fortkommen und ihren Wünschen nach Freizeit beschäftigt sind.

Manche Kinder, die mir von den Grundschullehrerinnen mit dem Verdacht auf ADHS geschickt werden, waren im Kindergarten nie auffällig. Dies allein ist schon ein Grund, an der »Diagnose« zu zweifeln. Denn ADHS taucht nicht urplötzlich in der Grundschule auf, sondern meist schon im Säuglingsalter in Form von extremer Unruhe und Schreiattacken, spätestens aber in der Kita.

Dass ADHS-Diagnosen etwas mit dem Geburtstag zu tun haben können, hat auch eine Studie an 12 000 Kindern in den USA gezeigt. Sie hat ergeben, dass die jüngsten Schüler in den Eingangsklassen der Grundschulen eine um 60 Prozent erhöhte Wahrscheinlichkeit hatten, dass Ärzte bei ihnen eine Aufmerksamkeitsstörung feststellten. In der achten Klasse hatten die jüngsten Schüler im Vergleich zu den ältesten eine fast doppelt so große Wahrscheinlichkeit, dass man ihnen Pillen gegen

ADHS verschreibt. Die Lehrer hatten offenbar den altersbedingten Rückstand und das damit verbundene Verhalten wie Abschalten, Stören und Zappeln ihrer jüngsten Schüler als krankhaft gedeutet und zum Arzt geschickt. Dabei hätten die Kinder nur etwas mehr Zeit und Verständnis gebraucht.

Für viele Jungen wäre daher sicherlich ein späteres Einschulungsalter wie in Skandinavien besser. Dort werden Kinder erst mit sieben Jahren eingeschult, während hier viele Eltern immer noch darauf drängen, ihr Kind mit fünf Jahren einzuschulen.

SCHNELLE DIAGNOSE

Wenn ein Kind mit Verdacht auf ADHS in eine Praxis kommt, kann es also sein, dass ein Arzt mit viel Erfahrung und Wissen über ADHS sorgfältig untersucht, warum das Kind fahrig ist, warum es zappelt, warum es schnell ausrastet und wie groß das Ausmaß der Auffälligkeiten ist. Eine solche Untersuchung besteht aus vielen Bausteinen und ist sehr aufwendig.

Gibt es aber weit und breit keine ADHS-Spezialisten, ist es sehr viel wahrscheinlicher, dass das Kind etwas anderes erlebt. Dann kann es sein, dass die Eltern dem Arzt das Kind vorstellen mit der Klage, das Kind sei zwar intelligent, aber es schreibe dennoch nur schlechte Noten und komme auch im Unterricht irgendwie nicht mit, es störe und bringe die Hausaufgaben selten zu Ende. Die Lehrerin habe nun darum gebeten, das Kind auf ADHS zu testen. Da es einen solchen ADHS-Test, der die ADHS-Diagnose beweisen oder ausschließen könnte, genauso wenig gibt wie einen Biomarker, verlässt sich der Arzt auf die Angaben der Eltern.

Vielleicht telefoniert er auch noch mit der Lehrerin. Nach einer kurzen neurologischen Untersuchung des Kindes entscheidet er, dass das Kind ADHS hat. Also trägt er die F90 in den Computer ein: ADHS. Hört sich unwahrscheinlich an? Aber genau das erzählen die Statistiken der Krankenkassen. Man muss nur einmal den Arztreport 2013 der Barmer GEK zur Hand nehmen. Die Barmer GEK hat dafür ihre Zahlen nach der Geschlechts- und Altersverteilung der BRD hochgerechnet. Danach haben in Deutschland jeder fünfte Junge und jedes zwölfte Mädchen, die im Jahr 2000 geboren wurden, im Alter zwischen sechs und elf Jahren, also in der Grundschulzeit, mindestens einmal vom Arzt die Diagnose ADHS erhalten. Auch die KiGGS-Studie hat die Häufigkeit von ADHS untersucht. Dazu hat sie Eltern befragt. Ergebnis: Nur 7,9 Prozent der Jungen und 1,8 Prozent der Mädchen wurden oder werden wegen ADHS behandelt. Das bedeutet: Mehr als doppelt so viele Kinder, wie tatsächlich behandelt werden, erhalten eine ADHS-Diagnose.

2011 lebten in Deutschland insgesamt 626 000 Kinder und Jugendliche bis 19 Jahre mit einer ADHS-Diagnose, der berühmten F90. Zusammengenommen eine Großstadt voller aufmerksamkeitsgestörter, zappeliger, fahriger, verträumter junger Menschen – etwa ein Viertel Mädchen, drei Viertel Jungen, die meisten zwischen neun und elf Jahre alt. 2006 gab es diese Großstadt noch nicht. Die Zahl der Kinder und Jugendlichen mit F90-Diagnose ist von 2006 bis 2011 um 42 Prozent gestiegen. Inzwischen bekommt jeder vierte Junge irgendwann, bis er erwachsen ist, die Diagnose ADHS, bei den Mädchen ist es etwa jedes zehnte.

FALSCHE BEHANDLUNG

Nach der falschen Diagnose kommt auch noch oft die falsche Behandlung. Fast die Hälfte dieser Kinder, die tatsächlich oder auch nur vermeintlich ADHS haben, wird mit Medikamenten behandelt. Allein im Jahr 2013 schluckten Patienten in Deutschland 1803 Kilogramm Ritalin gegen ADHS, zwei Prozent weniger als noch 2012, aber fast dreimal so viel wie zehn Jahre zuvor. ADHS-Medikamente sind Stimulantien, die den Dopamintransporter blockieren und die Kernsymptome der ADHS deutlich reduzieren. Es ist die einfachste und schnellste Behandlungsmethode, denn die Kinder bessern sich meist sofort in der Schule. Auch die Kinder, die kein ADHS haben, können sich mit ADHS-Medikamenten besser konzentrieren. Denn die Medikamente wirken auch auf gesunde Kinderhirne.

Aber die einfachste Methode ist nicht die richtige Methode, um den Kindern zu helfen. Weder den Kindern, die tatsächlich ADHS haben, erst recht nicht den Kindern, die nur vermeintlich ADHS haben. Denn bei immerhin einem Drittel der Kinder haben die Medikamente Nebenwirkungen.

Um Missverständnissen vorzubeugen: Es gibt ADHS. Die Störung macht die betroffenen Kinder unberechenbar und aggressiv, sie »ticken aus«, fühlen sich ständig angegriffen und halten sich nicht an Regeln und Absprachen. Da nützt es nichts, dass sie auch ideenreich, lustig und kontaktfreudig sind, neugierig, gütig und oft gut gelaunt. Sie finden trotzdem keine Freunde, denn Gleichaltrigen gehen sie mit ihrem Tatendrang und ihrer Sprunghaftigkeit schnell auf die Nerven. Ihre Störung ist keine vorübergehende Störung, sondern beginnt früh, manchmal spürt die Mutter schon in der Schwangerschaft das unruhige Kind, nach der Geburt fällt ihr auf, dass ihr Säugling ständig schreit und spuckt und dass er »andauernd beschäftigt werden muss«. Die mangelnde Ausdauer, das ständige Verlangen nach Reizen und die Ungeschicklichkeit, die häufig zu Verletzungen führt, nehmen in den nächsten Jahren zu und bleiben meist bis ins Erwachsenenalter. Unbehandelt kann ADHS dazu führen, dass das Kind keinen Schulabschluss macht, als Erwachsener Depressionen bekommt, drogensüchtig wird, keine Ausbildung, keinen Studienplatz und keinen Halt im Leben findet. Die Störung kann das Leben von Kindern und ihren Familien also erheblich erschweren. Deshalb ist es gut, dass Kinder mit ADS oder ADHS Hilfe, auch in Form von Medikamenten, finden. Aber Medikamente dürfen nie die erste und ausschließliche Therapie sein. Doch genau dies ist häufig der Fall. Im Alter zwischen 10 und 15 Jahren erhielten 2011 mehr als 60 Prozent der Jungen und rund 50 Prozent der Mädchen mit gesicherter ADHS-Diagnose spezifische Medikamente, aber weniger als zwölf Prozent hatten Kontakt zu einem Psychotherapeuten! Das hat die Barmer GEK herausgefunden. Eine solche Behandlung widerspricht der Zulassung der Medikamente und den Leitlinien der Fachgesellschaften, die ganz klar sagen, dass vor dem Medikament umfassende Psychoedukation, also Verhaltens- und Familientherapie sowie die Unterstützung durch Selbsthilfegruppen stehen sollte. ADHS-Kinder müssen lernen, ihr Verhalten zu steuern, Stress abzubauen, sich auf Aufgaben zu konzentrieren, sich zur Arbeit zu motivieren und sich sozial verträglich mitzuteilen; die Eltern müssen lernen, wie sie mit dem Kind angemessen umgehen können und sich von Schuldgefühlen befreien, in der Erziehung versagt zu haben. Außerdem brauchen sie Unterstützung, um gut für sich selbst und für die Geschwisterkinder sorgen zu können. Aber Kinder, die in der Grundschule lediglich unruhiger als der brave Durchschnitt sind, brauchen Geduld, Verständnis und erzieherische Hilfe von ihren Eltern und vor allem von ihren Grundschullehrerinnen.

10 DAS GIESSKANNENPRINZIP

Das Beispiel ADHS zeigt die Kettenreaktion, die entsteht, wenn ein Kind in der Kita oder Grundschule »aus dem Rahmen« fällt, wenn es den Pädagoginnen nicht mehr gelingt, das Kind in die Gruppe zu integrieren und es mit den Mitteln der Pädagogik zu fördern. Wenn sie ihre Beobachtungen mit einer »Diagnose« versehen und diese – oft samt Therapieempfehlung – an die Eltern weiterreichen. Wenn dann die Eltern hilfesuchend zum Arzt gehen und dieser nach einigen Untersuchungen und Tests dem Kind eine Störung bescheinigt und ihm Therapie – und im Fall von ADHS oft auch Medikamente – verordnet. Denn es soll ja in der Schule nicht scheitern.

Genaue Zahlen und Studien, wer welche Therapien bekommt und in welchem Ausmaß die Therapien über die letzten 20 Jahre zugenommen haben, gibt es kaum. Das verwundert ein wenig, weil sonst Experten in jeden Winkel des Gesundheitswesens leuchten und alles akribisch untersuchen.

Tonnenweise sammeln Ministerien, Krankenkassen und Kassenärztliche Vereinigungen Daten und basteln daraus Statistiken und aus diesen wiederum schöne bunte Torten- und Balkendiagramme. So erfährt man, wer wie viel, wann und warum raucht, ein künstliches Kniegelenk oder eine Hüfte bekommt, wer am Herzinfarkt stirbt oder ihn überlebt, wie lange Menschen im Durchschnitt in einem Krankenhaus liegen oder wie oft sie zum Arzt gehen, ob das in Bayern anders ist als in Sachsen oder Nordrhein-Westfalen.

STATISTIKEN DER KRANKENKASSEN: LÖCHRIG WIE SCHWÄMME

Sucht man dagegen Zahlen, die die Therapieexplosion in den letzten 20 Jahren belegen, findet man so gut wie nichts. Die Statistiken, die sich mit der Zunahme von Logopädie, Ergotherapie oder Physiotherapie bei Kindern beschäftigen, sind löchrig wie Schwämme. Erst seit 2007 erscheint eine Gesamtübersicht über alle Kinder in Deutschland, die eine Therapie bekommen, der sogenannte GKV-HIS-Bundesbericht. 2007 war die massenhafte Verordnung von Physiotherapie, Ergotherapie und Logopädie aber längst Wirklichkeit.

Der GKV-HIS-Bundesbericht ist zudem viel zu ungenau, um ein exaktes Bild von dem Ausmaß an Therapien zu zeichnen, die Kindern und Jugendlichen verordnet werden. Denn in dem GKV-HIS-Bundesbericht sind die Kinder in Fünf-Jahres-Gruppen aufgeteilt. Man kann lesen, wie viele Kinder von 0 bis unter 5, von 5 bis unter 10 und von 10 bis unter 15 in einem bestimmten Jahr eine Heilmittel-Therapie bekommen haben, mit wie vielen Behandlungseinheiten und was diese Therapie gekostet hat. Aber die Fünf-Jahres-Altersgruppen sind viel zu groß, um ein genaues Bild zu bekommen, in welchem Alter zum Beispiel die meisten Therapien verordnet werden. Und es gibt auch keine Aufschlüsselung nach Geschlecht und nach Diagnose. Warum so viele Therapien verordnet werden und wer sie bekommt, ist aus dem Bundesbericht nicht herauszulesen. Etwas genauer sind die Berichte der AOK seit 2004 und die der Gemündener Ersatzkasse (heute Barmer GEK) ebenfalls seit 2004.

Aber man kann die Berichte nur schwer mit ihren jeweiligen Vorgängerberichten oder miteinander vergleichen. Denn jede Kasse stellt ihre Zahlen jedes Jahr nach anderen Maßgaben zusammen und veröffentlicht auch nicht immer die gleichen Statistiken und Diagramme. Die Statistiken verraten genauso wenig wie die Gesamtübersicht, warum die Kinder Logopädie, Ergotherapie oder Physiotherapie bekommen haben: ob die Kinder behindert, chronisch krank oder entwicklungsgestört sind. Es gibt keinen Hinweis auf die wirtschaftlichen oder sozialen Lebensumstände der Kinder. Ob ihre Eltern erwerbslos sind, ob sie in schlechten Jobs wenig Geld oder in guten Jobs sehr viel Geld verdienen, ob sie mit ihren Kindern zu Hause deutsch sprechen, ob sie überhaupt mit den Kindern sprechen, all das erfährt man durch die Statistiken nicht. Die Statistiken verraten auch nicht, ob die Kinder bei alleinerziehenden Elternteilen leben, ob sie mit Geschwistern aufwachsen oder als Einzelkinder. Lediglich zwei Berichte der Barmer GEK, der Arztreport von 2012 über Sprachstörungen und 2013 über ADHS, versuchen, die Lebensumstände der therapierten Kinder etwas genauer zu beschreiben.

Da die Berichte immer nur Zustandsberichte eines Jahres sind, kann man auch nicht sagen, wie viele Kinder irgendwann im Laufe ihres Kinderlebens mindestens einmal Therapie bekommen haben. Diese Zahlen wären wichtig, um das ganze Ausmaß der Therapieinflation zu erkennen. Bisher hat das die Krankenkassen nicht interessiert. Kein Wunder, denn für die Kassen ist in erster Linie nur interessant, wie viel Geld sie in einem bestimmten Jahr ausgeben und wofür dieses Geld ausgegeben wird. Natürlich ist es auch nicht einfach, Langzeitbeobachtungen anzustellen; denn viele Menschen wechseln inzwischen öfter mal die Krankenkasse und sind dann für die Statistik ihres ursprünglichen Kostenträgers verloren.

Die Krankenkassen richten also immer nur eine Art Suchscheinwerfer auf begrenzte Zeiträume. Was sie dabei sehen, ist trotz der vielen Stellen, die im Dunkeln bleiben, erhellend. Was die AOK sieht, ist dabei am interessantesten, denn die AOK-Gemeinschaft ist die größte Krankenkasse in Deutschland. Fast 24 Millionen Menschen sind bei ihr versichert.

In ihrem ersten Heilmittelreport 2004 listete die AOK auf, wie viele ihrer Versicherten in welchem Alter im Jahr zuvor, also 2003, welche Therapie bekommen hatten: 17,9 Prozent aller Jungen zwischen fünf und neun Jahren und 10,6 Prozent aller Mädchen hatten eine Krankheitsdiagnose und in der Folge eine Therapie bekommen. Fast jeder fünfte Junge und jedes zehnte Mädchen in diesem Alter sollte also an einer behandlungsbedürftigen Störung leiden. Das konnte nicht sein. Irgendetwas lief hier gründlich schief. Der Berufsverband der Kinder- und Jugendärzte, allen voran sein Sprecher Ulrich Fegeler, forderte, dass die Politik handeln sollte, dass vor allem die Kitas besser ausgestattet werden sollten; vor allem mehr und besser ausgebildete Erzieherinnen sollten ausgleichen, was in der Erziehung in den Familien versäumt worden war.

Fegeler warnte, dass das Problem nur größer werde, wenn nichts geschehe. Er hatte recht. Zwar wurde die Kinderbetreuung ausgebaut, an vielen Orten in Deutschland entstanden Modellprojekte, in denen versucht wurde, Kinder von früh auf besser zu fördern. Aber das Problem blieb. Es vergrößerte sich sogar noch.

Wer in den Heilmittelbericht der AOK von 2013 blickt, bleibt schnell an einem äußerst eindrücklichen Balkendiagramm hängen. Es ähnelt einem Eierbecher. Über dem Diagramm steht: Heilmittelpatienten der AOK 2012, dargestellt nach Alter und Geschlecht. Ganz oben in diesem Eierbecherdiagramm, also dort, wo die Öffnung für das Ei ist, sind die Heilmittelpatienten aufgeführt, die 90 Jahre alt und älter sind. Ganz unten, am Fuß des Eierbechers sind die Kinder von 0 bis fünf Jahren, die Therapien bekommen: 9,2 Prozent der Jungen und 6,8 Prozent der Mädchen dieser Altersgruppe.

In dieser Altersspanne fallen erstmals Entwicklungsabweichungen auf, und die Beziehungsprobleme zwischen Kindern und Eltern beginnen sich im Verhalten der Kinder widerzuspiegeln. Mit zwei oder drei Jahren stellen die Eltern ihr Kind in der Praxis vor, weil es nach ihren Beobachtungen oder nach den Beobachtungen Dritter zu wenig oder zu undeutlich spricht. Es hat keine Ausdauer beim Spielen, kann sich nicht selbst beschäftigen, ist zu schüchtern, traut sich nichts zu, ist schnell frustriert, wenn ihm etwas nicht gelingt oder trennt sich nur unter lautem Weinen von seiner ersten Bezugsperson. Es macht nicht, was die Mutter von ihm verlangt, es zieht sich nicht an, verweigert Essen, will abends nicht ins Bett gehen, ist überhaupt ständig »bockig«. Ab vier Jahren werden Kinder erfasst, die kein Interesse an Memory, an Mensch-ärgere-dich-nicht oder anderen Würfelspielen haben, die Schwierigkeiten haben, sich Kinderreime oder kurze Lieder zu merken, die ein Blatt Papier nicht bemalen, sondern nur bekritzeln können.

Richtig beeindruckend ist aber erst der zweite Balken. Er ist mehr als doppelt so lang wie der erste Balken. Er macht deutlich: 2012 bekamen fast 25 Prozent aller Jungen und über 15 Prozent aller Mädchen von fünf bis unter zehn Jahren Therapien, also im späten Kita-Alter, kurz vor der Einschulung und vor dem Übergang in die weiterführende Schule. Anders ausgedrückt: Jeder vierte Junge und mehr als jedes sechste Mädchen in diesem Alter soll nicht normal entwickelt sein.

Die Zahl der therapierten Kinder in der Altersgruppe von fünf bis unter zehn Jahren hatte sich damit gegenüber 2003, also in gerade mal elf Jahren, noch einmal drastisch erhöht: bei den Jungen um 40 Prozent, bei den Mädchen um 46 Prozent.

Das ist erschreckend. Noch erschreckender ist die Zahl, die sich ergibt, wenn man die drei untersten Prozentangaben zusammenrechnet. So bekommt man einen Eindruck davon, wie viele Kinder irgendwann zwischen ihrem ersten Lebenstag bis zu dem Tag, an dem sie 15 werden, funktionelle Therapien, also Ergotherapie, Logopädie oder Physiotherapie bekommen. Es sind 44,6 Prozent der Jungen und 31,5 Prozent der Mädchen, also fast die Hälfte aller Jungen und beinahe ein Drittel aller Mädchen in Deutschland. Diese Zahl ist eine rein rechnerische Größe, keine kumulative Zahl, die durch die Verlaufsbeobachtung von Kindern zusammengekommen ist. Sie berücksichtigt auch nicht die knapp fünf Prozent Kinder, die zum Beispiel Rheuma, Asthma, eine spastische Bewegungsstörung haben, unter Muskelschwund leiden, eine geistige Behinderung wie das Down-Syndrom oder eine andere schwere Krankheit oder Behinderung haben. Diese Kinder tauchen in mehr als nur einem Altersbalken des AOK-

Diagramms auf. Denn sie sind oft dauerhaft oder immer wiederkehrend in Therapie.

THERAPIEN FÜR GESUNDE

Aufschlussreicher als die AOK-Zahlen, die nur ein bestimmtes Jahr beleuchten, sind die Zahlen der Bayerischen Längsschnittstudie, einem weltweit einzigartigen Projekt. Durch sie können wir nicht nur wie in den Krankenkassenreports sehen, wie viele Kinder und Jugendliche in einem Jahr eine Therapie bekommen, sondern wir können Kindern auf ihrem Lebensweg folgen und sehen, wie viele von ihnen irgendwann im Verlauf ihrer Kindheit eine Therapie bekommen.

Für den Kinderneurologen Prof. Hans G. Schlack, der bis zu seiner Pensionierung viele Jahre lang das Rheinische Kinderneurologische Zentrum in Bonn geleitet hat, ist die bayerische Entwicklungsstudie der beste Beweis für die Inflation von Therapien.

In die bayerische Entwicklungsstudie wurden alle Kinder aufgenommen, die zwischen Januar 1985 und März 1986 in Südbayern geboren wurden und im Laufe der ersten zehn Lebenstage in einem Kinderkrankenhaus behandelt werden mussten. Von diesen 7505 Säuglingen war ein Teil extrem früh zur Welt gekommen und hatte bei der Geburt zwischen 500 und 1000 Gramm gewogen, die anderen waren zwar reif zur Welt gekommen, hatten aber bereits während ihrer Zeit im Mutterleib, bei der Geburt oder kurz nach ihrer Geburt Gesundheitsprobleme. Zum Vergleich nahm man eine Kontrollgruppe mit 916 Babys in die Studie auf, die reif geboren und als Neugeborene keinerlei gesundheitliche Probleme hatten. Eine Positiv-Auswahl also, denn normalerweise befinden sich unter 916 Neugeborenen immer auch knapp fünf Prozent Kinder, die genetisch bedingte Krankheiten haben, die durch Infektionen während der Schwangerschaft, durch Sauerstoffmangel während der Geburt oder durch andere Ursachen organisch krank oder behindert zur Welt kommen.

In den nächsten Jahren wurden die beiden Gruppen immer wieder von den Wissenschaftlern beobachtet und untersucht. »Wie werden sich die Risikokinder körperlich, geistig und psychisch im Vergleich zu den gesunden Kindern aus der Kontrollgruppe entwickeln? Welche Therapien werden sie dabei bekommen, und was werden diese Therapien im Laufe der Jahre bewirken?«, überlegten die Forscher. Ihre Geduld wurde auf eine harte Probe gestellt. Menschenkinder entwickeln sich im Vergleich zu Labormäusen in Zeitlupe. Immer wieder gab es kleine Zwischenergebnisse, aber die richtig interessanten Resultate ließen sich erst nach Jahren aus der Studie ablesen.

Nach achteinhalb Jahren schauten sich die Forscher an, wie viele der Risikokinder irgendeine funktionelle Therapie, also Logopädie, Ergotherapie oder Physiotherapie, bekommen hatten oder noch bekamen. Sie sahen, dass fast zwei Drittel der sehr unreif geborenen Kinder Therapiepatienten waren. Darüber wunderten sich die Forscher nicht besonders. Gut ein Drittel der übrigen Risikokinder hatten inzwischen ebenfalls Therapien bekommen. Auch keine große Überraschung!

Die eigentliche Sensation entdeckten die Forscher erst, als sie sich das Schicksal der gesund gestarteten Kinder anschauten, die inzwischen ebenfalls achteinhalb Jahre alt waren. Von ihnen, die bei der Geburt noch völlig normal entwickelt waren, hatten inzwischen mehr als ein Viertel eine Therapie bekommen oder bekamen sie noch zum Untersuchungszeitpunkt.

Sieht man also von den extremen Frühgeborenen ab, gab es zwischen Risikokindern und völlig gesund geborenen Kindern kaum einen Unterschied. Fast wie mit einer Gießkanne bekamen sowohl die Risikokinder als auch die gesund gestarteten Kinder, die man mit der Studie begleitete, Therapien. Und je älter sie wurden, desto mehr Therapien bekamen beide Gruppen. In den ersten fünf Monaten bekamen die Kinder vor allem Physiotherapie. Im Vorschulalter bekamen vor allem die behinderten Kinder neben den klassischen medizinischen Therapien heilpädagogische Förderung in speziellen Frühförderzentren.

Um die Einschulung herum und in den ersten Grundschuljahren, also im Alter zwischen sechs und acht Jahren, ging es für alle Kinder – gleich ob extrem Frühgeborene, Risikokinder oder völlig gesund geborene Kinder – wieder weiter mit medizinischen Therapien: Ergotherapie, Logopädie und Psychomotorik.

Kinderärzte wissen, dass gesund geborene Kinder manchmal erst im Laufe der ersten Lebensjahre Entwicklungsstörungen entwickeln. Nach Schätzungen von Wissenschaftlern und auch aus meiner eigenen Erfahrung lässt sich sagen, dass zwischen 12 und 15 Prozent aller Kinder irgendwann in ihrer Kindheit behandlungsbedürftige Störungen entwickeln. Dass aber gleich mehr als jedes vierte Kind aus der Kontrollgruppe der bayerischen Entwicklungsstudie schon bis zum Alter von acht Jahren eine Therapie bekommen hatte, das ist medizinisch nicht zu erklären, zumal die Kontrollgruppenkinder nicht den Durchschnitt ihres Jahrgangs repräsentierten. In der Kontrollgruppe waren nur Kinder, die ohne jede gesundheitliche Auffälligkeit auf die Welt gekommen und in den ersten zehn Lebenstagen nicht im Krankenhaus behandelt worden waren.

Die bayerische Entwicklungsstudie hat zum ersten Mal deutlich gemacht, dass irgendetwas nicht stimmt in unserem Gesundheitssystem. Sie hat gezeigt, dass schon seit fast drei Jahrzehnten in Deutschland gesund geborene Kinder fast so viele Therapien bekommen wie Kinder mit Startschwierigkeiten.

Die Kinder der bayerischen Entwicklungsstudie bekamen ihre ersten Therapien Ende der 1980er und Anfang der 1990er Jahre, als der Therapiewahn noch lange nicht seinen Höhepunkt erreicht hatte. Wie es mit ihnen in puncto Therapie nach dem achten Lebensjahr weitergegangen ist, hat bisher niemand genau untersucht. Niemand weiß, wie viele von ihnen in der Folgezeit weitere Therapien bekamen.

Die Initiatoren der Studie verfolgen die Kinder zwar weiter, aber nun interessieren sie sich für andere Fragen. Die Studienkinder sind inzwischen erwachsen. In den nächsten Jahren wird man beobachten können, wie es ihnen gelingt, Fuß zu fassen in der Gesellschaft, ob sie es schaffen, langandauernde Partnerschaften aufzubauen, ob sie in ein paar Jahren psychische Krankheiten entwickeln und vieles mehr. Vielleicht wird man dann auch untersuchen können, welchen Einfluss die frühen Therapien auf ihr Leben haben.

FÜNF MILLIARDEN SIND KEIN PAPPENSTIEL

Logopädie, Ergotherapie und Physiotherapie sind im Vergleich zu einer Herztransplantation oder zum Beispiel zur lebenslangen medizinischen Versorgung eines Bluters lächerlich günstig. So eine Therapie kostet im Schnitt zwischen 300 und 400 Euro. Die meisten Kinder bekommen zwei Verordnungen. Das macht zwischen 600 und 800 Euro. Nicht viel – einerseits. Andererseits entsprechen 600 oder 800 Euro vielfach schon zwei oder drei Monatsbeiträgen eines Versicherten. Und weil so viele Kinder und Jugendliche Therapien bekommen, summieren sich die Ausgaben für die Versichertengemeinschaft.

5,23 Milliarden Euro haben die gesetzlichen Krankenkassen 2013 für Heilmittel ausgegeben. 54 Prozent mehr als noch 2003. Allerdings waren daran nicht nur die Kinder mit ihren Therapien beteiligt. Einen großen Teil der Kostensteigerungen haben ältere Menschen verursacht. Sie brauchen zum Beispiel nach einem Schlaganfall Logopädie und Ergotherapie oder für ihre verschlissenen Gelenke Krankengymnastik. Sie gelten heute noch als untertherapiert im Gegensatz zu den Kindern.

Weil bei Kindern und Jugendlichen so viel therapiert wird, fallen die Steigerungen hier eher mäßig aus. Bei Physiotherapie und Ergotherapie stagniert die Entwicklung seit einigen Jahren auf hohem Niveau. Aber Logopädietherapien für Kinder unter 15 Jahren nehmen weiterhin zu. Allein zwischen 2009 und 2013 haben sich die Logopädieausgaben um 34 Prozent gesteigert – von 245 auf 328 Millionen Euro, lässt sich in den GKV-Bundesberichten nachlesen. Und es geht weiter. Von 2013 bis 2014, also innerhalb eines einzigen Jahres, sind die

Verordnungszahlen allein in der Altersgruppe der Fünf- bis Neunjährigen, also dort, wo seit jeher am meisten verordnet und therapiert wurde, noch einmal um fast sieben Prozent gestiegen.

HUHN ODER EI?

Und noch ein weiterer Aspekt ist nicht zu vernachlässigen: Noch vor 20 Jahren mussten meine Patienten, die eine Therapie brauchten, bis zu drei Monate auf einen Platz warten. Es gab nur wenige Logopädie- und Ergotherapiepraxen. Das hat sich gründlich geändert. Die Schulen für Logopäden, Ergotherapeuten und Physiotherapeuten haben in den letzten Jahren immer mehr junge Menschen ausgebildet, die in den Folgejahren in den Markt drängten. Wie Pilze sind in den letzten beiden Jahrzehnten vor allem in den Städten Therapiepraxen aus dem Boden geschossen. Das Statistische Bundesamt, das die Anzahl der niedergelassenen Therapeuten zählt, hat errechnet, dass die Anzahl der Physiotherapeuten, die in ambulanten Praxen arbeiten, zwischen 2000 und 2011 von 23 000 auf 63 000 gestiegen ist, also um 173 Prozent.

Auch die ambulant arbeitenden Logopäden und Ergotherapeuten haben sich kräftig vermehrt. Das Statistische Bundesamt hat sie in einer Gruppe zusammengefasst, dazu noch die Kunst- und Musiktherapeuten, die aber zahlenmäßig kaum ins Gewicht fallen. Zu Anfang des Jahrtausends gab es in dieser Gruppe 24 000 Therapeuten, elf Jahre später bereits 58 000 – ein Anstieg um 141 Prozent. Dass es einen Zusammenhang zwischen der Therapieinflation und der explodie-

renden Zahl von Ergo- und Physiotherapeuten und Logopäden gibt, ist klar. Die Frage ist nur: Was war zuerst da, Huhn
oder Ei? Ob die Schulen Jahr für Jahr mehr junge Menschen
ausbilden, weil der Bedarf an Therapien so groß ist, oder ob
sich die vielen Therapeuten ihren Markt zum Teil auch selber
schaffen, indem sie ihr Angebot in Kitas, Schulen und auch in
den Arztpraxen vorstellen und jeden Patienten so lange wie
nur möglich behandeln, das ist so pauschal nicht zu beantworten. Sicher ist nur: Das Warten auf einen Therapieplatz
für meine Patienten dauert heute erfreulicherweise nur noch
ein paar Tage.

11 VON THERAPIEN UND KONTROLLEN

EIN AUSFLUG INS INNERE DES GESUNDHEITSSYSTEMS

Einfach mal so eine Therapie auf Elternwunsch verordnen, das ist nicht möglich. Im Prinzip jedenfalls nicht. Denn das Gesundheitssystem sieht für »Leistungserbringer«, also Ärzte, strenge Richtlinien und Richtgrößen vor, nach denen sie Therapien verordnen dürfen. Damit die Ärzte diese Richtlinien und Richtgrößen einhalten, kontrollieren unabhängige Prüfabteilungen, ob sich die Ärzte an die Regeln halten. Bemerken die Prüfer bei den Kontrollen, dass ein Arzt allzu sorglos Therapien verordnet, können sie Strafen verhängen. So weit die Theorie. In der Praxis funktionieren die Kontrollen im Gesundheitssystem nicht. Es werden wesentlich mehr Therapien verordnet, als es kranke Kinder mit Therapiebedarf gibt. Um das zu verstehen, muss man eine kleine Expedition in den Dschungel des deutschen Gesundheitswesens machen. Am besten folgt man dem Pfad, den auch die Patienten nehmen. Kompass, Taschenlampe und ein kleiner Taschenrechner im Gepäck schaden nicht.

Die weitaus meisten Menschen in Deutschland sind Mitglied in einer gesetzlichen Krankenkasse: ungefähr 70 Millionen. Sie bezahlen je nach Einkommen jeden Monat einen bestimmten Betrag dafür, dass ihre Kasse die Kosten für ihre medizinische Betreuung übernimmt. Kinder sind über ihre Eltern beitragsfrei mitversichert. Egal ob der Kassenbeitrag hoch oder niedrig ist, ob die Eltern ein, zwei oder acht Kinder haben, die Gemeinschaft der Versicherten bezahlt die medizinische Betreuung, die der Arzt für richtig hält – oder das Krankenhaus, der Zahnarzt oder Psychotherapeut. Auf den ersten Blick ein ziemlich geniales System. Alle zahlen in einen Topf. Wenn jemand in Not ist, wird das Geld in dem Gemeinschaftstopf benutzt, um zu helfen. Die Eltern müssen nicht befürchten, dass sie sich die Behandlung ihrer Kinder nicht leisten können. Ärzte und Therapeuten sind frei in ihrer Entscheidung, wie sie ihre Patienten behandeln. Zwischen Patienten, Ärzten und Therapeuten fließt kein Geld. Diese Entkoppelung hat aber ihre Tücken. Man stelle sich nur einmal vor, es gäbe eine Brotversicherung. Jeder zahlt jeden Monat einen einkommensabhängigen Beitrag in die Brotversicherung und kann dafür so viel Brot bekommen, wie er für sich und seine Familie braucht oder meint zu brauchen. Die Bäcker könnten so viel Brot abgeben, wie sie wollen, das Geld dafür erhalten sie nicht von ihren Kunden, sondern von der Brotversicherung. Man muss nicht Psychologie oder Betriebswirtschaft studiert haben, um sich die Folgen auszumalen. Die Brotversicherung wäre jedenfalls bald pleite, wenn sie die Bäcker nicht kontrollieren würde, damit diese den Kunden nur so viel Brot geben, wie sie brauchen, um satt zu werden.

Auch die Krankenkassen wären schnell bankrott, wenn sie die Leistungserbringer, also uns Ärzte, nicht kontrollieren würden, zumal sich die Medizin ständig weiterentwickelt. Immer aufwendigere Diagnoseverfahren, neue Medikamente und neue Operationsverfahren sorgen dafür, dass vor allem schwer und chronisch kranke Menschen immer länger leben und deshalb immer mehr und teurere medizinische Betreuung brauchen. Das Geld der Kassen ist jedoch begrenzt.

Deshalb also Kontrolle! Kontrolle braucht Regeln. Die Grundregel hat der Gesetzgeber festgelegt, der im Gesundheitswesen kräftig mitmischt: Krankenkassen dürfen nur Leistungen bezahlen, die »ausreichend, zweckmäßig und wirtschaftlich« sind. Was genau darunter zu verstehen ist, legen zum Teil kassenarztrechtliche Bestimmungen fest, vor allem aber der Gemeinsame Bundesausschuss, kurz GBA genannt, einer der mächtigsten Mitspieler im Gesundheitswesen.

Im Gemeinsamen Bundesausschuss sitzen Vertreter der Krankenkassen und Vertreter der Ärzte, Zahnärzte und Krankenhäuser. Und dann haben auch noch Patientenvertreter, Behindertenvertreter, Vertreter von Selbsthilfegruppen und Verbraucherschützer ein Wörtchen mitzureden. Sie dürfen zwar nicht mit abstimmen, werden aber zu Rate gezogen, wenn es darum geht, welche Behandlungen die gesetzlichen Krankenkassen bezahlen und wie viele davon.

KEINE PFERDE UND DELPHINE

Therapien bei Lese-Rechtschreibschwäche (Legasthenie) und Rechenschwäche (Dyskalkulie) sowie Reittherapien, Musiktherapien, Delphintherapien und vieles andere, was Eltern häufig von uns Kinder- und Jugendärzten fordern, dürfen die Kassen nicht bezahlen.

Die Kosten für Ergotherapie, Logopädie und Physiotherapie werden dagegen übernommen, aber auch nicht bedingungslos. In einer Heilmittelrichtlinie hat der Gemeinsame Bundesausschuss 2011 vorgegeben, unter welchen Voraussetzungen die Ärztin oder der Arzt Therapien zu Lasten der gesetzlichen Krankenkassen verordnen darf, zum Beispiel um

♦ eine Krankheit zu heilen, ihre Verschlimmerung zu verhüten oder Krankheitsbeschwerden zu lindern,
♦ eine Schwächung der Gesundheit, die in absehbarer Zeit voraussichtlich zu einer Krankheit führen würde, zu beseitigen,
♦ einer Gefährdung der gesundheitlichen Entwicklung eines Kindes entgegenzuwirken oder
♦ Pflegebedürftigkeit zu vermeiden oder zu mindern.

Nach diesen reichlich unscharf formulierten Voraussetzungen kann die Ärztin oder der Arzt für so gut wie jede kleine Auffälligkeit Therapien verschreiben – vorausgesetzt, er oder sie hat das Kind eingehend untersucht und kommt zu dem Schluss, dass die Auffälligkeit des Kindes eine richtige Krankheit ist oder dass sie sich eines Tages zu einer handfesten Störung auswachsen wird, die die gesundheitliche Entwicklung gefährdet.

Ein paar Paragraphen weiter wird die Heilmittelrichtlinie aber genauer. Geringfügige Gesundheitsstörungen sind von der Heilmittelverordnung ausgeschlossen. Also keine Ergotherapie, weil das Kind nur Krakelmännchen malen kann oder beim Laternenbasteln nur Ruinen baut. Auch keine Ergotherapie mit Schwerpunkt Konzentrationstraining, wenn das Kind – meistens sind es Jungen – besonders lebhaft ist und fahrig. Genauso wenig wie Physiotherapie für Kinder, die mit neun Monaten noch nicht krabbeln können oder mit eineinhalb Jahren mit einwärts gedrehten Füßen laufen oder mit vier Jahren einen Knicksenkfuß haben. Alle diese Auffälligkeiten beunruhigen zwar die Eltern, aber sie sind erst einmal normal und werden auch ohne Therapie verschwinden, wenn keine tieferliegende Krankheit vorliegt.

Und einfach mal ein paar Stunden Logopädie verordnen, weil das Kind zu Hause niemanden hat, der mit ihm spricht? Oder Logopädie als Ersatz für Deutschunterricht, weil niemand in der Familie Deutsch spricht? Ausgeschlossen, sagt die Heilmittelrichtlinie.

Und wörtlich: »Weiterhin dürfen Heilmittel bei Kindern nicht verordnet werden, wenn an sich störungsbildspezifische pädagogische, heilpädagogische oder sonderpädagogische Maßnahmen zur Beeinflussung von Schädigungen geboten sind (insbesondere Leistungen nach dem Kapitel 7 des SGB IX). Sind solche Maßnahmen nicht durchführbar, dürfen Heilmittel nicht an deren Stelle verordnet werden. Neben pädagogischen, heilpädagogischen oder sonderpädagogischen Maßnahmen dürfen Heilmittel nur bei entsprechender medizinischer Indikation außerhalb dieser Maßnahmen verordnet werden.«

Das hört sich bürokratisch-verschwurbelt an, ist aber eine klare Ansage für alle Ärztinnen und Ärzte: Bevor Therapien verordnet werden, müssen sie oder auch die Lehrer und Eltern erst mal schauen, wie sie dem Kind mit pädagogischen Mitteln helfen können. Ob Ärzte sich an die Vorschriften der Heilmittelrichtlinie halten und nur Kinder zur Therapie schicken, die tatsächlich aufgrund von Krankheit oder Behinderung deutliche Entwicklungsstörungen haben, können die Kassen nicht überwachen. Der Arzt dokumentiert in der Patientenakte die Vorgeschichte des Patienten, seine Untersuchungsbefunde und notiert, welche weiterführenden Untersuchungen er macht. Aber wie intensiv er das Kind untersucht und ob die Auffälligkeiten, die er vorfindet, wirklich krankheitsbedingt oder durch Vernachlässigung oder Überbehütung in der Familie verursacht sind – das weiß außer ihm, den Patienteneltern und vielleicht noch der Praxis-Mitarbeiterin niemand so genau. Die Krankenkasse erfährt nichts aus der Patientenakte außer der Diagnose, die der Arzt am Ende des Quartals stellt. Ohne Diagnose müsste er das Kind nach Hause schicken. Mit einer Diagnose kann er ihm eine Therapie verordnen – vorausgesetzt, diese Diagnose ist einer international anerkannten Krankheit zugeordnet.

DER ICD – DIE EINTRITTSKARTE INS GESUNDHEITSSYSTEM

Alle Krankheiten und verwandten Gesundheitsprobleme dieser Welt sind in einem dicken Buch der Weltgesundheitsorganisation aufgelistet und mit einem Kürzel versehen. Mit dem Kürzel können Krankheiten national und international schnell miteinander verglichen und in Statistiken verarbeitet werden. Auch das Buch selbst ist nur bekannt unter einem Kürzel: ICD. Sein voller Titel lautet International Statistical Classification of Diseases and Related Health Problems oder, genauso umständlich, Internationale statistische Klassifikation der Krankheiten und verwandter Gesundheitsprobleme.

Der berühmte ICD wird alle paar Jahre in überarbeiteter Form neu herausgegeben, das nächste Mal wahrscheinlich

2015. In jeder neuen Ausgabe finden sich im ICD neue Krankheitsbilder, die es vorher noch nicht gab. Jahrhundertelang haben da Eltern zum Beispiel ihre liebe Mühe mit wilden Kerlen und verträumten Mädchen gehabt. Ärzte und Psychiater interessierten sich ebenfalls schon früh für sie, beschrieben ihre Symptome und rätselten über die Ursachen. Einer schrieb sogar ein Buch darüber, ein Kinderbuch.

Der Frankfurter Allgemeinarzt Heinrich Hoffmann verfasste im Dezember 1844 für seinen drei Jahre alten Sohn das Kinderbuch »Struwwelpeter«, das in der Folge zum Kinderbuchklassiker wurde. Im Struwwelpeter treten gleich mehrere wilde, fahrige Kinder auf: der Zappelphilipp, der nicht stillsitzen kann, der Friederich, der ein arger Wüterich war, das Paulinchen mit dem Mangel an Selbstkontrolle und vorausschauender Planung und der verträumte Hans. Und alle bekommen ihre »gerechte Strafe«. Philipp kommt glimpflich davon, er landet nur unter dem Tischtuch, Friederich wird dagegen vom Hund »bis in das Blut hinein« gebissen, Paulinchen verbrennt, Hans ertrinkt. Wissenschaftlich beschrieben wurde die Krankheit, die wir heute ADHS nennen, zum ersten Mal 1902, mit einem Medikament zum ersten Mal behandelt 1937. Jahrzehntelang hieß sie erst einmal Minimale Cerebrale Dysfunktion oder Psychoorganisches Syndrom. Denn man glaubte, dass die Unruhe der Kinder durch eine hirnorganische Schädigung verursacht war. 1978 war es dann so weit. Als hyperkinetisches Syndrom des Kindesalters wurde die Störung in den ICD-9 aufgenommen. Dort ist sie bis heute geblieben. Nur ihren Namen hat sie geändert. Aus dem hyperkinetischen Syndrom ist ADHS geworden. Ihr Kürzel im ICD erinnert an einen Fußballverein:

F90.0. F90.0 ist eine Diagnose, die zur Verordnung einer Therapie taugt.

WARUM AUS EINER LEICHTEN STÖRUNG SCHNELL EINE SCHWERE WIRD

Nicht alle Störungen fangen klein an und schaffen es dann zum Krankheitsbild im ICD. Manche bleiben einfach nur eine Störung, die die Eltern oder aber Erzieherinnen und Lehrerinnen beunruhigt. Das Kind kann schlecht lesen und schreiben, es kann nicht gut auswendig lernen oder es kann nicht länger als fünf Sekunden auf einem Bein hüpfen. All dies sind keine Diagnosen, und damit gibt es auch kein Kürzel dafür im ICD. Was aber dann tun mit diesen Störungen, für die kein Diagnosekürzel im ICD passt? Für den Kinder- und Jugendarzt ist dies eine schwierige Frage. Will er dem Kind mit einer Therapie helfen, braucht er eine Diagnose aus dem ICD. Denn erst wenn die Störung einen medizinisch korrekten Namen hat, ist der Weg frei, sie auch mit den Mitteln zu behandeln, die das Gesundheitssystem vorhält. Also sucht der Arzt erst einmal nach einer passenden Diagnose, einer, die schwer genug ist, damit er damit auch eine Therapie verordnen darf. Denn auch nicht jedes Kürzel führt automatisch zur Therapie. So reicht es zum Beispiel nicht, aus Lese- und Rechtschreibproblemen eine veritable Leserechtschreibschwäche zu machen und sie mit dem entsprechenden ICD-Code zu belegen. Trotz des Kürzels ist die »LRS« ein Problem, um das sich Eltern und Schule kümmern müssen. Oft findet sich dann aber irgendetwas, was der Arzt mit dem Störungsbild, das er bei dem Kind sieht, in Verbindung bringen kann. Bescheinigt der Arzt zum Beispiel dem Kind, das sich so schwer mit Lesen und Schreiben tut, eine auditive Wahrnehmungsstörung, kann er dem Kind eine Therapie auf Kosten der Krankenkasse verordnen. Genauso verhält es sich auch mit dem Kind, das so schlecht auswendig lernen kann und vielleicht noch unruhig ist. Der Arzt könnte den ICD-Code für Schulschwierigkeiten in den Computer schreiben. Damit allein kann er aber gemäß Heilmittelrichtlinien keine Therapie verordnen. Wählt er dagegen F90.0, also ADHS, ist der Weg zum Therapeuten frei.

Der Arzt belegt also die vielleicht nicht einmal schwere Störung, die die Eltern oder Lehrer mit pädagogischen Mitteln beheben könnten, mit einer verwandten oder mit der schlimmstmöglichen Diagnose. So können aus Kindern Therapiepatienten werden. Dieses Verfahren ist im Fall von ADHS auch noch aus einem anderen Grund praktisch: wenn nämlich die Prüfstelle für Ärzte die Verordnungspraxis des Arztes unter die Lupe nimmt. Bestimmte Diagnosen bei besonders schweren Erkrankungen werden nämlich aus der Prüfung herausgenommen; der Arzt muss dann nicht befürchten, dass ein Regress gegen ihn verhängt wird und er Strafe zahlen muss. Ein einziger Mausklick auf den ICD-Code, und er ist diese Sorgen los.

Dass jemand die Richtigkeit der Diagnose überprüft, ist eher unwahrscheinlich. Dafür sorgt das System.

WAS THERAPIEN MIT DEM ARZTEINKOMMEN ZU TUN HABEN

Wenn Eltern in die Kinderarztpraxis kommen und eine Therapie verlangen und die Ärztin oder der Arzt versuchen, ihnen dies auszureden, denken sie vielleicht manchmal daran, dass diese Therapie Geld kostet, dass der Arzt sie ihnen deshalb nicht verschreibt. Auch Laien haben inzwischen von der Sache mit den Regressen und Budgets gehört.

Was sie aber nicht wissen: Die Sache verhält sich eher umgekehrt. Das Verordnen einer Therapie lohnt sich in der Regel finanziell viel mehr als das Nichtverordnen.

Ärzte, jedenfalls wenn sie niedergelassen sind, bekommen kein Gehalt, sondern Honorare. Jahrzehntelang funktionierte das so ähnlich wie beim Bäcker, beim Metzger, beim Rechtsanwalt oder beim Gärtner. Die Ärzte schrieben jede Leistung auf und ließen sich dafür bezahlen. Nur dass die Patienten nicht wie beim Handwerker direkt für die Leistung bezahlten. Sie zahlten jeden Monat einen je nach ihrem Einkommen unterschiedlichen Beitrag an die Kasse. Egal ob sie krank waren oder gesund. Das ist bis heute so geblieben. Das Verhältnis zwischen Kassen und Ärzten hat sich dagegen grundlegend geändert. Die Kassen bezahlen nicht mehr wie früher den Arzt für die Leistung, die er in Rechnung stellt. Denn diese Rechnungen sind im Laufe der Zeit immer höher geworden.

Das hat viel damit zu tun, dass die Menschen in Deutschland älter werden und im Alter die Krankheiten zunehmen. Gleichzeitig sind aber auch in den letzten Jahrzehnten die Möglichkeiten der Medizin größer geworden, Krankheiten zu behandeln. Die Zeiten, in denen man einen Menschen mit verschlissener Hüfte eine Krücke spendierte, sind daher zum Glück vorbei. Gelenkersatz, Organtransplantationen, Krebstherapien nach den neuesten Methoden, all das kostet jedoch viel Geld.

Immer mehr Leistungen hatten die fleißigen Ärzte aufgeschrieben, so dass die Krankenkassen ständig in Geldnot waren. Und die Krankenkassen wussten nie, ob diese Leistungen tatsächlich notwendig waren und ob der Arzt sie überhaupt erbracht hatte. 1977 wurde das Honorarsystem deshalb zum ersten Mal grundlegend erneuert. Krankenkassen und Ärztevertreter einigten sich darauf, welche Leistung überhaupt und wie hoch bezahlt werden sollte.

Einmal begrüßen: das gab es gratis. In den Hals schauen, abhören mit dem Stethoskop, Blut abnehmen, Blut untersuchen, Rezept ausfüllen: lauter Einzelleistungen, die jetzt nach einem einheitlichen Bewertungsmaßstab, dem EBM, definiert und mit einem Honorar belegt wurden. Der Arzt rechnete die vielen Einzelleistungen zusammen und bekam am Ende jedes Quartals dafür sein Geld. Viele Ärzte zählten so viele Einzelleistungen zusammen, dass Fachleute sich wunderten. Sie rechneten nach, dass manche Ärzte rund um die Uhr arbeiten mussten, um so viele Leistungen zu erbringen. Und sie warnten, dass das Gesundheitssystem bald kurz vor dem Zusammenbruch stand, wenn es so weiterginge.

Diese Warnungen sind seitdem nie mehr verklungen. Denn obwohl sich Heerscharen von Experten seit Jahrzehnten Gedanken machen, wie man mit Hilfe von Pauschalen und Budgets die Honorare für die »Leistungserbringer« gerecht verteilen und gleichzeitig deckeln könnte, wie man möglichst viel Medizin für nicht immer mehr Geld bekommen könnte, steigen die Kosten stetig. Viele kleine und einige große Gesundheitsreformen haben versucht, die »Kostenexplosion im Gesundheitswessen« in den Griff zu bekommen, dauerhaft gelungen ist es keiner.

2011 gab es die vorläufig letzte einschneidende Gesundheitsreform. Diesmal wurden Regelleistungsvolumina eingeführt, um die Ärztehonorare noch besser als bisher unter Kontrolle zu halten. Hinter dem Wortungetüm verbirgt sich eine feine Idee: Jeder Arzt darf ab jetzt nur noch so viele Patienten behandeln wie im Vorjahr. Gleichzeitig gibt es für noch mehr Leistungen Pauschalen. Allerdings sind diese Pauschalen von Bundesland zu Bundesland, von Krankenkasse zu Krankenkasse, von Kassenärztlicher Vereinigung zu Kassenärztlicher Vereinigung unterschiedlich. Das hob natürlich nicht gerade die Stimmung unter den Ärzten, jedenfalls nicht die Stimmung der Ärzte, die weniger Geld für die gleiche Leistung bekommen als ihr Kollege ein paar hundert Kilometer weiter.

Auch die Pauschalen an sich sind ein bisschen tückisch. Egal ob eine Mutter einmal oder zehnmal im Quartal in die Praxis kommt, ob das Kind Schnupfen oder Krebs hat – die Ärztin oder der Arzt bekommt bis auf wenige Sonderleistungen immer die gleiche Summe: 24 Euro pro Quartal in meinem Kassenbezirk. Sie müssen reichen für Praxismiete und -unterhalt, Versicherungen, Neuanschaffungen, Mitarbeiterinnengehälter und das eigene Gehalt.

Kommt eine Mutter mit einem Therapiewunsch, kann der Kinderarzt sich überlegen: Spreche ich jetzt lange mit der Mutter, untersuche ausführlich das Kind, teste es, rufe die Erzieherinnen im Kindergarten an und frage, wie das Kind sich dort verhält, rede wieder mit der Mutter, schaue mir nach ein paar Wochen noch einmal das Kind an, rede wieder mit der Mutter …?

Oder untersuche ich das Kind, rede schnell mit der Mutter, schicke das Kind in ein sozialpädiatrisches Zentrum, wo es ausführlich getestet wird, und verordne dann eine Therapie?

Oder verordne ich, so schnell es geht und ohne den Umweg über das sozialpädiatrische Zentrum, eine Therapie?

Man muss kein Betriebswirt sein, um zu sehen, dass sich das Verordnen einer Therapie häufig mehr lohnt für den Arzt, als keine Therapie zu verordnen und nach anderen Wegen zu suchen.

GRENZEN UND REGRESSE

Die Krankenkasse prüft nicht nach, wie sorgfältig der Arzt oder die Ärztin das Kind untersucht hat, wie lange er oder sie mit der Mutter gesprochen hat. Sie sieht nur, dass der Arzt oder die Ärztin das Kind untersucht haben.

Natürlich wissen auch die Kassen, dass es leicht ist, Patienten massenhaft Medikamente, Hilfs- und Heilmittel zu verschreiben und sich damit Zeit zu kaufen und Streitereien mit Patienten zu vermeiden. Deshalb schreiben sie allen niedergelassenen Ärztinnen und Ärzten ein festes Budget vor für die Arznei-, Hilfs- oder Heilmittel. Überschreite ich diese Richtgröße, kann es sein, dass ich eine Strafe zahlen muss, den von den meisten Ärzten gefürchteten Regress.

Schlaflose Nächte bereitet mir der Regress nicht. Denn das Budget ist reichlich bemessen, so reichlich, dass ich es nicht einmal annähernd ausschöpfen kann.

In Nordrhein, meiner KV-Region, dürfen Kinder- und Jugendärzte in jedem Quartal pro Patient etwas über 24 Euro für Heilmittel ausgeben, genauer gesagt: 24,77 Euro. Bevor jetzt alle Eltern aufschreien, weil 24 Euro und ein paar Cent pro Patient viel zu wenig ist, wenn schon eine einzige Therapiestunde mehr als 24 Euro kostet: die Richtgröße ist ein Durchschnittswert. Der Arzt kann sie auf alle seine Patienten umlegen. Hat er zum Beispiel 1000 Patienten pro Quartal, kann er 24 380 Euro an Therapien verschreiben. Und wenn er dann noch chronisch kranke und schwerbehinderte Kinder unter seinen Patienten hat oder wenn seine Praxis in einem sozial schwierigen Stadtviertel liegt, darf er noch mehr ausgeben. Alles in allem also gar nicht so schlecht. Sogar eher mehr als genug.

Obwohl ich viele schwerkranke Kinder medizinisch versorge, liege ich mit meinem Heilmittelbudget seit Jahren unter 30 Prozent der Richtgröße und versorge damit meine Patienten so, dass sie sich gut entwickeln und kein Kind etwa nach der Schuleingangsuntersuchung zurückgeschickt wird, weil ihm grundlegende Kompetenzen für die Schulreife fehlen.

Das Geheimnis, wie man Kinder gut und verantwortungsvoll versorgt und dennoch weit unter den Richtgrößen der Krankenkassen bleibt, ist simpel und gleichermaßen anspruchsvoll: intensive Beziehungsarbeit. Einen großen Teil meiner Arbeitszeit verbringe ich damit, vor allem bei den Vorsorgeuntersuchungen Eltern zu stärken und zu ermutigen, gemeinsam mit ihren Kindern zu spielen, zu lesen, zu kochen, zu essen. Ich frage nach, wer sich in der Familie um die Sprachförderung des Kindes kümmert, wer mit dem Kind spielt und tobt, wer sich abends mit dem Kind zum Vorlesen aufs Sofa setzt, ich warne, wenn ich Fehlentwicklungen und Vernachlässigung sehe, und überprüfe, wie es mit der Entwicklung weitergeht.

Kinder, deren Eltern Therapien verlangen, untersuche ich lange und ausführlich. Zuvor bitte ich um ein Gespräch mit den Erzieherinnen oder Lehrerinnen, die der Ansicht sind, das Kind sei nicht normal. Die meisten Eltern organisieren das gerne.

Zu Anfang des Gesprächs rege ich die Erzieherin oder Grundschullehrerin dazu an, das Kind zu beschreiben. Es folgt dann meist eine lange Aufzählung von Defiziten: Kompetenzen, die dem Kind fehlen, Fähigkeiten, die es trotz aller pädagogischen Anstrengungen nicht erlernt, wo es stört, wo es sich widersetzt.

Wenn alle Schwächen und Störungen genannt sind, frage ich nach: »Gibt es denn vielleicht irgendetwas, was das Kind gut kann? Irgendeine Fähigkeit? Und wie setzt es diese ein? Was hilft ihm, im Alltag in der Kita bzw. Schule zurechtzukommen? Was macht ihm Spaß? Wo blüht es auf?«

Ich frage nicht nur, um die Erzieherinnen oder Grundschullehrerinnen auf andere Gedanken zu bringen. Die Fragen dienen auch dazu, herauszubekommen, welche Ressourcen das Kind hat. An diesen Ressourcen können sich Eltern, Erzieherinnen oder Grundschullehrerinnen orientieren. Sie können sie fördern und dem Kind damit helfen, sich selbst zu entwickeln. Denn nicht jede Teilleistungsschwäche, nicht jede Reifungsverzögerung ist ein Fall für den Therapeuten. In den meisten Fällen, die mir vorgestellt werden, holen Kinder solche Defizite aus eigener Kraft, mit Unterstützung ihrer Eltern oder Pädagogen auf. Bei nur wenigen ist eine Therapie sinnvoll.

Nach dem Gespräch mit der Erzieherin oder Lehrerin spreche ich mit den Eltern. Ich lasse mir die Hefte der Kinder zeigen, ich bitte die Kinder, mit Buntstiften ein Bild zu malen, ein Bild aus einem Bilderbuch oder eines der Bilder in der Praxis zu erklären. Mit Kindern, die angeblich mit vier Jahren noch nicht im Wechselschritt die Treppe heruntersteigen können, mache ich einen kleinen Ausflug in unser Treppenhaus und schaue ihnen beim Treppensteigen zu. Ich spreche mit den Kindern über ihr Lieblingsessen, lasse sie erzählen, was man etwa braucht, um einen Kuchen zu backen oder Spaghetti mit Soße zu kochen. So erfahre ich viel über die fein- und grobmotorischen Fähigkeiten des Kindes, seine intellektuelle Entwicklung, seinen Sprachstand, aber auch viel darüber, wie die Familie zusammenlebt, wie Eltern und Kinder miteinander kommunizieren – oder auch nicht. Erst wenn ich sicher bin, dass zur Überwindung der Probleme eine Therapie notwendig ist, verordne ich dem Kind Logopädie, Ergotherapie oder Physiotherapie. Hat das Kind schwerwiegende Störungen, vielleicht sogar in mehreren Entwicklungsbereichen, lasse ich das Kind in einem sozialpädiatrischen oder neurologischen Zentrum noch einmal ausgiebiger testen, um die Störungen einzukreisen und die Therapie genau an den Störungen auszurichten. Danach sollten in halbjährlichen bis jährlichen Kontrollen die Fortschritte des Kindes dokumentiert und überprüft werden, was die Therapien bewirkt haben.

Mit den Eltern, deren Kind Entwicklungsstörungen hat, weil zu Hause niemand mit ihm spricht, ihm vorliest, gemeinsam spielt, isst, spazieren geht, suche ich nach anderen Wegen. Das ist häufig mühsam; denn viele Eltern glauben, dass Therapeuten ihr Kind wie in einer Art Werkstatt reparieren können und dass sie ihr Kind nach dem Ende der Therapie repariert und optimiert zurückbekommen und dass es in der Familie weitergehen kann, wie bisher, nur dass das Kind jetzt besser läuft. Auch mit den Eltern, die Therapien verlangen, weil sie ihr völlig normal entwickeltes Kind für den Schuleintritt »fit machen« lassen wollen, spreche ich ausführlich, ebenso mit den Eltern von Grundschülern, die ihr Kind »tunen« wollen, weil ihnen die durchschnittlichen Leistungen nicht reichen und das Kind besser werden soll.

Die meisten Eltern, überforderte wie überehrgeizige, wollen ja nur das Beste für ihr Kind. Im Alltag verlieren sie oft den Blick dafür, was das Beste ist. Nach einem Gespräch gelingt es ihnen oft, in ihrem Familienalltag Strukturen zu ändern, ihr Kind bei seinen Entwicklungsaufgaben besser zu unterstützen. Vor allem gelingt es ihnen besser, ihre eingeschränkte Perspektive aufzugeben, mit der sie das Kind beobachten und ständig nach Mängeln und Problemen suchen.

Viele meiner Kolleginnen und Kollegen halten es ebenso. Sie konzentrieren sich auf das Wohl ihrer Patienten, versorgen diese gut und bleiben damit wie von selbst unter den Richtgrößen. Unter diesen Kolleginnen und Kollegen sind viele, die in eher bürgerlichen Gegenden ihre Praxen haben, aber auch viele Kinderärzte wie Detlev Geiß. Er praktiziert in Chorweiler, einem Hochhausviertel im Norden von Köln, dem Einwanderer aus 100 Ländern leben. Seine Kollegen sind schon lange weggezogen, den Privatpatienten hinterher in andere Stadtviertel. Geiß ist der letzte Kinderarzt in Chorweiler. So gut wie alle Patienten in seiner Praxis haben Probleme, die Lehrerinnen, Erzieherinnen und Eltern gern mit Therapien lösen würden. 1996 gründete Geiß gemeinsam mit engagierten

Pädagogen den Verein »Kindernöte«. Der Verein hilft durch Willkommensbesuche bei Neugeborenen, Beratung für Familien mit Kleinkindern, Straßenkinderprojekte und eine Spaßschule, in der Kinder mit Lernstörungen und sozialen Auffälligkeiten erfahren, wie Lernen wieder Spaß machen kann. Zusammen mit anderen Hilfsorganisationen bildet der Verein ein gut funktionierendes Netzwerk. Es hilft, die Menschen in Chorweiler auf eigene Füße zu stellen und erziehungskompetent zu machen. Entwicklungsstörungen können so am Ursprungsort in der Familie, in der Kita und Schule verhindert oder behoben werden. Geiß ist stolz darauf, dass sich viele Kinder trotz größter Startschwierigkeiten durch die Hilfe seines Vereins und durch das große Netzwerk ihren Fähigkeiten gemäß entwickelt haben. Ohne Logo- und Ergotherapie.

12 WARUM ES SO SCHWER IST, NEIN ZU THERAPIEN ZU SAGEN

Vor der Therapie kommt die Verordnung; diese Therapieverordnung stellen Kinder- und Jugendärzte aus. Wir sind daher eine Art Türsteher des Gesundheitswesens. Wir entscheiden, welches Kind Therapie bekommt, welche Therapie es bekommt, wie lange und wie oft. Richtlinien verpflichten uns, Therapien als Heilmittel zu verordnen, nicht als Pädagogik-Ersatz. Uns allen ist bewusst, dass wir zu viele Therapien verordnen, dass hier etwas gründlich falsch läuft, dass Therapien für viele Kinder das falsche Mittel sind, weil sie das zugrundeliegende Problem des Kindes nicht lösen.

Warum verordnen wir Therapien nicht einfach nur den Kindern, die sie wirklich brauchen, weil sie chronisch krank oder behindert sind? Diese Kinder brauchen oft über einen längeren Zeitraum oder mehrmals in der Kindheit Therapien. Nach Schätzung von Experten sind das bis zu fünf Prozent aller Kinder. Dann gibt es die Kinder, die trotz Unterstützung durch die Eltern so starke Entwicklungsstörungen haben, dass sie zusätzliche Therapien benötigen. Dies sind zusätzlich fünf bis sieben Prozent aller Kinder.

Warum aber verordnen Kinderärzte massenhaft Logopädie, Ergotherapie und Physiotherapie für Kinder, deren Probleme

194

psychosoziale Ursachen haben? Für die vielen Kinder, deren Sprachfähigkeiten verkümmert sind, weil zu Hause niemand mit ihnen spricht? Für Kinder, deren Fein- und Grobmotorik unterentwickelt sind, weil niemand mit ihnen malt und bastelt und draußen klettert und läuft? Oder für die überbehüteten und verwöhnten Kinder, denen die Eltern noch mit vier Jahren die Schnürsenkel zubinden und das Brötchen schmieren?

Einer der wichtigsten Gründe für die massenhafte Verordnung von Therapien hat mit der Aus- und Weiterbildung der Mediziner zu tun. Im Studium lernen die angehenden Kinderärzte die anatomischen, biologischen, physiologischen und biochemischen Grundlagen, die das Funktionieren des menschlichen Körpers möglich machen, sie lernen die Funktionen der Organe kennen, welcher Nerv für welche Aufgabe gebraucht wird, wie Muskeln aufgebaut sind und wie sie funktionieren und so fort. Im Mittelpunkt steht dabei immer die Unterscheidung von gesund und krank. Die Studierenden lernen, gesund von krank, normal von pathologisch zu unterscheiden und wie man aus kranken Menschen gesunde Menschen macht. Dabei saugen sie die Überzeugung von der fast unbegrenzten Machbarkeit in sich auf. Und am Ende ihres Studiums sind die meisten überzeugt, dass so gut wie jede Krankheit heilbar ist. Und ist sie nicht heilbar, ist es lediglich noch eine Frage der Zeit und der Forschung, bis sie es endlich ist. Ist das Examen geschafft, folgt die Weiterbildung in der Klinik. Angehende Kinderärzte erleben dort Patienten, die wegen einer akuten oder auch chronischen Krankheit oder wegen eines Unfalls Hilfe brauchen. Sie lernen Frühgeborene zu beatmen und zu ernähren, bis sie nach ein paar Wochen den Brutkasten gesund verlassen können, sie lernen, Säuglinge mit schwerem Durchfall oder Gehirnhautentzündung, Klein-kinder mit Leukämie, Schulkinder mit Rheuma oder puber-tierende Jugendliche mit Hormonstörungen zu behandeln. In den letzten Jahren haben sie auch gelernt, früher hierzulande unbekannte Krankheiten zu erkennen und zu behandeln: Aids, Malaria, Sichelzellanämie und neue Immundefekte.

Die angehenden Kinder- und Jugendärztinnen und -ärzte erleben ihre Patienten immer nur ausschnitthaft in einem äu-ßerst kleinen Zeitfenster. Viele Kinder sehen sie nur ein ein-ziges Mal in der Ambulanz der Kinderklinik. Manchmal be-treuen sie sie ein paar Tage oder höchstens Wochen auf der Station. Dann werden die Kinder entlassen, und sie sehen sie meist nicht mehr wieder. Das Wissen, wie sich Kinder über viele Jahre entwickeln und wie man diese Entwicklung beur-teilt, erwerben die jungen Mediziner in ihrer Weiterbildung in der Klinik nicht. Zum Glück hat sich in den letzten Jahren die Weiterbildungsordnung geändert. Junge Mediziner können nun auch einen Teil ihrer Weiterbildung in Praxen niederge-lassener Ärzte absolvieren. Doch ein Jahr Mitarbeit in einer Praxis reicht nicht, um Kompetenz in Fragen der kindlichen Entwicklung zu erlangen.

DIE KUNST DER MEDIZIN: SO VIEL NICHTS TUN WIE MÖGLICH

Bis aus einem guten Mediziner ein ebenso guter Kinder- und Jugendarzt geworden ist, der Eltern über Jahre hinweg ein kompetenter Ratgeber und Wegweiser sein kann, braucht es viele Jahre Erfahrung. Einer meiner Lehrer an der Universität brachte es in einer Vorlesung vor unserem letzten Staatsexamen auf den Punkt. Er schaute uns mit ernstem Blick an und sagte: »Sie stehen jetzt am Ende des Studiums und wissen sehr viel über alle möglichen Erkrankungen, viel über apparative Diagnoseverfahren, sehr wenig über Therapien und so gut wie nichts über deren Anwendung. In vier bis sechs Jahren, am Ende Ihrer Facharztausbildung, wissen Sie noch mehr über Krankheiten, noch mehr über Diagnoseverfahren und vor allem noch mehr über Therapien: Welche es gibt, wie man sie anwenden kann und was Sie alles damit heilen können. Aber es wird noch einmal fünf bis zehn Jahre dauern, bis Sie wissen, wann Diagnoseverfahren überflüssig sind, weil sie Patienten nicht weiterhelfen, sondern nur belasten, und wo eine Therapie nicht heilen kann. Wo die Therapie Ihren Patienten vielleicht sogar schadet, wo Sie also besser keine Therapie machen. Erst dann sind Sie ein guter Arzt.«

Ich habe die Worte meines Lehrers nie vergessen. Auch ich habe viele Jahre gebraucht, um zu wissen, ob, wann und welche Therapie einem Kind hilft. Und mindestens genauso viele Jahre, um zu wissen, wann man sie besser nicht verordnet.

Zu beurteilen, ob ein Kind sich normal entwickelt oder ob es krank ist oder krank zu werden droht und eine Therapie braucht, ist außerordentlich schwierig, viel schwieriger als etwa bei einem Erwachsenen. Deren Organe, Skelett und Muskeln sind ausgewachsen, ihr Geist und ihre Psyche sind relativ stabil. Kinder dagegen entwickeln sich und wachsen. Wie gut sich Körper, Geist und Seele entfalten, hängt davon ab, welche Entwicklungskompetenzen das Kind dabei erwerben kann. Jede neue Fähigkeit, die ein Kind lernt, muss auf einer bereits vorhandenen aufbauen. So entwickelt sich das

Kind Schritt für Schritt. Bis weit in das Erwachsenenalter reicht dieser Prozess, aber die Grundlage wird in den ersten Jahren gelegt.

Kinderärzte müssen erkennen, auf welcher jeweiligen Entwicklungsstufe sich das Kind befindet. Das wäre ein Kinderspiel, wenn alle Kinder die gleichen Anlagen hätten und sich im gleichen Alter gleich schnell entwickeln würden. Aber so ist es nicht. Jedes Kind ist ein »Unikat«, es bringt individuell unterschiedliche Anlagen mit auf die Welt. Diese bestimmen mit darüber, wann sich welche Fähigkeiten entwickeln und in welchem Tempo diese Entwicklung vonstattengeht. Und natürlich spielen auch die äußeren Bedingungen, unter denen das Kind aufwächst, in Wechselwirkung mit den vererbten Anlagen bei der Entwicklung eine Rolle. Alles zusammen sorgt dafür, dass sich jedes Kind nach einem ganz individuellen Bauplan entwickelt, manche schnell, manche eben langsam.

Lukas

Da ist Lukas, zwei Jahre und zwei Monate alt. Er spricht fehlerlos ganze Mehrwortsätze. Seine Mutter erzählt, dass sich Lukas heute Morgen geweigert habe, in die Spielgruppe zu gehen.
»Warum, Lukas?«
»Da ist es mir zu langweilig.«
»Und warum ist es da zu langweilig?«
»Weil ich die anderen Kinder was frage, und die sagen nichts. Ich kann mit denen nicht reden. Das ist mir langweilig.«

Hendrik

Hendrik ist genau ein halbes Jahr älter als Lukas. Er kann »Mama« sagen und weitere fünf bis zehn Worte, die meisten davon sind nur Wortfetzen: Wau, Brrr, Tüt. Nur die Eltern verstehen Hendrik. Und sie machen sich große Sorgen. Wie soll es mit dem Jungen weitergehen, wenn er nicht sprechen kann?

Hendriks Gehör wurde gleich nach der Geburt und ein weiteres Mal mit zwei Jahren getestet. Alles in Ordnung. Hendrik versteht auch, was ihm andere Menschen sagen. Er reagiert angemessen, seine ganze übrige Entwicklung ist altersentsprechend. Aufmerksam schaut er sich mit mir ein Bilderbuch an. Seine Mutter berichtet, dass Hendrik sich auf dem Spielplatz mit anderen Kindern leicht verständigen kann. Er kommuniziert durch Gesten und durch Mimik. Wir verabreden, dass Hendrik jetzt erst einmal so schnell wie möglich in den Kindergarten geht. Dort wird er von anderen Kindern lernen. Zusätzlich soll die Mutter ein spezielles Elterntraining machen, um ihn auch zu Hause fördern zu können. Ein halbes Jahr später sehe ich Hendrik wieder. Jetzt ist von der Sprachverzögerung nichts mehr zu merken ganz ohne therapeutische Hilfe.

Kinderärzte brauchen jede Menge Wissen und Erfahrung, um zu erkennen, ob sich die Entwicklung noch im Gesunden vollzieht, ob sie gestört ist oder sogar stagniert.

DIE ANGST VOR DEM BEHANDLUNGSFEHLER

Früher neigten Ärzte eher dazu, die Eltern zu beruhigen. »Das wächst sich schon noch aus«, sagten sie, wenn das Kind sich für die Eltern fremdartig verhielt und zum Beispiel eine Kontaktaufnahme über Körperkontakt, Lächeln und Sprache in den ersten zwei Jahren kaum möglich war. Manchmal stellte sich dann einige Zeit später heraus, dass das Kind eine Autismusstörung oder eine geistige Behinderung hatte. Ebenso konnte es vorkommen, dass der Arzt bei einer deutlich verzögerten Sprachentwicklung zu lange mit einer Therapie wartete und das Kind am Ende große Probleme mit dem Wortschatz und der Grammatik hatte, die nur schwer zu behandeln waren.

Heute geht kein Kinder- und Jugendarzt dieses Risiko mehr ein. Und so werden Störungen, die ein Arzt bei entsprechender Ausbildung und Kompetenz als Normvariante erkennen kann, im Zweifelsfall lieber für abnorm und krankhaft erklärt und einer Therapie zugeführt. Nicht zuletzt auch, damit die Eltern der Ärztin oder dem Arzt nicht eines Tages vorwerfen können, er habe eine Entwicklungsstörung übersehen.

Die zunehmende Bereitschaft von Patienteneltern, Ärzte wegen Behandlungsfehlern zu verklagen, spielt hier sicherlich eine Rolle. Aber es muss nicht einmal eine Klage sein, die sich dann nach Jahren (die Mühlen der Justiz arbeiten in Zeitlupe) in nichts auflöst, vorher aber alle Beteiligten an den Rand des Nervenzusammenbruchs oder darüber hinaus geführt hat. Schon die Drohung der Eltern, den Kinder- und Jugendarzt an den Internetpranger zu stellen, kann ausreichen, dass der Arzt die Verordnung ausfüllt.

Ein ebenfalls beliebtes Mittel, um dem Wunsch nach Therapie Nachdruck zu verleihen, ist die Ankündigung der Eltern: »Dann suchen wir uns eben eine andere Praxis.« Arztpraxen sind kleine Wirtschaftsunternehmen. Wenn die Eltern ihre Drohung wahrmachen, wird die Erfahrung mit dem »unmöglichen Arzt« auf dem Spielplatz weitergegeben und die Chipkarte des Kindes und die der Geschwisterkinder werden demnächst in einer anderen Praxis eingelesen und abgerechnet. Noch schmerzhafter ist ein solcher Wechsel, wenn der Patient privat versichert ist.

Dann doch lieber die Auffälligkeit des Kindes mit einer Diagnose zur Krankheit machen und eine Therapieverordnung ausstellen! Denn die Therapie bekommt das Kind ja sowieso, wenn nicht hier, dann vom Allgemeinarzt in der Nachbarpraxis. Und wenn es Sprachtherapie sein soll, stellt die Verordnung auch gerne der Hals-Nasen-Ohrenarzt aus.

Dass durch eine falsche Diagnose und unnötige Therapie dann Kind und Eltern belastet werden, verdrängen alle Beteiligten: der Kinder- und Jugendarzt, der sie verordnet hat, die Eltern bzw. Erzieherinnen und Lehrerinnen, die von uns die Therapie gefordert haben, um nur ja nichts zu versäumen, und auch die Therapeuten.

THERAPEUTEN AM TROPF DER ÄRZTE

Therapeuten sind wie Ärzte Marktteilnehmer im Gesundheitswesen. Aber sie haben keinen eigenen Zugang zu diesem Markt. Sie können nur über Ärzte dorthin. Sie hängen am Verordnungsblock der Ärzte wie der Kranke am Infusionstropf. Sie brauchen die Verordnung des Arztes, um tätig zu werden, um mit ihrer Praxis zu überleben. Ärzte spielen also nicht nur für die Eltern eine Schlüsselrolle als Türhüter, sondern auch für Therapeuten.

Pharmahersteller, die mit ihren Medikamenten in einer ähnlichen Situation sind, versuchen Ärzte auf vielfältige Weise zu beeinflussen. Sie schicken Vertreter in die Praxen, die davon erzählen, wie toll ihr in jahrelanger Forschungsarbeit teuer entwickeltes Medikament ist; dabei verschenken sie wie jede Firma Kulis, Handcremes und kleinen Schnickschnack für die Mitarbeiterinnen, sie schalten Anzeigen in Ärztezeitschriften und laden Ärzte zu Fortbildungsveranstaltungen in schönen Hotels in schönen Städten ein, damit die Ärzte am Ende zum Rezeptblock greifen und ihr Produkt verordnen – was viele meiner Kollegen aber ablehnen und was auch mehr und mehr verboten wird. Therapeuten haben diese Möglichkeit nicht. Sie können den Arzt durch ihre Arbeit überzeugen. Das ist der seriöse Weg, den zum Glück die meisten Therapeuten wählen. Viele Ärzte sind froh, wenn sie ihre Patienten an kompetente Therapeuten verweisen können und wenn die Therapeuten sich mit ihnen absprechen, was zu tun ist und wie die Therapie wirkt.

Aber dann gibt es auch die Therapeuten, die versuchen, über die Eltern Zugang in den Gesundheitsmarkt zu bekommen. Sie ziehen durch die Kitas und Schulen und machen dort Werbung in eigener Sache. Sie halten Vorträge und legen ihre Flyer und Visitenkarten aus. Viele Eltern hören in solchen Veranstaltungen dann zum ersten Mal, dass ihr Kind, das mit vier Jahren beim Anblick eines gepflegten Rasens immer noch »drünes Dras« sagt, dringend eine Sprachtherapie braucht, wenn es nicht den Anschluss verlieren will. Diese Eltern stehen dann oft schon wenige Tage nach dem Vortrag in der Kinder- und Jugendarztpraxis und verlangen eine Therapieverordnung.

DER VERBAUTE WEG IN DIE PÄDAGOGIK

Ärzte sind in gewisser Weise Gefangene des Gesundheitssystems. Obwohl pädagogische Maßnahmen in vielen Fällen die Entwicklung eines Kindes weit besser und auch kostengünstiger voranbringen könnten, können Ärzte sie nur mit großem Aufwand und viel Papierkram beantragen. Die Krankenkassen bezahlen nur für Heilmittel, nicht für Pädagogik. Und dies, obwohl die Heilmittelrichtlinien vorsehen, dass Therapien erst verordnet werden dürfen, wenn pädagogische Hilfen nichts gebracht haben.

Viele Ärzte haben auf den »ganzen Papierkram«, der mit pädagogischen Maßnahmen verbunden ist, keine Lust. Für Therapien gibt es dagegen fertige Formulare, die der Computer ruckzuck ausfüllt. Dazu kommt, dass es in Deutschland nur etwas über 800 Frühförderstellen und 145 sozialpädiatrische Zentren gibt, die Kindern mit Heilpädagogik helfen könnten. Die Wartezeiten sind oft lang. Aber das Kind soll so schnell wie möglich Hilfe bekommen, die Eltern sollen sich nicht von dem Arzt und von der Medizin abwenden und Hilfe bei dubiosen Heilern, womöglich noch Sekten suchen. Und da es so gut wie an jeder Ecke eine Therapeutenpraxis gibt, verordnet der Kinderarzt halt eine Therapie.

IRGENDWIE WILL ICH DOCH HELFEN

In der Zunahme von Therapien spiegeln sich aber nicht nur die zu seltene Erreichbarkeit von pädagogischer und heilpädagogischer Förderung, der Druck der Eltern und Therapeuten und die Unsicherheit mancher Kinder- und Jugendärzte wider, welche Auffälligkeiten im Zweifel noch Zeichen einer normalen Entwicklung oder schon krankhafte Störungen sind.

In vielen Fällen ist es einfach der Wunsch, »irgendwie« dem Kind zu helfen, der die Ärzte zum Verordnungsblock greifen lässt. »Ut aliquid fiat!« – »Damit irgendetwas passiert!«, sagen Ärzte von alters her, wenn sie mit ihrem Latein am Ende sind.

Bei Kinder- und Jugendärzten passiert auf den ersten Blick nicht viel. Sie setzen keinen riesigen Gerätepark ein, um Krankheiten zu entdecken, sie operieren nicht, sie verabreichen Impfungen und bei Bedarf Medikamente, ansonsten besteht ihr ärztliches Handeln aus Reden. Wenn der Kinderarzt merkt, dass seine Worte bei den Eltern nicht ankommen, dass sie ihm nicht glauben oder ihn einfach nicht verstehen, dann wird es schwierig, dann schwindet auch das Vertrauen in die eigene Arbeit. Dann überlegt man, was man außer Worten für das Kind tun kann. Denn es muss ja etwas passieren. Wir sind uns bewusst, dass wir nicht dazu da sind, die Schwachpunkte der elterlichen Erziehung und der Pädagogik in Kitas und Grundschulen aufzufangen, auch nicht das Versagen der Politik, die zu wenig für die Familien tut. Wir wissen, dass die Entwicklungshindernisse zu Hause und in Kindergärten oder Schulen beseitigt werden müssten, um den Kindern wirklich zu helfen. Aber wir sehen uns als Anwälte der Kinder. Wir wollen, dass sie sich gut entwickeln, wir wollen helfen. Und weil es offenbar kein anderer tut, versuchen wir es. Also überlegen wir, was wir zur Verfügung haben, wenn alles Beraten und Zureden nicht hilft. Und dann fällt uns die Therapie ein, wenn sie nicht schon von der Mutter gefordert wird. »Ich kann doch nicht ignorieren, wenn ich sehe, dass ein Kind zu Hause nicht richtig gefördert wird«, seufzte einmal eine Kollegin. Und ein anderer Kinder- und Jugendarzt erzählte mir, dass er regelmäßig Kindern, die zu Hause keinerlei entwicklungsförderliche Anregung bekommen, Therapien verschreibe, »damit sich wenigstens einmal in der Woche jemand 30 bis 45 Minuten liebevoll und unterstützend mit dem armen Kind beschäftigt«.

So werden kleine Abweichungen von der Entwicklung als Störung klassifiziert und Therapien verordnet, weil ein Nicht-Verordnen sich anfühlt wie unterlassene Hilfeleistung. Dem Kind wird mit der Therapie oft nicht geholfen. Aber alle Beteiligten – der Kinder- und Jugendarzt, die Therapeutin, die Eltern, die Erzieherin oder Grundschullehrerin und auch die Politik – atmen auf: Es wird ja etwas getan.

13 WEM HELFEN THERAPIEN?

Es gibt kaum einen Kinder- und Jugendarzt, der nicht über die Therapieinflation klagt. Das klingt ein bisschen schräg, da 70 Prozent aller funktionellen Therapien für Kinder und Jugendliche von genau diesen Ärzten verordnet werden. »Aber was sollen wir machen, wenn leistungsorientierte Eltern uns Druck machen, weil sie ihr Kind zu Bestleistungen bringen wollen oder weil winzige Auffälligkeiten sie stören?«»Was sollen wir tun, wenn wir sehen, dass Kinder in ihren Familien nicht richtig gefördert werden?«»... wenn überlastete Erzieherinnen und Grundschullehrer uns die Kinder schicken, anstatt sie in den Einrichtungen erst mal so zu nehmen, wie sie sind, sie zu beobachten und pädagogisch zu fördern?«, klagen die Pädiater und trösten sich selbst mit dem Motto »Besser eine Therapie verordnen als gar nichts tun«.

Der Satz klingt so ähnlich wie der Lieblingssatz vieler Patienten: »Lieber einmal zu oft zum Arzt als einmal zu wenig.«

»Besser-als-Weisheiten« dienen meist dazu, das eigene, etwas irrationale Verhalten zu erklären. Sie beruhigen und sorgen dafür, dass alles so bleibt, wie es ist. Richtig sind sie selten.

Bereits 2001 sprach Hans-Georg Schlack, der damalige Leiter des Kinderneurologischen Zentrums Bonn auf dem

Herbst-Kongress der Kinder- und Jugendärzte (BVKJ) in Bad Orb über den Sinn und Nutzen funktioneller Therapien. Schlack hat in seinem Zentrum über Jahre verfolgt, wie sich der Therapie- und Förderwahn ausbreitete. Und er hat sich wissenschaftlich immer wieder mit der Frage nach dem Nutzen der Therapien beschäftigt und versucht, Wissen über die kindliche Entwicklung für die kinderärztliche Praxis nutzbar zu machen. Jetzt saßen Kinder- und Jugendärzte aus ganz Deutschland vor ihm und lauschten.

»Wenn man an die Therapieeffekte glauben will, dann muss man Optimist sein«, sagte der gebürtige Schwabe Schlack und fuhr fort. »Und ein Optimist ist nach schwäbischer Definition ein Bauer, der auf seinem Acker furzt und glaubt, er habe ihn gedüngt.«

Das Publikum reagierte belustigt. Schlack ist inzwischen emeritiert, die Entwicklungen in der Kinderheilkunde verfolgen er und seine Frau, eine Gesundheitswissenschaftlerin, weiterhin mit großem Interesse.

Die kleine Begebenheit von dem Kongress erzählt Schlack dem Besuch nicht nur, weil sich hinter der Geschichte vom pupsenden Bauern die – satirisch zugespitzte – Wahrheit über Therapien verbirgt. Nämlich dass es kaum möglich ist, die Wirksamkeit von Logopädie, Ergotherapie oder Physiotherapie wissenschaftlich nachzuweisen. Sie wirft auch ein Schlaglicht auf die Tatsache, dass Kinderärzte vom begrenzten Nutzen der Therapien für Kinder mit Entwicklungsproblemen wissen und gleichzeitig viele von ihnen ohne genaue Prüfung Therapien verordnen. Im Lachen der Kongressteilnehmer über die kleine Anekdote hat sich damals die Spannung zwischen Wissen und Handeln für einen Moment gelöst.

Geändert hat sich dadurch kaum etwas. Im Gegenteil. Die ohnehin hohen Verordnungszahlen sind im letzten Jahrzehnt noch einmal angestiegen. Allein im Jahr 2013 haben Ärzte im ambulanten Bereich etwa drei Millionen Therapien für Kinder und Jugendliche verordnet. Drei Millionen Therapien mit insgesamt unfassbaren 25 Millionen Therapieeinheiten für Kinder und Jugendliche. Dazu noch einmal viele Millionen Therapiestunden, die chronisch kranke und behinderte Kinder und Jugendliche in Frühförderzentren und Rehakliniken bekamen. Dennoch weiß bis heute niemand genau, welchen Nutzen diese Therapien haben. Krankenkassen sammeln nur die Daten und basteln daraus Statistiken, an denen man den Anstieg von Therapien ablesen kann. Und natürlich bezahlen sie mit unseren Beiträgen die Therapien. Aber sie lassen den Nutzen nicht erforschen. Kein Wunder, denn solche Studien kosten viel Geld und sind schwierig durchzuführen. Außerdem wissen die Kassen und oft nicht einmal die Ärzte selbst, was in der Therapie geschieht.

BLACKBOX THERAPIE

Ein Kind bekommt eine Verordnung über eine Therapie, weil es unruhig ist, zappelig, ungeschickt und weil es schlecht spricht. Und was passiert dann? Einen Blick auf das, was in therapeutischen Praxen geschehen kann, erlaubt uns Justins Geschichte. Wir erinnern uns: der Sechsjährige, dessen Fall 580 Ergotherapeuten vorgelegt wurde. Die Ergotherapeuten schlugen vor, Justin zu beobachten und zu testen. Sie verwendeten Tests, die ihnen sinnvoll erschienen, jedem erschienen dabei andere Tests sinnvoll. Genauso wenig gab es dann auch standardisierte Abläufe für Justins Therapie. Im Schnitt definierten die Therapeuten fünf Therapieziele für Justin. Drei von vier Therapeuten wollten vor allem Justins Sensomotorik verbessern, ihm also Wege zeigen, wie er mit Hilfe von Sinnesrückmeldungen seine Bewegungen besser steuern und kontrollieren kann, darüber hinaus wollten sie seine Gleichgewichtsfunktionen und Haltung verbessern. Zwei von drei Therapeuten wollten seine Fähigkeit, schreiben zu lernen, entwickeln und verbessern, ebenso viele wollten seine Geschicklichkeit und seine Alltagskompetenzen verbessern. Jeder dritte Therapeut schlug als Therapieziel vor: »Freude am Malen wecken« oder »den Umgang mit Essbesteck vermitteln«. Ganz schön viel Vielfalt für einen aus kinderärztlicher Sicht eindeutigen Fall.

Auch bei der eigentlichen Therapie setzten die Therapeuten viele unterschiedliche Techniken ein und verknüpften sie teilweise miteinander, unter anderem schlugen über 80 Prozent der Therapeuten bei der Befunderhebung und auch bei der Therapie die Methoden der »Sensorischen Integration« nach Dr. Ayres vor, die unter Ärzten sehr umstritten sind, weil sie den Ergebnissen der neuern Hirnforschung und Lernforschung widersprechen.

Über die Hälfte der Therapeuten veranschlagten für Justin 30 bis 60 Therapiestunden. Das macht etwa ein Dreivierteljahr oder sogar mehr als ein ganzes Jahr Therapie – ganz schön viel, wenn man bedenkt, dass Justin kein dramatischer Fall ist, nur eben schlecht stillsitzen kann, mit Schere, Reißverschluss und Stiften Schwierigkeiten hat, ungeschickt ist und mit anderen Kindern häufig streitet – armer Justin.

Die große Therapie-Vielfalt, die die Studie belegt, ist einerseits erfreulich, denn sie zeigt, wie kreativ die Ergotherapeuten bei der Behandlung sind und wie viele unterschiedliche Methoden sie beherrschen. Andererseits zeigt die Studie, dass jeder Therapeut nach eigenem Gusto therapiert, dass es keine Behandlungstechniken gibt, deren Wirksamkeit hinreichend wissenschaftlich untersucht sind, so dass Therapeuten sich darauf verlassen könnten, das Richtige zu tun.

Die sozialpädiatrischen Zentren in Deutschland wären ideal, um Therapien zu bewerten. In den sogenannten SPZ kümmern sich Kinder- und Jugendärzte, Psychologen und Therapeuten im Team um Kinder mit neurologischen und psychischen Erkrankungen, um Kinder mit Krampfleiden (Epilepsie), Bewegungsstörungen (Cerebralparese), Muskelerkrankungen, um autistische und debile Kinder, zunehmend auch um Kinder mit ADHS und Entwicklungsstörungen.

Die Kinder- und Jugendärzte überweisen sie in die sozialpädiatrischen Zentren zur genaueren Abklärung von Störungen. Seltener bleiben die schwer kranken und behinderten Kinder dann auch zur Therapie in dem sozialpädiatrischen Zentrum. Dafür und erst recht für Forschung haben die SPZ zwar sehr erfahrene Therapeuten und Ärzte, aber weder Zeit noch Geld. Und die großen Kinderkliniken an den Universitäten interessieren sich einfach nicht besonders brennend für Therapien. Sprachprobleme, Konzentrationsprobleme, motorische Probleme, so etwas ist Kleinkram für die Wissenschaftler dort. Sie erforschen lieber, wie sie Krebserkrankungen, Rheuma oder Diabetes bei Kindern behandeln oder heilen können. Außerdem braucht man zur wissenschaftlichen Erforschung von Therapien Langzeitstudien. Doch an den großen Kliniken wechseln die Ärzte häufig, oft sogar ins Ausland. Und auch die Kinder und ihre Eltern ziehen um.

Forschungszentren, wo funktionelle Therapien studiert und auch erforscht werden könnten, entwickeln sich gerade erst.

Und dann gibt es da auch noch methodische Probleme.

Medikamente testet man zuerst im Labor, dann an Tieren und zuletzt, indem man Kranken das Medikament gibt und schaut, ob die Substanz hilft. Man vergleicht, wie es den einzelnen Menschen mit und ohne Medikament geht. Und man vergleicht, indem man möglichst großen Gruppen das Medikament gibt und einer ähnlichen Gruppe ein Placebo, ein Scheinmedikament. Weder die Ärzte, die die Medikamente verteilen, noch die Patienten wissen, ob in der Pille oder dem Saft der neue Wirkstoff ist oder nur ein harmloser Ersatzstoff. Nur durch diese aufwendigen doppelblinden Vergleichsstudien kann man einwandfrei feststellen, ob ein Medikament tatsächlich wirkt.

Bei Therapien sind solche methodisch sauberen Studien fast unmöglich. Man kann nicht einwandfrei überprüfen, ob ein motorisch ungeschicktes Kind durch eine Therapie geschickter wird. Vielleicht kann es am Ende der Therapie sicherer Kreise und Linien zeichnen. Aber niemand kann mit Bestimmtheit sagen, ob diese Fähigkeit durch die Therapie gekommen ist oder weil das Kind sich auf ganz normale Weise weiterentwickelt hat oder weil ganz andere Einflüsse gewirkt haben. Vielleicht hat das Kind einen Erwachsenen, etwa einen Großvater gehabt, der sich ein paar Nachmittage mit dem Kind hingesetzt und gemalt hat. Vielleicht hat eine Freundin, der das Kind nacheifern wollte, eine Rolle bei dem Entwicklungsschub gespielt. Kinder schauen sich vieles von anderen Kindern ab. Viel mehr als von Erwachsenen.

Therapien sind ohnehin keine Geheimwissenschaften. Hat der Therapeut erst einmal die Störung und dann die passende Therapie bestimmt sowie die Eltern angeleitet, können diese weiter mit dem Kind üben. Im Prinzip reicht es dann, wenn der Therapeut das Kind in bestimmten Zeitabständen untersucht, den Eltern neue Anleitungen gibt und sie eventuell in ihrem Handling korrigiert. Die Erziehungswissenschaftlerin und Sprachtherapeutin Cornelia Tigges-Zuzok arbeitet übrigens seit Jahren so und braucht oft nur wenige Stunden, um Kindern selbst bei schwierigsten Sprachproblemen zu helfen, besonders dann, wenn deren Allgemeinentwicklung gut ist.

Nur fünf bis acht Prozent der Kinder mit einer Sprachentwicklungsstörung benötigen eine intensivere Sprachtherapie, die – um erfolgreich zu sein – entwicklungsangepasst laufen sollte. Entwicklungsangepasste Therapien gibt es aber immer noch zu wenig.

Anders als bei einem Medikament kann man bei einer Therapie auch keinen Auslassversuch machen. Die einmal erworbene Fähigkeit, Linien zu zeichnen, verschwindet nicht mehr nach Absetzen der Therapie.

Eine Studie mit großen Gruppen ist ebenfalls schwierig durchzuführen. Entwicklungsstörungen sind immer höchst individuell in ihrer Ausprägung. Ihre Ursachen lassen sich auch nicht immer so zweifelsfrei definieren wie bei einer Blütenpollenallergie oder bei einer Windpockeninfektion. Eine große Gruppe ähnlicher Kinder zu bilden, dazu eine ähnlich große Vergleichsgruppe zu finden, das ist fast unmöglich.

KEIN BEWEIS FÜR NUTZEN UND NACHHALTIGKEIT

Es fehlen also große aussagekräftige Studien, die zweifelsfrei den unmittelbaren und – noch wichtiger – den langfristigen Nutzen von Therapien belegen. Manche Kinder können in der Tat nach einer Sprachtherapie deutlicher sprechen, nach einer Ergotherapie riesige Türme aus Bauklötzen stapeln, geschlossene Kreise oder ein Kreuz aus zwei Strichen zeichnen. Wichtiger ist aber, dass das Kind sich in seiner Gesamtentwicklung stabilisiert, dass es sich als selbstwirksam erfährt und durch die Therapie motiviert wird, sich selbst besser zu steuern, mit Freude zu sprechen oder sich zu bewegen und am Leben mit seinen eigenen Möglichkeiten teilzunehmen. Ob das Therapien leisten oder ob sie nur einen kurzfristigen Trainingseffekt bewirken, lässt sich in den meisten Fällen nicht vorhersagen. Viele kleine Studien und Berichte belegen zumindest kurzfristige Effekte von Therapien – manchmal sind diese Studien an Gruppen von weniger als 15 Patienten durchgeführt worden. Insgesamt sind sie sehr unterschiedlich, was die Art der Therapie, die Einschlusskriterien, den Schweregrad der Störung und den Umfang der Therapie angeht. Dadurch sind sie kaum miteinander zu vergleichen. Ohne eine vergleichende Analyse ist es aber schwierig, den Nutzen von Therapien zu bewerten.

2009 hat es das unabhängige Institut für Qualität und Wirtschaftlichkeit im Gesundheitswesen (IQWiG) dennoch gewagt und den Nutzen von Sprachtherapien bei Kindern mit Sprachentwicklungsstörungen untersucht, indem es insgesamt 16 randomisierte kontrollierte Studien auswertete, also Studien, bei denen durch zufällige Zuordnungen von Patienten und Therapeuten möglichst alle ergebnisverfälschenden

Einflüsse auf die Untersuchung ausgeschlossen wurden und bei denen die Ergebnisse mit denen von unbehandelten Kontrollgruppen verglichen werden. Ergebnis: Bei den Kindern, die eine Sprachtherapie erhielten, zeigten sich kurzfristig überwiegend positive Effekte auf die sprachliche Entwicklung. Die Kinder, die an Therapien teilnahmen, verbesserten beispielsweise ihre Grammatik, bildeten komplexere Sätze, erweiterten ihren Wortschatz sowie das Laut- und Silbenrepertoire oder artikulierten präziser.

Allzu große Euphorie dämpften die Wissenschaftlerinnen und Wissenschaftler aber gleich wieder. Denn ob die Therapien über den kurzfristigen Erfolg hinaus langfristig wirken und ob sie sich auch positiv auswirken auf die Lebensqualität der Kinder, ihre psychosoziale und emotionale Entwicklung sowie auf den Schulerfolg, darüber hatten sie kaum einen Hinweis in den untersuchten Studien gefunden.

Eine nachhaltige Veränderung durch Therapien müsste man nach vielen Jahren nachweisen können. Aber das ist so gut wie unmöglich, weil inzwischen viele andere Einflüsse auf das Kind eingewirkt haben. Wird das Kind von seinen Eltern weiter gefördert, wird die Therapie vielleicht nachwirken und helfen, dass das Kind auch die nächsten Stufen seiner Entwicklung nimmt. Ändert sich dagegen nichts im sozialen Umfeld des Kindes, wird das Kind wahrscheinlich an den nächsten Entwicklungsaufgaben scheitern und erneut eine Therapie brauchen.

Die Cochrane Collaboration, ein weltweites Netz von Wissenschaftlern und Ärzten, die systematische Übersichtsarbeiten zur Bewertung medizinischer Therapien erstellen, aktualisieren und verbreiten, um so die wissenschaftlichen Grundlagen für ärztliche Entscheidungen zu verbessern, gibt in ihrer Bibliothek zur evidenzbasierten Medizin ebenfalls keine einzige Studie an, die die Nachhaltigkeit von Ergotherapie oder Physiotherapie bei Kindern mit Entwicklungsstörungen belegt. Lediglich einige Belege über die Wirksamkeit von Logopädie bei Störungen der Aussprache und geringem Wortschatz lassen sich in der Bibliothek finden.

Obwohl Studien zur Wirksamkeit also fehlen, sind Therapien allerdings nicht in jedem Fall unwirksam. Man darf nur nicht allzu viel von ihnen erwarten.

WARUM DENNOCH THERAPIE?

Therapien sind kein Wundermittel, wie manche Eltern glauben. Sie sind bei richtigem Einsatz eine Hilfsmöglichkeit für chronisch kranke, behinderte und schwer entwicklungsgestörte Kinder und ihre Eltern. Mit Therapien kann es einem Kind gelingen, möglichst viel von seinem Entwicklungspotential zu verwirklichen. Es kann durch eine gute Therapie lernen, seine Stärken zu entwickeln und im Alltag einzusetzen, so dass es am sozialen Leben teilhaben kann. Eltern oder andere Bezugspersonen lernen durch die Therapie, wie sie das Kind dabei optimal unterstützen können.

Die Spastiker brauchen Krankengymnastik, damit ihre Bewegungen fließender werden, die Kinder mit Muskelerkrankungen müssen mit Hilfe der Therapie gegen die schwindende Muskelkraft ankämpfen, die Kinder mit Nervenschäden brauchen Therapien, um zu lernen, wie sie ihre Arme und Beine wieder gebrauchen können. Die Kinder mit Down-Syndrom oder geistiger Behinderung brauchen Ergotherapie, um zu trainieren, sich selbständig anzukleiden und zu essen, oder Logopädie, um mit Sprache, Sprachcomputer oder Zeichensprache zu kommunizieren. Hörbehinderte Kinder tragen heute hochempfindliche Hörgeräte oder eine Art elektronisches Ohr, das hinter das Ohr unter die Haut verpflanzt wird, ein »Cochleaimplantat«. Mit Hilfe dieser Geräte können sie ihre Mitmenschen verstehen, aber längst nicht so leicht wie Menschen mit intakten Ohren. Deshalb brauchen sie spezielle und intensive Logotherapien, die ihre Wahrnehmungsfähigkeit und ihre Sprache schulen.

Manchmal können Therapien nur den Fortgang der Krankheit für einige Zeit aufhalten, manchmal können sie sie sogar nur verlangsamen oder die Schmerzen ein wenig erträglicher machen.

Die meisten chronisch kranken und behinderten Kinder, die in meine Praxis kommen, sind meine Patienten von Geburt an. Sie kommen mit ihren Eltern regelmäßig in meine Praxis. Ich untersuche sie, schaue mir an, wie sie sich entwickeln, und überlege gemeinsam mit ihren Eltern, welche Therapien weiterhin sinnvoll sind, um die Stärken der Kinder zu erhalten oder sogar zu verbessern und ihnen ein möglichst selbstbestimmtes Leben zu ermöglichen. Sobald die Kinder reif genug sind, beziehe ich sie in unsere Gespräche ein und lasse sie mitentscheiden, welche Therapie oder auch welche Therapeuten für sie sinnvoll sind. Wir sprechen nie darüber, wie wir die Beeinträchtigungen des Kindes beseitigen können. Denn das ist illusorisch. Wir überlegen gemeinsam, welche Fertigkeit dem Kind helfen könnte, seinen Alltag besser zu meistern. Ziel der Therapie ist es dann, diese Fertigkeit durch Üben zu erreichen.

OHNE ELTERN GEHT ES NICHT

Was wäre aus Mozart geworden, wenn er als Sohn bettelarmer Bauern in einer kleinen Hütte im niederösterreichischen Waldviertel zur Welt gekommen wäre, statt in einem Musikerhaushalt in Salzburg? Wie hätte sich Picasso entwickelt, wenn sein Vater nicht Maler und Kunstlehrer gewesen wäre und früh das Ausnahmetalent des kleinen Pablo erkannt hätte? Was wäre aus den jungen Männern geworden, die 2014 als Nationalmannschaft die Fußball-Weltmeisterschaft gewonnen haben, wenn ihre Eltern sie nicht jahrelang zum Training gebracht hätten und sie Wochenende für Wochenende zu kleinen Turnieren kutschiert hätten? Es gehört nicht viel Phantasie dazu, sich auszumalen, dass all diese Ausnahmebegabungen verkümmert wären, wenn sie niemand erkannt, unterstützt und gefördert hätte.

So wie normal oder überdurchschnittlich begabte Kinder Unterstützung brauchen, um ihre Fähigkeiten möglichst umfassend zu verwirklichen, so brauchen auch behinderte und entwicklungsgestörte Kinder jemanden, der an sie glaubt und ihnen hilft, ihre individuellen Möglichkeiten möglichst vollständig zu entfalten.

Eltern behinderter oder schwer entwicklungsgestörter Kinder sind häufig traurig, enttäuscht und manchmal auch zornig, wenn sie erkennen müssen, dass sie nicht das erträumte ideale kluge, talentierte, schöne Kind haben. Manchmal dauert es Jahre, bis sie Abschied von ihrer Vorstellung genommen haben und nicht mehr fragen: »Warum passiert das ausgerechnet mir?«

In der Zeit vorher versuchen viele Eltern, ihr Kind mit immer neuen und weiteren Therapien, Operationen und anderen medizinischen Behandlungen »normal zu machen«, seine Behinderung oder Störung zu reparieren. Oft ist es ein langer Weg, das Kind so zu akzeptieren und zu lieben, wie es ist. Aber die meisten meiner Patientenеltern entdecken mit der Zeit, dass das Leben mit ihrem besonderen Kind ebenso von Hochs und Tiefs geprägt ist wie das Leben mit »normalen« Kindern, dass ihr Kind sie glücklich machen kann mit seinem Lächeln und seiner Lebensfreude und sie auf die Palme bringt mit seiner Sturheit oder seinem Protest gegen das Einschlafen oder Anziehen. Sie stellen fest: Ihr Kind entwickelt sich, nur vielleicht langsamer. Es bewegt sich fort, wenn auch möglicherweise nicht ohne Hilfe. Es denkt und spricht, wenn auch vielleicht einfacher. Es freut sich oder leidet, es ist wütend oder zufrieden – wie alle Kinder. Oft ist dann der Weg frei für eine Förderung der individuellen Möglichkeiten durch eine Therapie. Die Therapeuten versuchen dann, dem Kind so zu helfen, dass sich seine Fähigkeiten, soweit es geht, in Richtung Normalität entwickeln. Dabei kommt es ihnen nicht so sehr darauf an, die allgemeine Entwicklung zu verbessern. Gute Therapien orientieren sich daran, was das Kind in seinem Alltag ausüben kann, will und muss: Trinken aus der Tasse, Zähne putzen, ein Hemd zuknöpfen, Aggression und Stress abbauen, eine Schere halten und benutzen, Toilettentraining und so weiter. Dabei geht es nicht um eine Reparatur des Kindes, sondern darum, dass es möglichst selbständig wird.

Einmal oder auch mehrmals in der Woche eine Therapieeinheit – in der Regel handelt es sich um eine Dreiviertelstunde –, dies allein bringt nur wenig. Die Eltern werden deshalb in die Therapie miteinbezogen. Der Therapeut zeigt ihnen, wie sie zu Hause mit dem Kind üben können. Die Eltern lernen dabei, die Schwierigkeiten ihres Kindes besser einzuordnen und ihr Kind besser zu verstehen. Der Therapeut oder die Therapeutin zeigt den Eltern, wie sie ihr Kind bei Alltagsfertigkeiten unterstützen können, ohne es zu überfordern. Wie sie ihm Hilfe zur Selbsthilfe geben können, so dass das Kind stetig neue Erfahrungen machen kann, die ihm helfen, seine vorhandenen Möglichkeiten in Kompetenzen zu verwandeln. Denn Entwicklung – egal ob bei gesunden oder behinderten Kindern – funktioniert über Erfahrungen. Das Kind sucht sich eigenständig Erfahrungen, die es weiterbringen. Wie gut ihm das gelingt, hängt vor allem von den Menschen in seiner Umgebung ab. In der Regel hat die Mutter den größten Einfluss auf die Entwicklung des Kindes und kann mit Hilfe des Therapeuten die Eigenaktivität ihres Kindes am besten fördern. Wenn sie ihr Kind feinfühlig beobachtet und unterstützt, kann es sich gut entwickeln.

LOB DER PAUSE

Manche chronisch kranken oder behinderten Kinder bekommen über Jahre hinweg Therapien. Aber zwischen den einzelnen Therapieblöcken machen wir immer wieder Pausen. Denn jede Therapie ist auch eine Belastung für das Kind. Nicht alle Eltern sind von den Pausen sofort begeistert. Denn sie wünschen sich, dass ihr chronisch krankes oder behindertes Kind seine Schwierigkeiten so weit wie möglich mit Therapien überwinden kann. Je mehr Therapien mein Kind bekommt, desto gesünder wird es, denken sie. Aber Therapien können eine Behinderung oder eine chronische Krankheit nicht wegzaubern. Sie können dem Kind nur helfen, besser mit seinen Außergewöhnlichkeiten zu leben. Wenn die Eltern diese zunächst schmerzhafte Wahrheit verstehen und akzeptieren und ihren Blick von den Mängeln ihres Kindes abwenden, können sie meist auch Therapiepausen gut akzeptieren. Und dann machen sie häufig eine großartige Entdeckung: In den Therapiepausen macht ihr Kind oft die größten Entwicklungssprünge.

Viele Mütter von behinderten oder chronisch kranken Teenies berichten mir, dass ihre Kinder über Jahre hinweg immer besonders große Entwicklungsfortschritte in den therapiefreien Familienurlauben gemacht haben. Paradox? Keineswegs. Nur der Beweis dafür, dass Therapien keine Allzweckwaffe sind. Zunächst sind sie eine zeitliche Belastung für die Eltern – meist die Mutter – und für das Kind. In den Therapiepausen entfällt diese Belastung. Das Kind erlebt, dass es wie jedes andere Kind Stärken hat, die es aus eigener Kraft mobilisieren kann. Die Mutter, die während der Therapiephasen ständig unter dem Druck lebt, mit ihrem Kind üben zu müssen, kann sich entspannen und ihre Rolle als Hilfstherapeutin zugunsten der Mutterrolle aufgeben. Dabei bekommt sie wie von selbst wieder einen anderen Blick auf ihr Kind. Sie sieht nicht mehr nur isoliert seine Schwächen, sondern nimmt wieder das ganze Kind wahr.

Nach den Therapiepausen gehen die Kinder und Eltern motiviert in die nächste Therapierunde. Auch Therapeuten hilft die Pause, sich wieder mit neuem Interesse dem Kind zuzuwenden.

220

WAS NICHT IST, KANN DURCH THERAPIEN NICHT WERDEN

Therapien können angeborene schwere Entwicklungsstörungen zum Teil korrigieren, indem sie die Eigenaktivität des Kindes anregen, so dass das Kind seine angeborenen Kompetenzen ausbildet. Sie können dem Kind jedoch nicht irgendwelche Fähigkeiten »eintrichtern«, für die es keine Voraussetzungen mitbringt. Das Kind muss also selbst aktiv werden und das Therapieangebot nutzen, um seine vorhandenen Möglichkeiten zu entwickeln und zu erhalten. Ein Kind, das aufgrund einer schweren Hirnschädigung, etwa durch einen Unfall, nicht sprechen oder laufen kann, wird sich durch eine Therapie nur selten völlig normal entwickeln. Aber es kann durch Therapien lernen, seinen Körper besser zu gebrauchen, und hat dadurch mehr Freude am Leben. Gute Therapeuten trainieren deshalb das Kind und coachen die Eltern, so dass das Kind das zuvor definierte Ziel erreichen kann.

GUTE THERAPIEN SIND BEZIEHUNGSTHERAPIEN

In der Therapie geht es um das Kind, um seine Störung. Genau so geht es aber um die Beziehung zwischen Kind und Eltern. Die Therapie greift massiv in die Beziehung zwischen Eltern und Kind ein. Das kann, wie wir noch sehen werden, Schaden verursachen. Im Idealfall hat dieser Eingriff aber auch positive Auswirkungen. Dann ist oft gar nicht so wichtig, was in der Therapie geschieht und dass sich an den Problemen des Kindes etwas ändert – das tut es nämlich weniger oft, als viele Eltern glauben oder als sie sich wünschen.

Eltern-Kind-Beziehung
Viel wichtiger ist dann, dass die Therapie etwas daran ändert, wie die Eltern ihr Kind sehen. Wenn die Therapie gut ist, hilft sie Eltern, ihr Kind zu »lesen«. Sie zeigt ihnen wie ein guter Coach die Stärken des Kindes, die die Eltern oft vor lauter Unsicherheit nicht mehr wahrnehmen. Und sie leitet sie an, wie sie mit den Problemen ihres Kindes sensibel umgehen können, wie sie die Stärken des Kindes zu Hause fördern und damit die natürliche Entwicklung anregen können. Durch den Anstoß von außen wird die Beziehung zwischen Kind und Eltern im besten Fall wieder entspannter. Die Angst und Sorgen, dass das Kind nicht normal sein könnte, das Gefühl, versagt zu haben, schuld zu sein, das Gefühl, das Kind verweigere sich, all diese Belastungen können durch die Therapie verschwinden. Die Eltern sind nach einer solchen Therapie oft sehr zufrieden. Alles sei besser geworden, berichten sie mir voller Freude bei ihrem nächsten Besuch in meiner Praxis. Eine Art Placeboeffekt. Objektiv ist nicht alles besser geworden, aber die Familie hat einen Motivationsschub bekommen, der dem Kind weiterhilft. Eltern und Kind können sich wieder liebevoll und mit Vertrauen einander zuwenden, die Therapie hat die gefühlte Lebensqualität in der Familie verbessert.

Kind-Therapeuten-Beziehung
Ob eine Therapie wirkt, hängt hauptsächlich davon ab, ob das Kind bereit ist für eine Therapie und ob es in der Lage ist, etwas Neues zu lernen. Dies wiederum hängt zum großen Teil

davon ab, ob es der Therapeutin oder dem Therapeuten gelingt, eine Beziehung zu dem Kind aufzubauen, in der das Kind im Idealfall wieder Erfolgserlebnisse hat. Es lernt dann, dass es Spaß macht, neue Erfahrungen zu machen. Manchmal muss es seine Verweigerungshaltung, manchmal seine Mutlosigkeit überwinden, um aus seinen angeborenen Ressourcen das Beste zu machen.

DAS MÄRCHEN VOM VERSÄUMEN

Viele Eltern treibt die Angst um, dass sie wichtige Zeitfenster verpassen, wenn ihr Kind bei einer Auffälligkeit, und wenn sie noch so gering ist, nicht sofort eine Therapie bekommt. So kommen sie in meine Praxis und verlangen Physiotherapie für ihre einjährigen Kinder, die nicht krabbeln, für ihre Zweijährigen, die ständig stolpern und manchmal noch auf den Zehenspitzen laufen, für ihre Vierjährigen, die unsicher hüpfen und nicht schaukeln können.

Sie wollen Logopädie für ihre vierjährigen Kinder haben, die noch undeutlich sprechen und sich dauernd verhaspeln.

»Wir wollen auf keinen Fall, dass sich ein Zeitfenster schließt!«, heißt es dann. Die Eltern haben Angst, dass sie sensible Phasen der Hirnentwicklung verpassen. Nur in diesen Phasen, glauben sie, könne ein Kind bestimmte Dinge lernen, dann nie wieder. Selten fehlt dann der Hinweis auf die »moderne Hirnforschung«. Die meisten Eltern glauben, dass sich die wichtigsten Schritte in der Hirnentwicklung in den ersten drei Jahren vollziehen, und was in diesem Zeitraum versäumt werde, sei für immer verloren. Also bekommt das Kind pädagogisch besonders wertvolles Spielzeug, es wird ins Konzert oder zum Englischkurs geschleppt oder eben auch zur Therapie.

Tatsächlich verkümmern Kinder, wenn man ihnen bestimmte Erfahrungen und vor allem Liebe und Zuwendung vorenthält und wenn als einziger Reiz die Bildschirme Tag und Nacht rauschen. Aus der Tatsache aber, dass Kinder durch frühe Vernachlässigung verkümmern, ergibt sich nicht im Umkehrschluss, dass Kinder nur zu bestimmten Zeiten bestimmte Dinge lernen können. Und schon gar nicht die Notwendigkeit, möglichst früh mit Therapien zu beginnen. Das IQWiG, das auch dieser Frage nachgegangen ist, hat keinerlei Hinweis auf den Nutzen eines frühen Therapiebeginns zum Beispiel mit drei Jahren gegenüber einem späteren Beginn mit sechs Jahren gefunden. Die schon erwähnte bayerische Entwicklungsstudie, die über 7505 Kinder von ihrer Geburt in den Jahren 1985 und 1986 bis heute begleitet hat, hat ebenfalls gezeigt, dass ein früher Therapiebeginn keinen Vorteil gegenüber einem späten Therapiebeginn hat. Im Gegenteil: Mit acht Jahren hatten 27,3 Prozent der gesund geborenen Kinder ohne zusätzliche Risikofaktoren rund um die Geburt, also mehr als jedes vierte Kind, eine Therapie erhalten. Die Kinder wurden durch den frühen Therapiebeginn also nicht gesünder, sondern es wurden nur mehr Kinder als nötig behandelt. Diese Kinder hätten nur mehr Zeit, Gelassenheit und ein normales soziales Umfeld gebraucht, um sich zu entwickeln.

In einem normalen sozialen Umfeld können Kinder überhaupt nichts versäumen. Seit vielen Jahren betreue ich als »Hausarzt« ein Heim für vernachlässigte und misshandelte Kinder und Jugendliche. Viele Kinder kommen wegen kleiner

Infekte oder fehlender Impfungen schon in den ersten Tagen, nachdem sie ihre Familie verlassen mussten, in meine Praxis. Manche können mit drei Jahren noch nicht laufen, andere sprechen mit fünf Jahren nur bruchstückhaft oder mit acht Jahren haben sie noch nie mit Messer und Gabel gegessen. Die Pädagogen in dem Heim versuchen, den neu angekommenen Kindern in den ersten Wochen erst einmal nur das Gefühl von Sicherheit und einem regelmäßigen Alltag zu vermitteln. Das gelingt ihnen sehr gut. Und in der sicheren Umgebung lernen die Kinder schon nach kurzer Zeit zu laufen, zu sprechen, sich im Alltag zurechtzufinden und mit anderen Kindern zu spielen. Ganz ohne Therapie. Die Narben der Vernachlässigung und Misshandlung werden die meisten allerdings lebenslang auf ihrer Seele tragen. Und dafür brauchen sie Psychotherapien.

Wie der Markt einmal mit dem Mythos vom Versäumen aufräumte

Viele Kinder zwischen drei und fünf Jahren hören schlecht und schnarchen, weil in ihrem Rachen Polypen wuchern, die die Luft und auch den Schall behindern. Jahrzehntelang haben HNO-Ärzte die Eltern in Angst und Sorgen versetzt. »Wenn Sie Ihr Kind nicht operieren lassen, hört es weiterhin schlecht, und das Gehirn kann sich nicht entwickeln. Es entstehen Defizite, die sich später nicht mehr ausgleichen lassen. Ihr Kind wird dadurch einen schlechten Start in der Schule haben und vielleicht nie mehr richtig mitkommen.« Natürlich hatten die HNO-Ärzte kleine Operationssäle in ihren Praxen eingerichtet, denn die Kassen zahlten gut für die Operationen der Kinder.

Generationen von Eltern ließen also die Polypen ihrer Kinder operativ entfernen und ihnen meist auch noch kleine Belüftungsröhrchen, sogenannte Paukenröhrchen, einsetzen. Dann veröffentlichten der amerikanische Kinderarzt Jack Paradise und seine Kollegen 2005 eine bemerkenswerte Studie. Das Team hatte die kognitive und psychosoziale Entwicklung von Kindern, die mit drei Jahren eine Paukenröhrchen-Operation bekommen hatten, mit Kindern verglichen, die erst viel später oder gar nicht operiert worden waren. Die operierten Kinder hatten zwar in den ersten sechs Monaten nach der Operation einen Vorsprung, aber zum Zeitpunkt der Einschulung waren alle gleich! Operiert oder nicht operiert. Die HNO-Ärzte hatten den Eltern also jahrelang umsonst Angst gemacht und die Kinder unnötigerweise dem Risiko von Vollnarkose und Operation ausgesetzt. Das Zeitfenster für die psychosoziale und kognitive Entwicklung steht für normal entwickelte Kinder in einer liebevollen und fördernden Familie lange Zeit sperrangelweit offen. Selbst eine zeitweise Schwerhörigkeit kann sie nicht davon abhalten, sich zu entwickeln.

Heute werden nur noch sehr wenige Kinder operiert und mit Paukenröhrchen versorgt. Weil die HNO-Ärzte die Erkenntnisse aus der Studie beherzigen? Und weil sie deshalb die Kinder nicht mehr unnötig operieren wollen? Eher nicht. Der Rückgang der OP-Zahlen hat vor allem finanzielle Gründe. Die Krankenkassen haben die Bezahlung für ambulante Operationen heruntergefahren, die Eingriffe lohnen sich nicht mehr.

14 WENN THERAPIEN SCHADEN

Therapien und Medikamente haben einiges gemeinsam. Sie helfen, wenn sie gezielt eingesetzt werden. Aber sie haben immer auch Nebenwirkungen. Umso sorgfältiger sollte man ihren Einsatz bedenken und darauf achten, dass sie nicht unnötig, am Leiden des Patienten vorbei oder im Übermaß verabreicht werden. Bevor der Arzt daher ein Rezept oder eine Verordnung ausstellt, untersucht er den Patienten sorgfältig und überlegt sich, welches Ziel er erreichen will – natürlich am liebsten die Krankheit oder die Störung heilen, zumindest aber das Leiden lindern – und ob das Medikament bzw. die Therapie dies leisten kann.

Die meisten Eltern glauben, dass Therapiestunden einerseits so locker und leicht verlaufen wie Spielstunden, dass sie aber andererseits das Kind von seiner Wahrnehmungsstörung, von seiner Unkonzentriertheit, von seiner Ungeschicklichkeit oder Sprachschwierigkeit befreien, wie ein Waschgang die Wäsche von hartnäckigen Flecken reinigt. So ist es aber nicht.

WENN HILFE AUS EINEM KLEINEN PROBLEM EIN GROSSES MACHT

Henry

Henry ist seit seiner Geburt mein Patient. Seine Eltern kümmern sich liebevoll um ihn, allerdings schaut Henry wie auch seine Eltern ein bisschen zu viel Fernsehen. Darüber habe ich schon mehrmals mit der Mutter gesprochen. Andererseits sorgen die Eltern auch dafür, dass Henry viel auf den Spielplatz geht und sich dort bewegt, der Vater ist Fußballfan und freut sich schon darauf, dass Henry eines Tages im Verein spielen wird. Alles in allem ist Henry ein aufgewecktes Kind, mit zweieinhalb Jahren versteht er Sprache gut und kann sich auch gut mit Körpersprache verständigen. Bittet die Mutter ihn »Hol bitte mal das Handtuch«, läuft er los und bringt das Gewünschte. Aber Henry spricht nur sehr wenige Worte, er ist ein Late Talker, ein später Sprecher. Alle gleichaltrigen Kinder im Freundeskreis sprechen schon recht flüssig kleine Sätze, die anderen Mütter finden Henry »auffällig«. »Jetzt muss endlich was passieren!«, sagt Henry's Mutter beim nächsten Besuch in der Praxis. Ich untersuche Henry gründlich und erkläre der Mutter, dass ihr Sohn altersentsprechend entwickelt ist, dass er Sprache gut versteht und in Handlungen umsetzen kann. Dass Henry allerdings zu Hause ein bisschen mehr Förderung brauche: gemeinsam Bilderbücher anschauen, erzählen, singen und vieles mehr. Dass er aber keine Therapie brauche. Zur Sicherheit schicke ich Henry auch noch einmal zum Hörtest zum Hals-Nasen-Ohrenarzt. Dann höre und sehe ich lange nichts mehr von Henry. Auch von dem HNO-Arzt kommt keine Nachricht. Nach fast einem Jahr kommt Henry wieder in die Praxis. Die Mutter erzählt: Nach dem letzten Besuch in meiner Praxis sei sie enttäuscht gewesen, dass ich Henry nicht gleich eine Sprachtherapie aufgeschrieben habe. Ganz anders der HNO-Arzt. Er habe Henry nach der Untersuchung der Ohren, die im Übrigen gesund seien, ohne Testung Logopädie verordnet. Insgesamt 60 Therapiestunden – das Maximum, das Ärzte verordnen dürfen. Fortschritte habe Henry leider nicht gemacht, obwohl sie immer mit ihm geübt habe, erzählt die Mutter. Im Gegenteil. Henry habe sich dem Therapeuten immer mehr verweigert und spreche nun mit Erwachsenen, selbst mit den Eltern kaum ein Wort mehr. Aus dem ehemals aufgeweckten, lebenslustigen Jungen sei ein schüchternes Kind geworden. Sie sei verzweifelt.

Während unseres Gesprächs spielt Henry in unserem Spielzimmer mit meiner Mitarbeiterin. Zuerst traut er sich kaum, aber nach einer Weile taut er auf und spricht mit ihr, aber er spricht kaum besser als vor einem Jahr. Doch es gibt auch einen Lichtblick: Seit einem Monat geht Henry in einen Kindergarten und hat sich dort bereits gut eingelebt. Und dann berichtet Henry's Mutter noch, dass ihr Mann und ihr Schwager als Kinder ebenfalls erst sehr spät sprechen gelernt haben.

Ich bespreche mit der Mutter, dass Henry nun erst mal keine weitere Therapie bekommen soll, bis er im Kindergarten Freunde gefunden habe und sich rundum wohl fühle. Auch das Üben zu Hause soll erst einmal eingestellt werden, statt dessen soll Henry gemeinsam mit seiner Mutter Bücher ansehen, sich vorlesen lassen, singen und vor allem keinen Stress durch unterschwellige Vorwürfe und Anforderungen spüren. Nach einem Jahr, in dem Henry mehrmals zur Kontrolle in der Praxis ist, hat er seine Entwicklungsverzögerung aufgeholt und spricht altersgemäß. Auch sein Selbstbewusstsein und seine Lebensfreude sind zurückgekehrt.

Therapien können heilen. Aber sie können nur heilen, was unheil ist, was von Übel, was krank ist. Bei Kindern mit Entwicklungsauffälligkeiten steckt der Kinder- und Jugendarzt in einem Dilemma. Einerseits ist da das Kind, dessen Schwäche Eltern, Freunden und Verwandten, Erzieherinnen oder Grundschullehrerinnen aufgefallen ist. Je länger dem Kind die Auffälligkeit anhaftet, desto mehr verwechseln die Erwachsenen – etwas übertrieben gesagt – die Auffälligkeit mit dem Kind selbst.

»Dauer transformiert einen Zustand zur Eigenschaft«, sagt der Erziehungsberater und Verhaltenstherapeut Holger Schlageter. »Wir identifizieren automatisch Entwicklungsstörungen mit der Persönlichkeit des Kindes. Das Kind mit der Sprachstörung ist in den Augen seiner Bezugsperson sehr schnell das Kind, das undeutlich oder falsch spricht, das Kind mit der motorischen Störung ist genauso schnell das ungeschickte, tollpatschige Kind. Nur auf den ersten Blick ist dieser Unterschied in der Beschreibung winzig. Für das Kind ist es von Grund auf prägend, wenn seine Schwäche oder Störung in den Augen seiner Umwelt zur Eigenschaft wird und ihm als Etikett anhaftet. Denn unser Selbstbild entsteht durch das, was wir über uns von der Außenwelt lernen. Hält diese uns für dumm, hässlich und unnütz, fühlen wir uns und handeln wir sehr schnell genau so. Hält sie uns für intelligent, attraktiv und bereichernd, wird unser Selbstbild so geformt.«

Diese Form der Prägung kennen wir alle. Manchmal ist es nur ein einziger guter oder abwertender Satz, den Eltern oder Lehrer vielleicht sogar nur nebenbei gesagt haben. Aber dieser Satz begleitet uns unser Leben lang, prägt unser Bild von uns selbst und leitet unser Handeln. Ein Kind, das sich nur zögernd entwickelt oder dessen Entwicklung massiv gestört ist, läuft also Gefahr, Schaden an seinem Selbstbild zu nehmen. Schon allein deshalb braucht es Hilfe.

Andererseits kann diese Hilfe, wenn sie aus einer Therapie besteht, das Selbstbild zusätzlich negativ beeinflussen. Kinder, die zur Therapie geschickt werden, empfangen die Botschaft, dass sie heilungsbedürftig, also unheil und ergo nicht in Ordnung sind. Die Kinder speichern: Ich bin komisch, krank, defizitär. Sehr schnell kann es dann dazu kommen, dass sich das Kind dann auch so verhält.

Bei der Verordnung von Therapien ist also Vorsicht geboten. Wenn das Kind tatsächlich eine behandlungsbedürftige Störung habe, so Schlageter, könne man den Negativeffekt auf das Selbstbild vielleicht noch in Kauf nehmen, weil er durch die positiven Effekte einer professionellen Therapie mehr als aufgehoben wird. Aber einfach eine Therapie zu verordnen ohne sorgfältige Abwägung von Wirkung und Nebenwirkung, das sei unverantwortlich: »Was nicht krank ist, kann durch die Therapie nicht geheilt werden und hängen bleibt am Ende vor allem das defizitäre Selbstbild: ›Ich war als Kind schon beim Therapeuten.‹ Diese Kinder und Jugendlichen entwickeln ein Störungsbewusstsein und werden einen beträchtlichen Nachteil haben, wenn es um die Bildung eines gesunden Selbstvertrauens geht. Kurz: Unnötige Therapie zerstört mehr, als sie aufzubauen imstande ist.«

»DAS MUSS JETZT SEIN!« – ELTERN-KIND-BEZIEHUNG UNTER DER THERAPIE

Lotta

Lotta hatte als Säugling eine Seitendifferenz. Rechts ist ihre Muskelspannung höher als links. In Rückenlage war ihr Kopf immer nach rechts gewendet. Versuchte sie, den Kopf nach links zu drehen, kam sie nur bis zur Mitte. Auf der rechten Seite war der Hinterkopf auch abgeflacht. Die Bauchlage mochte Lotta gar nicht. Sie konnte in dieser Position den Kopf nur für ein paar Sekunden heben und sich dabei mit den Armen abstützen. Jedes Mal weinte sie dabei bitterlich. Der Kinderarzt in ihrem Ort in Süddeutschland sagt der Mutter, die Seitendifferenz sei in der Regel nichts Schlimmes, sie solle einfach ein bisschen mit Lotta üben, also Lottas Blick suchen, sie anlächeln und dann ihren Blick auf die linke Seite ziehen. Auch Fläschchen und Spielzeug solle sie Lotta immer von links reichen. Die ungeliebte Bauchlage solle sie immer nur sehr kurz üben.

Lottas Mutter glaubt diesen Ratschlägen nicht. Nacheinander sucht sie mehrere andere Kinderärzte auf und findet schließlich eine Ärztin, die Lotta Physiotherapie verordnet. Die Seitendifferenz verschwindet, aber Lotta bleibt motorisch unbeholfen. Sie krabbelt viel später als alle anderen Kinder im Bekanntenkreis, erst mit 18 Monaten schafft sie es, frei zu laufen – spät, aber immer noch im Bereich normaler Entwicklung. Aber die Mutter ist beunruhigt: »Da muss jetzt was passieren!« Lotta bekommt Ergotherapie.

Mit zwei Jahren zieht Lotta mit ihren Eltern nach Düsseldorf und kommt in die Kita. Auch den Erzieherinnen fällt bald auf, dass Lotta sich langsamer entwickelt als andere Kinder. Lottas

Mutter zieht auch hier von Arzt zu Arzt, bis sie einen findet, der Lotta ein ganzes Therapiepaket verordnet: An vier von fünf Werktagen bekommt Lotta nun Therapien: Logopädie, Ergotherapie, Physiotherapie und dann noch Motopädie. Aber Lotta wird nur immer ungeschickter und ängstlicher. Sie fällt oft hin beim Laufen und sie stößt sich oft an herumstehenden Gegenständen, sie hat vor allem keine Freude daran, Neues zu entdecken, sie »klebt« an ihrer Mutter und sie hält sich von anderen Kindern fern. Der Arzt bescheinigt ihr eine Wahrnehmungsstörung, eine Koordinationsstörung, eine Aufmerksamkeitsstörung ohne Hyperaktivität und eine allgemeine Entwicklungsverzögerung. Jetzt ist Lotta tatsächlich entwicklungsgestört. Lottas Mutter wird immer hektischer. Wieder wechselt sie die Praxis. So kommt es, dass sie bei mir landet. Mit den Worten: »Bis jetzt hat nichts geholfen. Jetzt muss mal richtig was getan werden an dem Kind«, stellt sie mir Lotta vor.

»Was wollen Sie denn noch tun?«, frage ich nach der Untersuchung des Kindes.

Lottas Mutter ist ratlos. Sie berichtet, dass ihr Mann, Lottas Vater, sagt, dass alles ihre Schuld sei. Zuerst habe sie Lottas Probleme nicht erkannt, dann habe sie nicht den richtigen Arzt gefunden, dann das Kind zu sehr an sich gebunden … Die Liste der Vorwürfe ist ziemlich lang.

Lottas Mutter steht unter Druck. Ich mache ihr einen Vorschlag: Lotta soll eine Therapiepause machen, damit sich die Verhältnisse ein wenig entspannen. Die Eltern sollen sich Hilfe für ihre Beziehungsprobleme suchen.

Im Kino käme jetzt die Zwischenüberschrift: Dreieinhalb Jahre später …

Nach dem ersten Besuch in meiner Praxis hat sich Lotta ganz

ohne Therapien weiterentwickelt. Sehr langsam zwar, aber bald altersgemäß. Ihre Tollpatschigkeit ist geblieben, aber sie hat jetzt eine Freundin im Kindergarten und fühlt sich wohl. Kurz vor ihrer Einschulung bekommt sie noch mal sechs Ergotherapiestunden, um ihre Feinmotorik zu üben. Denn jetzt ist Lotta auch bereit für die Therapie und kann von ihr profitieren. Schnell lernt sie den Umgang mit Stift und Schere so, dass sie in froher Erwartung dem Schulbeginn entgegensehen kann.

Nicht nur bei Lotta, auch bei anderen Kindern steht am Anfang häufig eine kleine Entwicklungsverzögerung, auf die die Eltern nicht angemessen reagieren können. Einige haben wie Lottas Eltern als Paar Probleme, andere haben zu hohe Erwartungen an ihr Kind, wieder andere lassen sich von Außenstehenden ängstigen. Und schon bekommt das Kind eine Therapie, die es eigentlich nicht braucht und die es vielleicht sogar in seiner Entwicklung hemmt. Häufig leidet unter einer Therapie nicht nur das Kind, sondern auch die Eltern-Kind-Beziehung nimmt Schaden.

WIE THERAPIEN DIE ELTERN-KIND-BEZIEHUNG ÄNDERN

Therapien greifen immer in das gesamte Familiengefüge ein und verändern es. Auch aus diesem Grund sollten sich alle Beteiligten sicher sein, dass die Therapie nötig ist. Denn die Therapeutin gibt den Eltern Hausaufgaben auf, sie zeigt ihnen, was sie mit dem Kind üben sollen bis zur nächsten Therapiestunde. Aus dem Eltern-Kind-Gefüge wird so ein Therapeutin-Eltern-Kind-Gefüge. Der Kontakt zwischen Eltern und Kind ändert sich. Sie versuchen, die Anweisungen der Therapeutin zu befolgen. Dadurch bleibt weniger Raum für das spontane Miteinander zwischen Eltern und Kind.

Ein solcher Eingriff kann positiv sein, wenn die Eltern die Bedürfnisse ihres Kindes bisher nicht gut wahrgenommen haben, wenn sie das Kind nicht ausreichend gefördert oder es auch überfordert haben. In der Therapie werden diese Eltern dann angeregt, sich mit dem Kind zu beschäftigen und eine fördernde Umgebung zu schaffen, in der es sich entwickeln kann.

Bei Eltern aber, die feinfühlig die Signale ihres Kindes erspüren, seine Aktivitäten aufgreifen und angemessen darauf eingehen, kann die Therapie dazu führen, dass an die Stelle des intuitiv richtigen Verhaltens das gezielte Üben und sorgenvolle Beobachten tritt: »Haben wir heute schon genug geübt? Wirkt die Therapie? Warum macht das Kind denn überhaupt keine Fortschritte?«

Oft berichten mir die Mütter, dass sich durch die Therapie ihr Verhältnis zu ihrem Kind ändert. Sie beginnen, ihr Kind wie einen Patienten zu betrachten, sich selber als Co-Therapeuten. Die ehemals ausgeglichene Beziehung zwischen Eltern und Kind wird zur Einbahnstraße. Hat die Mutter bis dahin das Kind beim Spiel beobachtet und seine kleinen Aktivitäten und Fortschritte kommentiert und gelobt, wird jetzt gezielt geübt. Die Eltern – meist ist es die Mutter – machen dem Kind Vorgaben, sie fordern es auf, irgendwelche Übungen zu machen. Das Kind soll etwas »lernen«. Der ehemals intuitive und von positiven Emotionen begleitete wechselseitige Austausch entfällt. Dem Kind wird seine aktive Rolle genommen, damit auch die Erfahrung, dass es Spaß macht, aktiv zu sein, sich auszuprobieren, eigene Erfahrungen zu suchen und zu machen und sich weiterzuentwickeln. Das Kind erfährt bei diesem gezielten Lernen nicht mehr, dass andere Menschen auf es reagieren und sich durch seine Aktivitäten anstecken lassen.

Viele Eltern berichten mir auch von der enormen zeitlichen Belastung und einem enormen Organisationsaufwand durch die Therapie. Denn Therapie bedeutet in der Regel, eine Aufsicht für die Geschwisterkinder zu finden, das Kind aus dem Spiel herauszureißen, es umzuziehen, damit es »ordentlich und sauber« zur Therapie geht, es ins Auto zu packen und zur Therapie zu kutschieren und wieder zurück.

Manche Eltern haben keine Aufsicht für die Geschwisterkinder. Sie müssen dann zwei oder drei Kinder ins Auto verfrachten, um eines in die Therapie zu bekommen: Stress pur.

Deshalb wollen viele Eltern, dass die Therapie im Kindergarten durchgeführt wird. Dann müssen sie sich um nichts kümmern. Dann aber fehlt wiederum die Anleitung der Eltern. Solche Therapien im Kindergarten sind überflüssig und sinnlos. Sie bewirken gar nichts.

NICHT JEDE THERAPIE IST RICHTIG

Negativ kann eine Therapie auch auf das Kind wirken, wenn zwar seine Auffälligkeit behandlungsbedürftig ist, wenn in der Therapie aber nicht das Richtige geschieht. Vor jeder Verordnung muss der Arzt daher schauen, welche Therapie dem spezifischen Förderbedarf des Kindes überhaupt gerecht wird. Welche überfordert Kind und Eltern und kommt daher nicht in Frage? Auch während die Therapie läuft, müssen diese Fragen immer wieder neu beantwortet werden. Der Kinder- und Jugendarzt beobachtet, was sich bisher unter der Therapie geändert hat, ob die ursprünglichen Ziele erreicht wurden und wie es weitergeht. Nur wenn diese Bedingungen erfüllt sind, kann eine Therapie positiv wirken.

AUS DER PRAXIS INS WWW

Von der Geburt bis zu unserem Tod werden alle persönlichen Daten, die bei Untersuchungen und Behandlungen über uns anfallen, in unserer digitalen Patientenakte gespeichert. Jede körperliche und psychische Schwäche wird festgehalten. Auf ewig. Die elektronische Krankenakte vergisst nichts.

Immer wieder wechseln Patienten die Versicherung, manche wechseln von der gesetzlichen Krankenversicherung in eine private Krankenkasse. Dann bitten mich die Eltern um eine Bescheinigung über den Gesundheitszustand ihres Kindes. Hat das Kind bereits eine Therapie hinter sich, muss ich dies in der Bescheinigung festhalten. Und damit wird der Wechsel in die neue Kasse teuer. Denn die private Versicherung geht davon aus: Wer eine Therapie in der Vergangenheit bekommen hat, leidet eventuell unter einer Krankheit, die uns auch in Zukunft viel Geld kostet. Also verlangen wir von Anfang an einen höheren Versicherungsbeitrag, um das Risiko späterer Therapien gleich »einzupreisen«.

Manchmal kann so eine Therapie im Kindesalter Karriereträume zunichtemachen. Kinder, die heute aufgrund einer ADHS-Diagnose in Therapie sind, werden morgen vielleicht keine Chance haben, etwa eine Ausbildung im Polizeidienst, bei der Bundeswehr oder in anderen sicherheitsrelevanten Berufsfeldern zu machen. »ADHS ist bei uns ein ganz klares Ausschlusskriterium für den Polizeidienst, da wir davon ausgehen, dass sich so eine Krankheit durch das ganze Leben zieht«, sagt der Sprecher der nordrhein-westfälischen Polizei, Wolfgang Beus.

Die Daten, die die Krankenakte enthält, werden also nicht nur für medizinische Belange benutzt. Bisher konnten sich Patienten wenigstens sicher sein, dass die Informationen, die in ihrer elektronischen Krankenakte stehen, bei ihrem behandelnden Arzt vor fremdem Zugriff geschützt sind. Ob sie das auch in Zukunft bleiben, ist äußerst zweifelhaft.

Am 20. Januar 2014 veröffentlichte die Zeitung »The Guardian« einen alarmierenden Bericht, den das »Ärzteblatt« noch am selben Tag unter der Überschrift »NHS (National Health Service) verteilt Gesundheitsdaten der Briten« aufgriff. In dem Bericht ging es um die Tatsache, dass in Großbritannien Versicherer, Pharmakonzerne und andere die hochsensiblen Gesundheits- und Krankendaten der Britinnen und Briten erwerben können. Die Daten stammen aus der ambulanten und stationären Versorgung und sollen die gesamte Bevölkerung umfassen. »Never before has the entire medical history of the nation been digitalised and stored in one place«, schrieb The Guardian dazu: Niemals vorher wurde die gesamte Krankengeschichte der Nation digitalisiert und an einem Ort gespeichert.

Die Informationen, die in einer einzigen großen Datenbank zusammengefasst werden, umfassen das Geburtsdatum, die Postleitzahl, das Geschlecht und die ethnische Zugehörigkeit.

238

Außerdem geben die Daten Auskunft über Krankheiten und deren Verlauf, darüber, ob der Mensch raucht oder Alkohol trinkt. Angeblich alles, um dem medizinischen Fortschritt zu dienen, um etwa unerwünschte Nebenwirkungen von Medikamenten besser zu erfassen. Ein »kleines Risiko« bestehe, dass einzelne Patienten aufgrund der Daten identifiziert würden, so Mark Davis von dem neuen Institut, etwa wenn Firmen ihre eigenen Datensammlungen mit der großen Datenbank des NHS abglichen: »But I think it is a small, theoretical risk.« Dann fügte er noch hinzu, es sei nicht vorgesehen, nachzuhalten, wer die Daten für welchen Zweck erwerbe. Ein kleines theoretisches Risiko, wenn Patientendaten wahllos verkauft werden? Wohl eher eine beängstigende Aussicht. Man braucht nicht viel Phantasie, um sich auszumalen, dass die Möglichkeit, Gesundheitsdaten zu kaufen, Unternehmen geradezu einladen, Menschen nicht nur nach ihren Krankheiten und Lebensgewohnheiten einzuteilen und ihnen künftig individuell zugeschnittene Werbung für allerlei Wellnessangebote zu schicken. Sie werden diese Daten auch nutzen, um Menschen auszusondern. Ohne deren Wissen. Schon heute screenen Chefs die sozialen Netzwerke. Sie schauen auf Facebook und Co. nach, ob der Bewerber, der sich für den ausgeschriebenen Job interessiert, ein Feierbiest ist oder in seiner Freizeit lieber Kopf und Kragen bei gefährlichen Sportarten riskiert. Dann flattert dem hoffnungsfrohen Bewerber die Absage ins Haus: »Leider haben wir uns für eine andere Person entschieden …« Nie wird er erfahren, warum er den Job nicht bekommen hat.

Wir wissen heute noch nicht, in welche Hände unsere Gesundheitsdaten zukünftig geraten. Das Vorhaben des britischen

National Health Service gibt uns nur eine Ahnung davon, was auf uns zukommt. Arbeitgeber werden eines Tages nicht nur die Zeugnisse ihrer Bewerber studieren, sondern auch deren Krankenakte. Und was sie dort lesen, wird darüber entscheiden, ob der Bewerber den Job bekommt oder nicht. Kinder, die heute Therapien bekommen, werden vielleicht eines Tages immer wieder gegen Wände laufen, bei Versicherungen, bei Arbeitgebern, bei dem Versuch, einen Kredit aufzunehmen. Und nie werden sie den wahren Grund kennenlernen. Sie werden nie erfahren, dass sie den Job nicht bekommen haben, weil sie vor zwanzig Jahren den Unterricht durch ihr zappeliges unkonzentriertes Verhalten gestört haben. Die Lehrerin hat deshalb zu einer Therapie geraten, die Eltern haben sie verlangt, der Kinderarzt hat sie verordnet. Vielleicht hat er vorher das Kind gründlich untersucht und tatsächlich ein ADHS gefunden und die Diagnose in die Patientenakte eingetragen. Vielleicht hat er aber auch bei der Untersuchung festgestellt, dass das Kind kein ADHS hat, dass es vielleicht nur unter- oder überfordert ist im Unterricht. Er hat vielleicht auch gar keine Therapie verordnet. Aber um das ausführliche Gespräch mit der Mutter abrechnen zu können, hat er das Diagnosekürzel für ADHS in der Patientenakte notiert. In beiden Fällen steht dann F90.0 in der Akte. Der Personalchef findet sie und wird sich sagen, dass jemand, der schon als Kind verhaltensauffällig war, heute sicher auch Probleme macht. So einen Menschen kann man wahrscheinlich nicht in ein Team integrieren, er wird Chaos in der Buchführung verursachen, Projekte nie strukturiert und zügig durchführen, und er wird Kunden verprellen. Er kommt deshalb wohl kaum für das Unternehmen in Frage.

Bisher unterliegen Patientendaten noch der Vertraulichkeit der Arzt-Patienten-Beziehung. Auch wenn der Arzt heute schon auf Anfrage von Versicherungen oder Arbeitgebern Bescheinigungen auf der Grundlage dieser Daten ausstellt, so bleibt die Akte als Ganzes doch immer in der Praxis. Doch niemand kann heute sagen, ob das so bleibt. Ob nicht eines Tages auch in Deutschland die Gesundheitsdaten der Menschen zentral gesammelt und verkauft werden. »Wir müssen die Chancen, die eHealth für eine bessere Qualität der Versorgung bietet, noch stärker nutzen. Wie ein Straßennetz muss auch die Telematikinfrastruktur die Beteiligten im Gesundheitswesen so miteinander verbinden, dass für sie die für die Behandlung wichtigen medizinischen Informationen schnell und sicher austauschbar zur Verfügung stehen.« So sprach Bundesgesundheitsminister Hermann Gröhe im Juni 2014 bei der Eröffnung der zweitägigen eHealth Conference 2014 in Hamburg mit dem Titel »Menschen, Metropolen, Möglichkeiten – bessere Versorgung durch eHealth«.

Wir wissen nicht, ob unsere Gesundheitsdaten auch in Zukunft nur auf den Datenstraßen zwischen Krankenhäusern und Praxen hin- und hergeschickt werden oder ob sie eines Tages auch zentral gesammelt und dann auch gestohlen oder verkauft werden können.

Wie leicht das im Einzelfall heute schon geht, zeigte die Rheinische Post mit einem simplen Selbstversuch, über den sie am 26. Juni 2014 unter der Überschrift »So unsicher sind Patientendaten« berichtete. Die Zeitung hatte einer Testperson aus Süddeutschland den Namen und die Versichertennummer eines Journalisten überlassen – Informationen, die auf jeder Versichertenchipkarte stehen. Mit diesen Daten meldete sich die Testperson in der Online-Geschäftsstelle der Barmer GEK an und konnte ohne weiteres die Arzttermine, Namen der behandelnden Ärzte und Medikamentenliste des Journalisten im Rheinland einsehen. Die Barmer kündigte daraufhin an, »die internen Kontroll- und Sicherheitsvorschriften erneut zu überprüfen und gegebenenfalls zu verschärfen«. Auch das Bundesversicherungsamt als Aufsichtsbehörde kündigte Maßnahmen an.

Wenn eine Krankenkasse sensible medizinische Informationen über ihre Mitglieder offenbar verwaltet wie ein Kaninchenzüchterverein seine Mitgliederlisten, dann steht es wahrscheinlich auch schlecht um die Datensicherheit bei anderen Kassen, und die Wahrscheinlichkeit, dass medizinisch sensible Informationen in die falschen Hände geraten, ist groß.

Wir wissen nicht, welche Daten dann in Zukunft womöglich gegen uns verwendet werden können. Ihre verhängnisvolle Wirkung entfalten Gesundheitsdaten ja erst, wenn sie mit anderen Daten in Beziehung gesetzt werden, um zum Beispiel die Leistungsfähigkeit oder das soziale Verhalten im Job vorherzusagen. Was wir aber sagen können: Die elektronische Patientendatei vergisst nichts. Therapien sollten allein aus diesem Grund nicht leichtfertig von Erzieherinnen, Lehrern oder Eltern gefordert und von Ärzten verordnet werden.

15 WANN IST THERAPIE SINNVOLL?

Bei der kindlichen Entwicklung gibt es eine riesige Bandbreite, aber auch Toleranzgrenzen. Wenn ein Kind mit vier Jahren noch nicht spricht, mit fünf nur kritzeln oder nicht alleine im Wechselschritt eine Treppe steigen kann, braucht es Hilfe. Das bedeutet immer noch nicht, dass es gleich eine Therapie sein muss. Sinnvoll ist erst einmal die Abklärung durch einen erfahrenen Kinder- und Jugendarzt.

Haben die Eltern ihr Kind regelmäßig zu den empfohlenen Vorsorgeuntersuchungen beim Kinderarzt gebracht, brauchen sie sich in der Regel keine Sorgen zu machen, dass eine Störung übersehen wird. Durch die Vorsorgen hat der Arzt einen gut dokumentierten Überblick über mehrere Jahre Gesamtentwicklung des Kindes. Dadurch kann so schnell nichts versäumt werden.

Wann eine Therapie begründet ist, lässt sich natürlich nicht nach starren Regeln beurteilen. Die Entscheidung hat viel mit den Ressourcen des Kindes und seiner Familie zu tun.

Allerdings gibt es einige Leitlinien. Hier kommen die wichtigsten anhand von häufigen Beispielen aus der Praxis.

WEM HILFT LOGOPÄDIE – UND WEM NICHT?

Heute werden alle Kinder kurz nach der Geburt einem Hörtest unterzogen. Auffällige Kinder werden weiter untersucht und falls nötig behandelt. Bei den anderen Kindern liegt es also nicht an den Ohren, wenn sie schlecht sprechen. Manchmal liegt eine angeborene Fehlbildung vor wie zum Beispiel eine Lippen-Kiefer-Gaumen-Spalte, oder es entwickelt sich eine extreme Zahnfehlstellung oder Kieferanomalie, die die Aussprache behindern.

Die meisten Sprachprobleme haben jedoch etwas mit der Hirnreifung zu tun.

Während der Vorsorgeuntersuchungen achtet der Arzt besonders auf die Sprachentwicklung: Wann hat das Kind zum ersten Mal auf Stimmen reagiert, gelallt, Silben verdoppelt, erste Worte, die ersten Zweiwort-, Dreiwortsätze gesprochen, Verben und Substantive gebeugt? Kann es Fragesätze bilden? Wie versteht es Sprache, wie kommuniziert es?

Die Sprachstanderhebung vergleicht der Kinderarzt mit der motorischen und sozialen Entwicklung. Er untersucht das Kind neurologisch und schaut sich sein Spielverhalten an. Aus all diesen Einzelbefunden ergibt sich ein gutes Bild vom Entwicklungsstand des Kindes. Anhand dieses Bildes entscheidet der Kinderarzt, ob das Kind eine Therapie braucht oder ob eine pädagogische Maßnahme reicht.

»Das Kind spricht nicht!«

Mit zwei Jahren   Mit zwei Jahren sprechen manche Kinder nur Mama und Papa und vielleicht noch fünf bis zehn weitere Wörter – und die sehr undeutlich. Das ist erst mal kein Grund, hektisch zu werden. Der Kinder- und Jugendarzt untersucht in diesem Fall, wie weit das Kind Sprache versteht und danach handelt, er schaut, welche Ursachen das späte Sprechen haben könnte: Läuft der Fernseher den ganzen Tag? Welche Sprachen und wie viele sprechen die Eltern? Wie ist die sonstige psychomotorische Entwicklung des Kindes?

In der Regel ordnet er einen erneuten Hörtest an, gibt den Eltern Tipps für die Sprachanbahnung und bittet zum Kontrollbesuch in einem halben Jahr.

Keine Logopädie.

Mit drei Jahren   Hat das Kind mit drei Jahren immer noch nur wenige Worte hinzugelernt und ist die Aussprache weiterhin undeutlich, ist dies immer noch kein Grund zur Sorge, wenn die übrige Entwicklung altersgerecht verläuft, das Kind mit den Eltern auf andere Weise lebhaft kommuniziert und die Eltern mit Freude mit dem Kind sprechen, singen und vorlesen. Das Heidelberger Elterntraining, ein Programm, bei dem Eltern lernen, wie sie die Entwicklung ihres sprachverzögerten Kindes anregen können, kann der Familie zusätzliche Förderimpulse geben. Gute Erzieherinnen fördern ebenfalls die Sprachentwicklung.

Keine Logopädie.

Mit dreieinhalb Jahren   Zwischen dreieinhalb und vier Jahren machen die meisten Kinder, die bis dahin nicht oder nur wenig gesprochen haben, große Fortschritte in der Sprachentwicklung.

Aber auch nicht alle Kinder. Oft berichten die Eltern, dass sie selbst erst spät sprechen gelernt haben. Besucht das Kind einen guten Kindergarten, ist es dort gut integriert, versteht es die Erzieherinnen und die anderen Kinder und wird es selbst verstanden, müssen sich die Eltern auch jetzt noch keine Sorgen machen. Die Sprache wird kommen, wenn es an der Zeit ist – dann oft explosionsartig. Viele Kinder eignen sich dann in kurzer Zeit einen großen Wortschatz an, sie sprechen in ganzen Sätzen, machen allerdings noch Satzbaufehler und ihre Aussprache ist fehlerhaft. Wenn die Eltern das Kind weiterhin fördern, ihm viel vorlesen und mit ihm sprechen, wird es von selbst den richtigen Satzbau lernen.

Keine Logopädie.

Mit vier bis viereinhalb Jahren Verfügt das Kind über einen deutlich zu kleinen Wortschatz und halten die schweren Grammatikfehler an, ist es jetzt Zeit für Logopädie.

Ein halbes Jahr vor Schuleintritt Wenn die Aussprache des Kindes immer noch undeutlich ist, wenn das Kind Probleme mit einzelnen Lauten hat, wenn es zum Beispiel singt »Pux, du hat die Dans detohlen, dib die bieder her …«, ist nun ebenfalls Logopädie angebracht.

Kleinere Grammatikfehler dürfen dagegen immer noch sein. Wenn das Kind zum Beispiel den Plural nicht beherrscht und Männers oder Huhner oder die Tieren sagt, ist das nicht schlimm. Auch Probleme mit den Fällen sind jetzt noch normal: Ich sehe ein Hase. Die Frau könnte auf das Bild irgendwo drauf sein.

Ebenso kann es jetzt noch Schwierigkeiten mit dem Partizip Perfekt geben: getrinken, aufgemachen, funden.

Kleine Lautsprecher   Meist handelt es sich um Jungen zwischen zwei und vier Jahren, die zu laut sprechen. Sind sie ansonsten altersgemäß entwickelt, hilft es, wenn die Erwachsenen selbst leise und langsam mit ihm sprechen und es dabei anschauen.
Keine Logopädie.

Das Kind verhaspelt sich beim Sprechen   Auch dies ist meist eine Spezialität von Jungen. Zwischen dreieinhalb und fünf Jahren reden viele so schnell, dass sie sich dabei verhaspeln. Besonders, wenn sie aufgeregt sind. Eltern halten diese Redeflussstörung für Stottern. Es handelt sich aber um Poltern.

Poltern verschwindet ohne Logopädie von selbst, wenn die Eltern das Kind nicht unter Druck setzen, wenn sie ruhig auf seine Äußerungen warten und dabei signalisieren, dass sie Geduld mit ihm haben.
Keine Logopädie.

Das Kind kann sich nicht mit anderen verständigen

Mit drei Jahren   Manche Kinder fallen jetzt auf, weil ihr Wortschatz nicht nur sehr klein ist und weil sie undeutlich und kaum in Sätzen sprechen, sondern auch weil sie Sprache nicht verstehen und in Handlung umsetzen können. »Hol doch mal die Mama zum Essen!« Eine solche Bitte bleibt dann unbeantwortet. Insgesamt ist die Kommunikation zwischen Kind und Umwelt gestört.

Der Kinder- und Jugendarzt wird das genau untersuchen und den Sprachstand mit der übrigen Entwicklung vergleichen, eventuell auch den Sprachstand testen, obwohl standardisierte Tests hier nur eingeschränkt möglich sind. Mit den

Erzieherinnen im Kindergarten wird er besprechen, wie sie das Kind gezielt fördern können.

Keine Logopädie.

Mit vier Jahren Hat sich der Sprachstand nicht gebessert, beginnt jetzt die Suche nach den Ursachen und dem genauen Umfang der Störung. Eventuell überweist der Kinderarzt das Kind an ein SPZ oder ein neurologisches Zentrum, an einen Kinder- und Jugendpsychiater oder andere Spezialisten. Sie überprüfen dann durch Beobachtungen und Tests die allgemeine Entwicklung des Kindes, seine Wahrnehmung, sein Verständnis, seine sozialen Kompetenzen, seine Motivation.

Sind die Störungen durch mangelnde Anregung oder sogar Vernachlässigung in der Familie verursacht, bieten das Jugendamt oder zum Beispiel die Frühen Hilfen dem Kind und seinen Eltern Unterstützung. Zugleich kann das Kind in einem speziellen Kindergarten gezielt gefördert werden.

Stellt sich bei den Untersuchungen heraus, dass die Wahrnehmung und auditive Merkfähigkeit gestört sind, dass das Kind also Signale aus seiner Umgebung nicht bemerkt und Gehörtes nicht behalten kann, braucht es Therapie.

Meist zunächst Ergotherapie, später eventuell Logopädie.

Das Kind kann sprechen, tut es aber nicht

Manche Kinder zwischen drei und fünf Jahren können gut sprechen, sie verstehen alles, sie kommunizieren mit ihren Geschwistern und Eltern. Mit anderen Kindern sprechen sie aber nur wenig, mit anderen Erwachsenen, auch mit den Erzieherinnen in der Kita, so gut wie gar nicht. In der Regel hilft es, wenn die Eltern sich nicht aus der Ruhe bringen lassen, wenn sie ihr Kind zum Sprechen ermutigen, indem sie mit ihm sprechen, ihm vorlesen und durch ihr eigenes Beispiel zeigen, dass Kommunikation Spaß macht. In seltenen Fällen muss eine psychotherapeutisch ausgebildete Logopädin oder eine Sprachheilpädagogin dem Kind helfen.

Das Kind lispelt

Noch mit fünf Jahren stoßen viele Kinder beim Sprechen mit der Zunge an die vorderen Zähne. Sigmatismus heißt diese kleine Auffälligkeit. Nach dem Zahnwechsel verschwindet sie meist von selbst.

Logopädie nur, wenn das Kind die Zunge stark seitlich zwischen die Zahnreihen schiebt.

Neben diesen relativ häufigen Sprachstörungen gibt es zahlreiche andere seltene.

Bei den folgenden ist Logopädie manchmal nötig:

♦ Bei lang andauernder Heiserkeit, deren Ursache Stimmknötchen sind. Kinder, die sich nur durch Schreien in der Schulklasse oder auf dem Sportplatz verständlich machen können, leiden manchmal unter dieser Störung.

♦ Wenn das Kind stottert. Stottern ist selten, es beginnt meist nach zunächst unauffälliger Sprachentwicklung, es kann nicht unterdrückt werden, es führt unter Umständen zu Verkrampfungen und psychischen Auffälligkeiten. Aufforderungen wie »Nun rede mal langsam und deutlich!« bringen hier auf die Dauer gar nichts.

♦ Wenn das Kind NIE über Sprache kommuniziert. Mutismus heißt diese Störung.

- Wenn das Kind kieferorthopädische Probleme hat, etwa einen starken Überbiss.
- Wenn es starke Kau- und Schluckstörungen und andere Störungen der Mundmotorik hat.

Wie Eltern die Sprachentwicklung fördern und die Therapie unterstützen können

Kinder lernen Sprache noch vor der Geburt. Eltern sollten also mit ihrem Kind sprechen, noch während es im Bauch der Mutter ist, denn sein Hörsystem ist schon vor der Geburt ausgereift. Das Ungeborene hört Sprache zwar gefiltert durch das Fruchtwasser, so dass es einzelne Worte oder Laute noch nicht verstehen kann, aber es kann bereits Betonungsmuster erkennen. Ein Fötus in Deutschland merkt zum Beispiel, dass hierzulande zweisilbige Wörter auf der ersten Silbe betont werden: Mama, Papa, Auto. Ein französischer Fötus hört dagegen Maman, Papa, Auto jeweils mit Betonung auf der zweiten Silbe. Studien haben gezeigt, dass deutsche Neugeborene deutsch schreien, also auf der ersten Silbe betonen, und französische Neugeborene schreien französisch, sie haben also bereits gelernt, die zweite Silbe zu betonen.

Nach der Geburt geht es mit dem Sprechenlernen weiter. Die Eltern sollten liebevoll mit dem Kind sprechen, wenn sie es aufnehmen, wenn sie es wickeln oder baden. Sie können ihm erklären, was sie gerade tun: »Schau mal, jetzt hole ich dich aus der Wiege und nehme dich auf den Arm«, »Jetzt ziehe ich dir eine neue Windel an«, »Jetzt lege ich dich ins Bettchen und stelle die Spieluhr an«. Die Sprache vermittelt dem Kind Sicherheit und Geborgenheit und macht ihm Lust auf Kommunikation. Auch wenn es selber noch nicht sprechen kann, wird es lernen, auf die Worte der Mutter oder des Vaters mit Körpersprache zu antworten. Und es beginnt schon als Säugling, die Laute der Eltern nachzuahmen. So entsteht das Lallen, die Vorstufe des Sprechens.

Selbst das übertriebene Dada und Dudu, über das Pädagogen lange Zeit die Nase rümpften, ist gut für die Sprachentwicklung. Eine Studie der University of Washington konnte dies belegen. Kinder, die viel Babysprache zu hören bekamen, hatten mit zwei Jahren einen deutlich größeren Wortschatz als Kinder, die nur wenig Babysprache hörten.

Mit etwa einem halben Jahr startet das Kind mit fester Nahrung. Was das mit dem Spracherwerb zu tun hat? Durch das Kauen wird das Wachstum der Kieferknochen und der Muskulatur angeregt, die zum Sprechen nötig sind. Schnuller und Sauger gehören spätestens mit einem Jahr in den Müll – oder die Schnullerfee bekommt sie. Denn sie verhindern, dass sich Gesichtsknochen- und Muskeln gut entwickeln.

Nach dem ersten Lebensjahr lernt das Kind jeden Tag mehrere neue Wörter und kann diese auch behalten. Zwischen zwei und drei Jahren entwickelt es syntaktisches Regelwissen, also lernt, wie man aus Wörtern Sätze baut. Sprachanregung durch die Mutter oder eine andere Bezugsperson ist für Lerneffizienz am wichtigsten.

Schon ab dem ersten Lebensjahr des Kindes sollten die Eltern daher Bilderbücher mit dem Kind anschauen, erzählen und singen, ab dem dritten Lebensjahr können die Eltern dem Kind Märchen und Geschichten vorlesen, die seine Phantasie anregen. Mit all diesen Aktivitäten entwickelt das Kind Freude am Sprechen, es erkennt, welche Möglichkeiten ihm Sprache bietet, seine Wünsche, Gedanken und Gefühle auszu-

drücken und mit seinen Mitmenschen Beziehungen aufzubauen. In zweisprachigen Familien ist es wichtig, dass das
Kind für beide Sprachen verlässliche Muttersprachler hat, dass
zum Beispiel der Vater immer türkisch mit dem Kind spricht,
die Mutter immer deutsch. So kann das Kind die beiden Sprachen getrennt halten und gleichermaßen perfekt lernen.

Viele Eltern denken übrigens, dass sie mit ihrem Kind möglichst »einfach« sprechen sollten. Doch mit der Sprache ist es
ähnlich dem Bauen mit Legosteinen. Immer nur Hauptsatz
an Hauptsatz (Das ist ein Haus. Das ist die Tür) oder gar nur
einzelne Nominalphrasen (Ein Haus) aneinanderzureihen ist
auf die Dauer so öde für das Kind, wie immer nur quadrati-
sche Häuschen zu bauen. Eltern sollten Kindern den ganzen
Reichtum der Sprache verfügbar machen, indem sie das ganze
syntaktische Regelwerk anwenden, Haupt- und Nebensätze
munter miteinander verbinden. Sorgen, dass Kinder dies zu
kompliziert finden, müssen sie sich nicht. Sie sollten ihm erzählen, was sie tun, was sie fühlen, was sie erlebt oder beobachtet haben und was sie sich wünschen. Das Kind lernt
dadurch wie von selbst Sprache und ihre Möglichkeiten.

WEM HILFT ERGOTHERAPIE – UND WEM NICHT?

Das Einsatzgebiet der Ergotherapie bei Kindern ist vielfältig.
Es reicht von Störungen des Bewegungsablaufs infolge hirn-
organischer Schädigungen wie spastische Lähmungen, Ner-
ven- und Muskelerkrankungen, über Sinnesbehinderungen
wie Gehörlosigkeit, Blindheit bis hin zu kognitiven Entwicklungsstörungen, Störungen der Wahrnehmungsfähigkeit und

-verarbeitung, Störungen in der sozialen Entwicklung und vieles mehr. Entsprechend vielfältig sind auch die Therapiemöglichkeiten, die unter dem großen Dach der Ergotherapie zusammengefasst werden. Gemeinsam ist ihnen, dass sie die Defizite des Kindes, zum Beispiel fehlende Feinmotorik, durch Geschicklichkeitsübungen systematisch üben.

Anders als bei Sprachentwicklungsstörungen ist es hier sehr schwierig, allgemeine Hinweise zu geben, bei welchen Störungen welche Form der Ergotherapie angebracht ist und wo andere Fördermöglichkeiten besser wirken. Bei schweren Behinderungen oder chronischen Krankheiten verordnet der Kinder- und Jugendarzt meist ohnehin Ergotherapie.

Etwas anders ist die Situation, wenn das Kind normal entwickelt ist, aber in der Kita oder Grundschule auffällt, weil es Dinge nicht kann, die Gleichaltrige schon beherrschen.

Im Vorschul- und Grundschulalter

Das Kind hat ein anregungsreiches soziales Umfeld: Eltern, die sich mit ihm beschäftigen, KEINEN eigenen Fernseher im Zimmer, es geht in die Kita bzw. Grundschule, es geht in einen Sportverein, evtl. in eine Musikschule. Es hat die geistige Reife und das Interesse, etwas Neues zu lernen. Aber in seinem Alltag gibt es Dinge, die ihm schwerfallen:

Es kann nicht mit Stift und Schere umgehen, kurz vor oder nach der Einschulung kann es selbst einfachste Buchstaben oder Zahlen nicht nachmalen, ohne sich dabei völlig zu verkrampfen, es kann sich kein Gedicht merken. In der Kitagruppe oder in der Schulklasse fällt es wegen mangelndem »Sitzfleisch« auf, es verliert auch bei den Hausaufgaben immer schon nach einer Viertelstunde jedes Interesse. Die Eltern haben versucht, mit dem Kind zu üben, sie ermutigen es, es immer wieder zu versuchen. Aber das Kind hat die fehlenden Kompetenzen nicht entwickeln können. Die Eltern verlieren zunehmend das Zutrauen in ihr Kind.

Ergotherapie kann dann den Eltern helfen, ihr Kind und seinen individuellen Entwicklungsplan besser zu verstehen und ihr Kind wieder positiv zu sehen. Das Kind lernt in der Ergotherapie die Kompetenzen, die ihm fehlen und die es in seinem Alltag braucht.

Kinderärzte setzen ein konkretes und überprüfbares Therapieziel fest, das auf das Kind und seine Bedürfnisse zugeschnitten ist, manchmal formulieren sie auch Teilziele. Und sie legen fest, wie lange die Therapie dauern soll.

Die Ergotherapie besteht dann nicht darin, dass der Therapeut oder die Therapeutin dem Kind etwas »beibringt«, sondern darin, dass er oder sie eine Beziehung zu dem Kind und seinen Eltern aufbaut und erkennt, welche Entwicklungsmöglichkeiten das Kind hat. Diese Möglichkeiten definieren, daraus Therapieziele zu formulieren und das Kind in seiner Eigenaktivität zu stärken, so dass es handelnd neue Erfahrungen machen kann und sich als selbstwirksam erlebt, das ist Inhalt einer guten Therapie. Die Eltern werden in die Therapie miteinbezogen, so dass sie die Fortschritte miterleben und dem Kind helfen können, das Gelernte in seinen Alltag zu Hause zu übernehmen.

Wann ist Ergotherapie nicht sinnvoll?
Wenn die Probleme des Kindes im Alltag nur gering sind und wenn das Kind ansonsten altersgerecht entwickelt ist, können die Eltern ihr Kind ohne therapeutische Hilfe fördern.

- Über Alltagtätigkeiten: einkaufen, Essen zubereiten, Tisch decken, Wäsche legen, Gespültes wegräumen, abwaschen, telefonieren, sich selbständig anziehen inklusive Knöpfe und Reißverschlüsse schließen, Schleifen binden. Durch diese Tätigkeiten trainiert das Kind seine Sinne, seine Fein- und Grobmotorik und verbessert nahezu alle wichtigen Kompetenzen, die es für die Schule braucht. Der Kinder- und Jugendarzt Rupert Dernick nennt dieses Konzept der Beteiligung der Kinder am Leben der Eltern FamilienErgo. Der Vorteil von FamilienErgo: Sie kostet kaum Zeit und kein Geld, kann in den Alltag der Familie eingebaut werden, ohne dass Eltern die Rolle von Therapeuten übernehmen müssen.
- Indem sie als Familie einen »bewegten Lebensstil« praktizieren: Ausflüge in die Kletterhalle oder ins Schwimmbad, Waldspaziergänge, Fahrradtouren, gemeinsame Ballspiele. Dadurch werden Koordination, Kraft, Ausdauer, Flexibilität und Schnelligkeit trainiert.
- Indem sie die Bewegungsangebote nutzen, die die Umwelt kostenlos bereitstellt: Treppe statt Rolltreppe und Fahrstuhl, zu Fuß zum Spielplatz, in die Kita und in die Schule statt auf dem Buggyboard und im Auto.
- Indem sie ihr Kind, sobald es reif genug dazu ist, in die Kita bringen. Die meisten Kinder verkraften die stundenweise Trennung von den Eltern mit zwei bis drei Jahren, einige Kinder auch schon früher.
- Indem sie es je nach seinen Interessen im Sportverein oder in einer Musikschule anmelden, sich selber Hilfe suchen durch Elterntrainings.

WEM HILFT PHYSIOTHERAPIE? – UND WEM NICHT?

Kinder bekommen Physiotherapie häufig nach Unfällen. Wenn zum Beispiel ein Bein nach einem Bruch lange im Gipsverband ruhiggestellt war und deshalb die Muskeln geschwächt sind, hilft der Physiotherapeut oder die -therapeutin. Physiotherapie lindert dann die Schmerzen und stellt Beweglichkeit, Kraft, Ausdauer und Koordination wieder her.

Kinder mit Wirbelsäulenerkrankungen bekommen eine vorbeugende Behandlung, um schmerzhaften Fehlhaltungen im Rücken vorzubeugen. Kinder mit Muskelerkrankungen lernen durch Physiotherapie, ihre Muskulatur zu stärken, damit sie sich möglichst lange frei bewegen können.

Physiotherapeuten behandeln auch Frühgeborene und Kinder mit neurologischen oder spastischen Störungen. Behinderte Kinder lehren sie den richtigen Umgang mit Hilfsmitteln wie Krücken und Rollstühlen.

Im Säuglingsalter
Nach Frühgeburt oder nach schwerer Geburt   Ehemalige Frühgeborene oder Kinder mit schwerer Geburt sowie Kinder, die gleich nach der Geburt aufgrund von Komplikationen im Krankenhaus behandelt wurden, profitieren davon, wenn Kinderkrankenschwestern, Hebammen, der Kinderarzt, die Krabbelgruppen- oder Pekipgruppenleiterin mit den Eltern das Handling des Säuglings üben. Die Eltern lernen, wie sie eine Beziehung zu ihrem Kind aufbauen können, wie sie ihr Kind durch Ansprache und Lächeln anregen können, sich spontan zu bewegen, sich in der Bauchlage abzustützen, später zu robben, zu kriechen und zu krabbeln.

Nur wenn die Mutter völlig verunsichert ist und alle Bemühungen im Krankenhaus, in der Praxis oder Kindergruppe nicht gefruchtet haben, ist Physiotherapie angebracht.

Die Kinder selbst brauchen keine »vorbeugende« Physiotherapie. Selbst extrem frühgeborenen Kindern nutzt sie nicht. Sie kann sogar die Beziehung zwischen Eltern und Kind belasten, weil sie die Ängste der Eltern verstärkt und den Blick auf die Defizite des Kindes lenkt.

Bevorzugung einer Seite, abgeflachter Hinterkopf, Unbehagen in der Bauchlage Manche Säuglinge haben einen abgeflachten Hinterkopf, in manchen Fällen nur auf einer Seite. Sie haben außerdem manchmal Schwierigkeiten, den Kopf nach beiden Seiten zu drehen, bald schon entwickelt sich daraus die Bevorzugung einer Seite. Das Kind greift zum Beispiel nur zur rechten Seite oder dreht sich nur über die linke Seite. Es mag die Bauchlage nicht.

Durch Anleitung im Krankenhaus, in der Kinderarztpraxis oder Kindergruppe lernen die Eltern das richtige Handling: wie sie den Blick des Kindes einfangen und ihn zur »schwierigen« Seite lenken können, wie sie dem Kind Spielzeug anreichen, um die vernachlässigte Seite zu trainieren. Das Kind trainiert damit, die einseitige Seitenvorliebe zu überwinden. Der abgeflachte Hinterkopf verschwindet. Vielen Eltern fehlt allerdings die Geduld zu warten. Sie setzen dann ihre Hoffnung auf Osteopathie. Dieses Verfahren hilft bei abgeflachtem Hinterkopf und »Seitenpräferenz« jedoch nicht. Es gibt keine Wirksamkeitsstudie, und nach meiner Beobachtung in der Praxis entwickeln sich die Kinder mit und ohne Osteopathie völlig gleich. Der einzige Unterschied: Am Ende haben die Eltern für die überflüssige Osteopathie viel Geld bezahlt, denn längst nicht jede Kasse übernimmt die Kosten dieser Therapie.

Bessert sich der abgeflachte Hinterkopf nicht und bleibt die einseitige Bevorzugung einer Seite, wird der Kinderarzt weitere Untersuchungen des Schädels und der Halswirbelsäule vornehmen und das Kind eventuell zum Kinderneurologen überweisen.

Das Kind ist auffallend schlaff und entwickelt sich nicht weiter
Ist der Eltern-Kind-Kontakt gut und wissen die Eltern, wie sie das Kind durch Anlächeln und Ansprache spontan anregen können, sind also der Beziehungsaufbau und das Handling gut, versäumt man ohne Therapie erst einmal nichts. Erst wenn sich das Kind über einen längeren Zeitraum nicht weiterentwickelt bzw. wenn es sogar Rückschritte macht, sind weitere ärztliche Untersuchungen und – je nach Ursache des Stillstandes oder Rückschritts – eventuell auch Physiotherapie notwendig.

Insgesamt gilt für das Säuglingsalter: Es zählen nicht mehr Untersuchungsmethoden wie die »Lagereaktion«, die Kinderärzte früher prüften. Dabei haben sie das Kind nach einem bestimmten Schema hin und her bewegt. Zeigte das Kind bei diesem Test »falsche« Bewegungs- und Reflexmuster, galt es als auffällig und bekam Krankengymnastik, also Physiotherapie, verordnet.

Heute beobachten Kinderärzte die motorische Eigenaktivität des Kindes, die sogenannten General Movements. Welche Spontanbewegungen macht es, wie reagiert es auf Anregung von außen, auf Gesichter, Spielzeug, Bilder, Rassel, Spiegel oder Puppe? Ergeben die Beobachtungen, dass das Kind normal entwickelt ist, ist alles gut. Sind die Eltern allerdings extrem verunsichert, kann ihnen die Physiotherapeutin Tipps für das richtige Handling geben.

Mit zwei Jahren

Wenn das Kind mit nach innen oder außen gedrehten Füßen bzw. Beinen läuft und es noch oft stolpert, sollte man bedenken: Bewegung ist auch Übungssache. Und Üben können die Eltern mit ihrem Kind ganz einfach im Alltag, indem sie ihm möglichst viele Laufgelegenheiten geben, also den Buggy oder auch das Buggyboard in den Keller stellen, ein wenig mehr Zeit einplanen für die Wege, und ab geht's. Zu Hause kann das Kind hüpfen üben auf der Matratze oder auf dem Sofa.

Keine Physiotherapie.

Das Kind ist allgemein motorisch ungeschickt   Manche Kinder sind ein wenig tollpatschig. Sie können nicht auf einem Bein stehen oder hüpfen, beim Treppensteigen gehen sie immer mit demselben Bein nach vorne und ziehen das andere nach, sie mögen nicht schaukeln, nicht laufen, nicht klettern. Auch hier gilt: Ab dem zweiten Geburtstag sollten der Buggy bzw. das Buggyboard auf den Flohmarkt oder in den Keller wandern. Dem Kind hilft es am besten, wenn es möglichst oft im Freien, im Wald oder auf dem Spielplatz rennen, klettern, balancieren, hüpfen oder Ball spielen kann.

Ebenfalls hilfreich ist ein guter Turnverein mit Bewegungsschule für Kleinkinder oder mit Psychomotorikgruppe. Letzteres gibt es auf Rezept. Als Rehasport unterstützt die Krankenkasse Psychomotorikkurse.

Das Kind hat »Plattfüße«   Alle Kinder haben zu Beginn des Laufens Knick-Senk-Füße. Das hat damit zu tun, dass sich das komplizierte Fußgewölbe erst bilden muss. Hat das Kind auf Zehenspitzen stehend ein gut ausgeprägtes Fußgewölbe, müssen sich die Eltern keine Sorgen machen. Viel Bewegung, Barfußlaufen auf wechselnden Untergründen und Fußgymnastik, für die es Anleitung im Internet gibt, helfen dem kleinen Fuß, sich zu entwickeln. Einlagen, sofern das Kind keine Bewegungsstörung hat, sind hinderlich für die gesunde Fußentwicklung.

Keine Physiotherapie.

Ab dem späten Kitaalter und im Grundschulalter

Das Kind hält sich schlecht, es hat einen Rundrücken oder macht ein Hohlkreuz? Schlechte Haltung, Rundrücken und Hohlkreuz sind häufig Folgen mangelnder Bewegung, verbunden mit vererbter Anlage. Auch hier hilft ein bewegter Lebensstil der Familie und im Turnverein Gymnastik, eventuell auch eine Rückenschule, in der das Kind Muskeln aufbaut. Keine Physiotherapie.

Wenn sich die Körperhaltung nicht bessert, macht der Kinderarzt weitere Untersuchungen und lässt einen Orthopäden die Auffälligkeit abklären.

Das Kind hat eine Skoliose   Eine Skoliose, also die Verkrümmung der Wirbelsäule, ist Sache eines guten Orthopäden. Er wird den Verlauf der Krankheit beobachten und in schweren Fällen Physiotherapie verordnen, obwohl ein positiver Effekt in Studien nicht nachgewiesen wurde.

16 WIE LERNT EIN KIND?

Um zu ermessen, wie klein der Rahmen ist, in dem Therapien wirken können, ist es nützlich, sich klarzumachen, wie Menschen lernen.

Schon unsere Vorfahren kannten die Bedeutung der frühen Jahre für die Entwicklung des Menschen: »Früh übt sich, was ein Meister werden will.« Zum Glück stimmt das nicht ganz. Menschen lernen lebenslang; selbst im hohen Alter können sie Neues aufnehmen, behalten und anwenden. Aber sie sind nie wieder so offen, so neugierig und so begeisterungsfähig wie in den ersten Jahren nach der Geburt, nie wieder lernen sie so viel und so leicht. Die Kombination aus unermüdlichem Lerneifer und unfassbar großem Lernvermögen macht es möglich, dass aus dem hilflosen Säugling innerhalb weniger Monate ein Kind wird, das sich zuerst krabbelnd, dann laufend fortbewegt, das sich mitteilen kann und seine Mitmenschen versteht, das eigenständig denkt, Neues erdenkt und ausprobiert, auch Abstraktes denkt und sich zunehmend zu einer Persönlichkeit entwickelt.

Kinder lernen scheinbar spielend leicht. Tatsächlich leistet ihr Gehirn Unglaubliches: Es bildet sich aus, während es arbeitet. Es verändert sich und wird größer mit jeder neuen Aufgabe. Es programmiert sich selbst in Abhängigkeit von seiner Nutzung.

LERNEN BEGINNT SCHON VOR DER GEBURT

Jahrhundertelang glaubte man, der Mensch käme als unbeschriebenes Blatt auf die Welt und lerne erst ab der Geburt oder sogar noch später. Seit einigen Jahrzehnten weiß man es jedoch besser: Das menschliche Gehirn beginnt lange vor der Geburt zu lernen. Am Anfang besteht das Gehirn nur aus wenigen kleinen Bläschen. Sie stülpen sich vielfach ein und aus und bilden nach und nach die verschiedenen Teile des Gehirns. Nervenzellen strecken sich, verzweigen sich und suchen Kontakt zu Nachbarzellen. Spalten, Furchen und Windungen entstehen, nach und nach entwickelt sich die typische Walnuss-Form des Gehirns und damit die Fähigkeit zu lernen. Forscher haben die frühe Lernfähigkeit durch zahlreiche Experimente untersucht. Spielt man dem Fötus zum Beispiel über die Bauchdecke der Mutter ein Geräusch zu, beginnt sein kleines Herz schneller zu schlagen, der winzige Körper zuckt. Spielt man das Geräusch mehrmals ein, lässt diese Reaktion allmählich nach. Der Fötus hat sich daran gewöhnt. Bis zu 24 Stunden kann sich das ungeborene Kind das Geräusch »merken«.

Bewegen lernen

Ab dem dritten Monat beginnt der Fötus sich zu bewegen. Auf Ultraschallbildern sieht man, wie er manchmal wie wild zuckt. Dieses Zucken hat einen Sinn. Mit jeder spontanen Bewegung des Fötus im Mutterleib vernetzen sich Nervenzellen im Gehirn zu ganz bestimmten Mustern und speichern so die Bewegungserfahrungen. So lernt das Ungeborene: Welche Muskeln müssen in der Hand aktiviert werden, um etwas zu greifen? Wie gelingt es, sich zu drehen? Welche Muskeln müssen bewegt werden, damit sich ein Bein hebt oder senkt? Unzählige Informationen gibt der Körper weiter an das Gehirn, dieses speichert sie ab und wird dadurch immer klüger.

Licht und Töne
Licht, Stimmen und Musik dringen durch die Bauchdecke der Mutter zu dem Fötus. Mit jeder Woche entwickeln sich die Sinnesorgane des ungeborenen Kindes weiter. Immer mehr können sie von den äußeren Reizen aufnehmen und in Form elektrischer Reize an das Gehirn weitergeben. Die Hirnzellen reagieren auf diese elektrischen Reize: Sie vernetzen sich immer mehr. Allmählich entsteht so mit Hilfe von Sinneserfahrungen im Gehirn des Ungeborenen ein immer dichter werdendes Geflecht aus Nervenzellen. Dieses Geflecht ist eine Art individuelles Spiegelbild des eigenen Körpers und der äußeren Welt. Mit jedem neuen Reiz wächst es weiter. So erschafft sich das ungeborene Kind allmählich sein eigenes Gehirn – ein Unikat, das seine persönlichen Erfahrungen speichert und das genau zu ihm passt.

GEHIRNENTWICKLUNG: DAS WEGENETZ IM KOPF

Nach der Geburt ist die Entwicklung des menschlichen Gehirns noch lange nicht abgeschlossen. Eine Studie von Wissenschaftlern der Universität von Kalifornien unter der Leitung von Dominic Holland zeigt, dass das Wachstum in den ersten Tagen nach der Geburt am stärksten ist. Am schnellsten entwickelt sich das für die Bewegungskoordination zuständige Kleinhirn.

Dass sich das Gehirn in den ersten Monaten vergrößert, wissen Ärzte schon seit über 200 Jahren. Sie haben einfach den Kopfumfang von Säuglingen dokumentiert. Wie sich die einzelnen Hirnstrukturen entwickeln, blieb ihnen allerdings verborgen.

Mit der Kernspintomographie (MRT) ist dies jedoch ohne gefährliche Strahlenbelastung möglich. 87 gesunde Säuglinge hat das Team um Dominic Holland in den ersten drei Lebensmonaten mehrfach mittels MRT gescannt.

Bei der Geburt misst das Gehirn eines Jungen 347 cm³ und das eines Mädchens 335 cm³. Bis zum 90. Lebenstag vergrößert es sich bei Jungen um 66 Prozent und bei Mädchen um 63 Prozent. Die Wachstumsgeschwindigkeit war mit einem Prozent pro Tag nach der Geburt am höchsten, sie fällt bis zum Ende des 90. Tages auf 0,4 Prozent pro Tag ab.

Das stärkste Wachstum zeigte in der Studie das Kleinhirn der Säuglinge, das später die Software für die Bewegungsabläufe für das Krabbeln, Laufen und andere automatische Bewegungsabläufe speichert. Sein Volumen verdoppelt sich in den ersten drei Monaten. Denn schon bald muss es fertig zum Gebrauch sein.

Die beiden Hippocampi, die »Archivkammern« des Gehirns, die wie kleine Seepferdchen aussehen und später für die Verfestigung von Gedächtnisinhalten zuständig sind, vergrößerten sich dagegen nur um 47 Prozent. Bekanntlich brauchen Menschen ihr Gedächtnis erst später.

Jede Menge los im Gehirn

Mit jeder neuen Information, die Augen, Ohren, Haut und Nase an das Gehirn melden, organisieren sich die Nervenzellen. Sie verbinden sich über Fortsätze miteinander zu immer dichteren Mustern. Dadurch wächst das Gehirn. Bei einem Neugeborenen hat jede Hirnzelle durchschnittlich 2500 Kontaktstellen mit anderen Nervenzellen. Im Alter von drei Jahren sind es schon 15 000.

Später verlangsamt sich dieser Prozess, aber weiterhin entstehen durch immer neue Informationen immer neue Verbindungen und Kontakte zwischen den Nervenzellen. Das Zellgeflecht wird immer dichter, so ähnlich wie das Straßennetz in einer sich vertikal und horizontal rasant entwickelnden Metropole. Und immer kommen neue Verbindungen hinzu, viel mehr, als das Kind jemals brauchen wird. Dieser Überschuss an Verschaltungen ist eine Art Vorsorge. Ein Trick der Evolution, der dafür sorgt, dass der Mensch für alle möglichen Aufgaben, die ihn vielleicht einmal erwarten, gut gerüstet ist.

Ob eine Verbindung bestehen bleibt, hängt davon ab, wie oft sie benutzt wird. Werden an einer Kontaktstelle zwischen zwei Nervenfasern besonders häufig Impulse weitergeleitet, wird die Verbindung zwischen den beiden Zellen stärker. Das ist so ähnlich wie bei einem Trampelpfad: Laufen täglich viele Leute über ihn, wird er breiter und vielleicht eines Tages eine richtige Straße. Benutzt ihn dagegen niemand, wuchert er zu und verschwindet mit der Zeit. Trifft nur sehr selten ein Impuls an einer Kontaktstelle ein, verkümmert sie, und die dazugehörigen Nervenfortsätze bilden sich zurück. Die Natur duldet nichts Überflüssiges. Die Seescheide, ein kleines Manteltierchen, verdaut ganz einfach ihr Gehirn, sobald sie ihre

Wanderschaft durch die Meere beendet hat. Einfach nur ruhig am Felsen kleben, dabei wäre ein Gehirn die reinste Verschwendung: Es braucht Energie, ist aber nutzlos. Dann lieber noch eine gehaltvolle Mahlzeit aus dem Denkorgan zaubern! Menschen können das natürlich nicht. Aber auch hier gilt: Use it or lose it. Beim Menschen werden Verbindungen, die nicht benutzt werden, später einfach wieder abgebaut. Bis nur noch diejenigen übrig sind, die wir tatsächlich brauchen. Doch in dieser frühen Entwicklungsphase, in der das Gehirn zwischen den Nervenzellen ständig neue Kontakte schafft, kann ein Kind unfassbar viel lernen; viel mehr als jemals wieder in seinem Leben.

Neugier macht high

Dabei hilft dem Kind seine angeborene Freude am Entdecken. Kinder kommen als kleine Erfahrungssucher auf die Welt. Die Freude am Entdecken treibt sie zu den Wissensquellen und von dort aus immer weiter. Jede Erfahrung, die das Kind macht und zu Wissen verarbeitet hat, treibt es an, sich neue zu suchen. Je besser das Neue zu den bereits gemachten Lernerfahrungen passt, desto leichter nimmt das Kind sie auf und erweitert und ergänzt damit die bereits im Gehirn existierenden Verschaltungsmuster. Dieser Vorgang ist von heftigen Gefühlen begleitet. Solange ein Kind damit beschäftigt ist, herauszufinden, wie man ein Holzpuzzleteil in das dafür vorgesehene Spielbrett legt, steht sein Gehirn unter Spannung. Sobald die kleinen Finger das Puzzleteil in die richtige Position gebracht haben und es in die Vertiefung in dem Brett geglitten ist, kehrt Ruhe ein im Gehirn. Wohlbehagen und Zufriedenheit fluten das Denkorgan; wunderbar fühlt sich das an.

Je größer die anfängliche Erregung war, desto größer fällt auch die Freude aus über das Erfolgserlebnis. Und desto mehr wächst die Lust, sich eine neue Aufgabe zu suchen und wieder dieses unbeschreibliche Wohlbehagen zu erleben. Das Gehirn kann gar nicht genug bekommen von diesem herrlichen Gefühl, das sich einstellt, wenn ein Problem gelöst ist und die Aufregung abklingt.

Gesteuert wird dieses Geschehen, indem eine besondere Gruppe von Nervenzellen erregt wird. Über die Fortsätze der Nervenzellen geben diese einen Cocktail von Botenstoffen, sogenannte Neurotransmitter ab. Insbesondere Dopamin wird freigesetzt. Im Volksmund wird es Glückshormon genannt. Und tatsächlich versetzen die Botenstoffe das Gehirn für eine Weile in Hochstimmung, wie sie sonst nur Drogensüchtige empfinden, wenn sie ihren Stoff bekommen haben. Dopamin hat aber noch weitere nützliche Eigenschaften. Es steigert die Wahrnehmungsfähigkeit und den Antrieb, etwas zu tun, es macht also zugleich glücklich, hellwach und unternehmungslustig.

Das Gehirn speichert diese positiven Empfindungen ab und verbindet sie mit dem Verhalten, das sie ausgelöst hat. Es weiß jetzt: Lernen, die Welt zu entdecken und zu verstehen, verleiht Flügel. Kein Wunder, dass es immer mehr davon will. Die positive Konditionierung treibt das Kind immer weiter an, sich auf den Weg zu machen und Neues zu entdecken, das auf den bereits gemachten Erfahrungen aufbaut. Diese Suche nach Neuem hat gegenüber allen von außen herangetragenen Anregungen einen entscheidenden Vorteil: Sie baut auf bereits erlernten und im Hirn verankerten Fähigkeiten auf und verknüpft sich mit diesen. Die im Hirn bereits vorhandenen

Verschaltungsmuster werden dadurch besonders gut erweitert und ergänzt.

Schauen, entdecken, Erfahrungen machen

Die wichtigsten Erkenntnisorgane sind zunächst die Sinne. Alles, was Ohren, Augen, Zunge, Haut und Nase dem Gehirn über die Beschaffenheit und das Funktionieren der Außenwelt melden, wird gespeichert und zu Wissen umgebaut. Am meisten Spaß haben die kleinen Forscher, wenn sie nicht nur passiv neue Erfahrungen machen, sondern wenn sie selbst aktiv werden können. Ein Mobile, das sich still über dem Kinderbettchen bewegt, ist mäßig interessant. Ein Mobile, das man mit Kopfbewegungen in Bewegung versetzen kann, fesselt dagegen schon acht Wochen alte Säuglinge, haben amerikanische Forscher herausgefunden.

Im Schlaf arbeitet das Gehirn die Erfahrungen noch einmal durch, es integriert sie in die bereits bestehenden inneren Muster im Gehirn, die dadurch immer komplexer werden. Nach dem Aufwachen geht es mit den gut verstauten und jederzeit abrufbereiten Erfahrungen auf zu neuen Lernabenteuern.

Neues just in time

Lernen funktioniert so ähnlich wie ein Turmbau: Man beginnt beim Fundament und arbeitet sich Stein auf Stein nach oben. Auch ein Kind kann Neues voller Neugier nur erforschen und in Wissen überführen, wenn es die nötigen Grundlagen dazu bereits entwickelt hat.

Lilly

Die vierjährige Lilly interessiert sich nicht für Farben. Alle Anstrengungen ihrer Erzieherinnen und ihrer Mutter, Lillys Interesse für Farben zu wecken, sind bisher fehlgeschlagen.

»Was kann ich denn noch machen?«, fragt mich die Mutter.

»In Ruhe lassen. Warten, bis Lilly sich von selbst für die Farben interessiert.«

Lilly kann zwar Rot und Rosa nicht auseinanderhalten, aber sie kann die Wörter Hamster, Ziege und Katze mühelos unter den Oberbegriff Tiere einordnen. Eine anspruchsvolle geistige Tätigkeit. Lilly macht sie große Freude, und oft bittet sie ihre Mutter, ihr Wörter zu nennen, zu denen sie Oberbegriffe finden kann. Die Farben haben Zeit. Wenn die Mutter Lilly ständig mit dem Thema Farben bedrängt, wird Lilly verunsichert. Lilly wird sich eines Tages für Farben interessieren und sie spielend leicht lernen. Wann dies sein wird, bestimmt Lilly selbst.

Eltern können Kindern die Neugier und den Forschergeist nicht »anerziehen«. Er ist da. Es reicht, wenn die Eltern dem Kind Erfahrungsmöglichkeiten anbieten. Das Kind wird sich dafür interessieren und sie nutzen, sobald sein Entwicklungsstand so weit ist, dass es »Antennen« für das Neue hat. Alles Drängeln führt nur dazu, dass Eltern sich auf die Schwächen ihres Kindes konzentrieren und damit sein Selbstwertgefühl verletzen und ihre Beziehung zueinander belasten.

Die Eltern helfen ihrem Kind weitaus mehr, wenn sie es einfach nur aufmerksam beobachten. So erleben sie, wie es sich verhält und können seine selbstgewählten Aktivitäten spielerisch unterstützen. Aufmerksame Eltern lassen sich von ihrem Kind leiten, auch wenn sie manchmal nicht verstehen, warum ihr Kind so großen Spaß daran hat, etwa Türme zu bauen und schwungvoll zu zerstören. Intuitiv wissen die meisten Eltern, dass ihr Kind gerade etwas sehr Sinnvolles tut. Es lernt, unter welchen Bedingungen gestapelte Bauklötze stehenbleiben, es lernt etwas über die Schwerkraft und seine Kraft, mit der es einen Turm zum Einsturz bringen und dabei jede Menge Krach erzeugen kann. Es freut sich, wenn die Eltern es in seinem Forscherdrang bestärken und es loben.

ÜBEN IST DER SCHLÜSSEL

Jede Fähigkeit, die das Kind in sich entdeckt, will es sich aneignen und durch Üben verbessern. Sobald ein Kind krabbeln kann, krabbelt es kreuz und quer durch die Wohnung. Ein paar Monate später richtet es sich auf und läuft schwankend, aber voller Eifer überall herum.

Durch das Üben lernt das Kind, seine jeweils neuen Fähigkeiten zu gebrauchen und auf diesen wiederum neue Fähigkeiten aufzubauen. Säuglinge probieren aus, wie man nach einer kleinen Rassel greift, wie sich Finger und Hände bewegen müssen, um den Teddy festzuhalten oder die Haare der Mutter. Ein Kleinkind testet, wie es sich anfühlt, auf Gras, auf Beton, auf Teppichboden zu laufen, oder wie schnell es um eine Ecke sausen kann, ohne hinzufallen. Ein älteres Kindergartenkind versucht, rückwärts zu laufen, Seil zu springen oder über eine Stange zu balancieren, ohne herunterzufallen. Alle diese Übungen fühlen sich für das Kind richtig und sinnvoll an. Deshalb will es sie machen. Es benutzt zum Lernen die Fertigkeiten, die es schon kennt, es nimmt vertraute Aktivitätsmuster, kombiniert sie neu und probiert sie wieder und wieder aus, bis es sie beherrscht. Wenn das Kind bestimmte Fähigkeiten nicht einübt, kann es schwieriger werden, die nächsten Entwicklungsstufen zu erreichen. Aber wie wir schon am Beispiel des Krabbelns gesehen haben, muss dies kein Nachteil sein. Die Entdeckerneugier des Kindes führt es von selbst zu immer neuen Erfahrungen. Durch die Variabilität bei der Ausbildung neuer Nervenverbindungen im Gehirn kann es übersprungene Entwicklungsschritte später nachholen. Das Kind, das laufen lernt, ohne das Krabbelstadium durchlaufen zu haben, wird später die Nützlichkeit des Krabbelns für sich erkennen und es lernen.

Es gibt Eltern, die geben sich die größte Mühe, die geistige Entwicklung ihres Kindes zu beschleunigen. Ihr ganzer Stolz ist, wenn ihr Kind möglichst schon vor Schulbeginn lesen kann. So wie Kilian. Sein Vater las ihm jeden Abend vor, buchstabierte ihm einzelne Wörter vor und ermunterte seinen Sohn, selbst zu lesen. Der Vater war begeistert, als Kilian mit knapp fünf Jahren lesen konnte. »Er liest mir sogar aus dem Handelsblatt vor«, berichtete er stolz. Was er nicht ahnte: Kilian hatte lesen gelernt, weil er von seinem Entwicklungsstand her dazu bereit war. Nicht weil der ehrgeizige Vater Abend für Abend mit Kilian trainiert hatte.

Hätte Kilian nicht aus sich selbst heraus lesen gelernt, wären die Mühen des Vaters vergeblich geblieben, Kilian hätte sich wahrscheinlich überfordert gefühlt. Vielleicht wäre er zu einem dieser Jungs geworden, die freiwillig kein Buch anrühren. So aber las er zur Freude seines Vaters mit fünf im Handelsblatt, wurde frühzeitig eingeschult und übersprang im Gymnasium eine Klasse. Ein paar Jahre später machte er ein mittelgutes Abitur und studiert nun wie Tausende anderer junger Menschen BWL.

So wenig wie Gras schneller wächst, wenn man daran zieht, so wenig können Eltern ihr Kind durch Training oder gar Drohungen dazu bringen, sich schneller zu entwickeln, als es in ihm angelegt ist.

Kilians jüngere Schwester Meret lernte trotz aller Leseförderung erst in der Schule lesen. Da war sie sieben Jahre alt und reif genug dafür. Sie übersprang keine Klasse, schloss aber das Gymnasium mit ähnlichen Noten ab wie ihr Bruder Kilian. Zum Glück hat die frühe Leseförderung Meret keine seelischen Schäden zugefügt. Sinnvoll war sie dennoch nicht. Bis heute gibt es keine einzige Studie, die belegen könnte, dass Kinder, die in den ersten Lebensjahren mit Lernspielen und anderem Förderschnickschnack überhäuft wurden, bessere Schulleistungen bringen als Kinder, die ihre Lernerfahrungen in einer ganz normalen Umwelt machen dürfen.

KANN JEDES KIND ABITUR MACHEN?

Kaum etwas treibt Eltern so um wie die Frage, ob ihr Kind intelligent ist. Intelligenz gilt als Garant für Lebenserfolg. Intelligenz wird in Intelligenztests gemessen. Das Ergebnis ist dann der IQ, der Intelligenzquotient. Viele Eltern glauben irrtümlich, dass der IQ ein allgemeingültiges Maß für die menschliche Intelligenz ist. Die menschliche Intelligenz umfasst jedoch viele geistige Kompetenzen. Neben den Klassikern wie Sprache, logisch-mathematisches Denken und Merkfähigkeit gehören zur Intelligenz zum Beispiel auch Kreativität, Musikalität, soziale oder emotionale Kompetenz. Intelligenztests erfassen aber im Wesentlichen nur Wissen, Sprach- und Zahlenverständnis, räumliches Vorstellungsvermögen, visuelle und auditive Merkfähigkeit. Auf eine kurze Formel gebracht: Der IQ ist das, was der Intelligenztest misst.

Für den Schulerfolg sind sprachliche Kompetenz, logisch-mathematische Fähigkeiten, räumliches Vorstellungsvermögen und eine große Merkfähigkeit allerdings wesentlich. Kinder, die in Intelligenztests gut abschneiden, kommen daher auch meist in der Schule gut zurecht – und umgekehrt. Eine bittere Wahrheit für alle ehrgeizigen Eltern von schlechten Schülern, die meinen, ihr Kind sei hochbegabt, es könne seine Hochbegabung in der Schule aber nicht so recht zeigen, es langweile sich, die Lehrerinnen seien unfähig, es zu motivieren.

Ebenso bitter für manche Eltern ist eine weitere Tatsache. Der Umstand, dass Vater und Mutter Einser-Abi, Studium und Promotion geschafft haben, ist keine Garantie dafür, dass ihr Nachwuchs diese Ziele ebenfalls erreicht. Im Gegenteil. Die statistische Wahrscheinlichkeit, dass Eltern mit einem hohen IQ Kinder bekommen, die genau so klug sind oder sogar noch klüger, ist gering. Hochbegabte Eltern haben im Durchschnitt weniger kluge Kinder. Regression to the mean, Rückentwicklung zur Mitte, nennen Statistiker dieses Phänomen. Die Menschen in früheren Zeiten sagten: »Der liebe Gott sorgt schon dafür, dass die Bäume nicht in den Himmel wachsen.« Sie dachten weniger im Futur, machten sich weniger Sorgen um die Karriereaussichten ihrer Kinder, sondern fanden sich damit ab, wenn ihre Kinder nicht die Allerklügsten waren. Ohnehin konnten jahrhundertelang Menschen, Frauen schon gar nicht, ihren Beruf nicht frei wählen. Sie wurden, was ihre

Eltern waren; meistens also Bauern, Handwerker oder nach der industriellen Revolution auch Arbeiter.

Damit ist es vorbei. Und zwar ziemlich genau seit dem 4. Oktober 1957. Damals, mitten im Kalten Krieg, startete im damals sowjetischen Baikonur der erste künstliche Erdsatellit in eine Umlaufbahn um die Erde. Das Gerät mit dem niedlichen Namen Sputnik machte der gesamten westlichen Welt mit einem Schlag klar, dass die Sowjetunion den USA technologisch mindestens ebenbürtig war, zumindest in Sachen Raumfahrt. Eine ziemlich ungemütliche Vorstellung, zumal mit der Rakete R-7, dem Trägersystem des Sputnik, die UdSSR in der Lage war, die USA mit nuklear bestückten Interkontinentalraketen zu erreichen. »Wie konnte das nur passieren?«, fragten sich Amerikaner und Europäer geschockt und mussten schließlich selbstkritisch zugeben, dass das Bildungssystem diesseits und jenseits des Atlantiks im Argen lag.

Der Sputnik-Schock saß tief. Der Philosoph, Theologe und Pädagoge Georg Picht sprach von der deutschen »Bildungskatastrophe« und forderte mehr Abiturienten. Die Debatte über die Bildungsexpansion bewegte die ganze Gesellschaft. Arbeiterkinder, vor allem auch Mädchen, sollten jetzt die Chance bekommen, das Gymnasium zu besuchen. Die sozialliberale Koalition gab die Parole vom »Aufstieg durch Bildung« aus. Die Abiturientenzahlen stiegen an: Noch 1960 hatten nur acht Prozent der Schulabgänger in Westdeutschland Abitur. Heute hat fast die Hälfte die Hochschulreife. Wer selber Abitur hat, will, dass auch der Nachwuchs Abitur macht.

Auf den Kindern von besonders intelligenten und erfolgreichen Eltern lasten besonders hohe Leistungserwartungen.

Manche können sie mit ihren realen intellektuellen Fähigkeiten nie und nimmer erfüllen.

Der Abschied vom idealen Kind fällt vielen Eltern schwer. Sie haben alles dafür getan, dass ihr Sohn oder ihre Tochter Kurs auf ein Einser-Abi und ein Jurastudium nehmen kann. Sie haben mit ihm gemalt und gesungen, ihm pädagogisch wertvolles Spielzeug in die Hände gegeben, jede kleinste geistige Anstrengung gelobt und beklatscht, um es zu motivieren, und nun tut es sich schon in der ersten Klasse schwer mit dem Abc.

Für manche Eltern bricht geradezu die Welt zusammen, wenn sich abzeichnet, dass ihr Kind wohl eher kein Kandidat für das Gymnasium ist. Die glänzende Karriere als Anwalt, als Wirtschaftsprüfer, Banker, Arzt – alles nur ein Traum, der schon in der Grundschule endet? Damit wollen sie sich nicht abfinden.

Sie bringen es zur Nachhilfe und lassen es dort üben und üben. Aber es wird nicht besser. Das letzte Mittel ist dann in den Augen dieser Eltern oft eine Therapie.

Aber auch Therapien machen ein Kind nicht klüger.

Viel mehr würde es den Kindern helfen, wenn ihre Eltern gelassener wären, wenn sie erkennen würden, dass der Intelligenzquotient ihres Kindes kaum etwas darüber aussagt, wie es sein späteres Leben bewältigen wird. Vielleicht hat das Kind große Schwierigkeiten, sich Zahlenräume vorzustellen oder sich sprachlich auszudrücken. Vielleicht hat es aber dafür eine musische Begabung oder die Gabe, sich in andere Menschen hineinzuversetzen und sich um sie zu kümmern. Vielleicht ist es handwerklich geschickt oder kann gut organisieren und kommunizieren.

Wenn die Eltern es schaffen, die Einzigartigkeit ihres Kindes und seine individuellen Kompetenzen zu erkennen, können sie ihm helfen, sich zu dem zu entwickeln, was es werden kann. Vielleicht wird ihr Kind dann kein unglücklicher Akademiker, sondern ein glücklicher Gärtner oder eine glückliche Buchhalterin, der oder die mitten im Leben steht.

WAS KINDERN HILFT ZU LERNEN

Einerseits eine sichere und stabile Bindung zu den Eltern und anderen Bezugspersonen, andererseits Freiräume, sich selbst zu erfahren und aktiv zu werden, dazu eine anregende Lernumgebung – wenn diese Grundbedürfnisse erfüllt sind, hat das Kind die besten Voraussetzungen, sich gesund zu entwickeln und zu lernen, was ihm möglich ist.

Den Weg frei machen, aber nicht planieren

Viele Eltern nehmen ihrem Kind jede Mühe ab. Sie reichen ihm beim Klettern die Hand, damit es schneller auf den Stuhl kommt. Sie fahren es zur Schule und tragen ihm sogar noch den Tornister in die Klasse. Diese Eltern sagen auch: »Wir schreiben morgen eine Mathearbeit.« Und dann setzen sie sich mit dem Kind hin und üben bis spät in den Abend. Ich habe Patienteneltern, die Lateinkurse besuchen, um ihren Kindern zu helfen. Es gibt Schulen, die diese Kurse extra für Eltern anbieten. Mit großer Freude berichtete unlängst eine Mutter, deren Sohn (bzw. »wir«) gerade das Abi hinter sich gebracht hatte, dass es inzwischen sogar Elterntage an einigen

Universitäten gebe und dass sie sich jetzt schon auf die Begegnung mit den Profs ihres Sohnes freue.

Wenn Eltern ihrem Kind jede eigene Anstrengung abnehmen, hat das mit dem nötigen Ausräumen von Entwicklungshindernissen oder der Schaffung einer sicheren Basis nichts zu tun. Das Verhalten solcher Eltern erinnert mich an Eiscurling. Mit großen Besen wischen da die Spieler ihrem Kollegen den Weg frei, damit der Curlingstein möglichst ohne Hindernis seine Bahn entlanggleiten kann. Was beim Eiscurling wirkt, funktioniert bei der Kindererziehung aber nicht. Ist die Bahn zu glatt, lernt das Kind nicht, Hindernisse zu bewältigen, Aufgaben eigenverantwortlich und mit Hilfe anderer Menschen zu lösen und sich über die eigene Handlungskompetenz zu freuen und sie weiterzuentwickeln. Intellektuell altersgemäß entwickelt, bleiben diese Kinder emotional und sozial auf dem Stand von Kleinkindern stehen: kleine Tyrannen, die zu Trotz und Selbstbezogenheit neigen und sich bei jeder Schwierigkeit sofort überfordert fühlen, die es nicht schaffen, sich in Kita oder Schule in die Gemeinschaft zu integrieren. Sie fühlen sich emotional unsicher und wertlos. Damit fällt es ihnen schwer, Freunde zu finden, von denen sie lernen könnten, sich weiterzuentwickeln.

Weniger ist mehr

Erkunden und Lernen aus eigenem Antrieb ist ein psychisches Grundbedürfnis. Kinder eignen sich Fähigkeiten und Wissen aus eigenem Antrieb an, wenn sie eine Umwelt vorfinden, die ihre Eigenaktivitäten fördert. Das gilt übrigens auch für geistig behinderte Kinder. Wie ihre völlig normal entwickelten Altersgenossen erkunden sie die Welt gemäß ihrem jeweiligen

Entwicklungsstand, wenn ihre Umgebung sie nicht in ihrer Eigenaktivität durch ein Übermaß an Kontrolle oder ein Zuviel an Anregung hemmt, sondern ihnen günstige Bedingungen bietet, sich selber zu entwickeln.

Der Kinderarzt Remo Largo hat drei Wege identifiziert, auf denen sich Kinder Fähigkeiten und Wissen aneignen und sich weiterentwickeln. Kinder lernen, indem sie andere Menschen beobachten und nachahmen. Sie lernen, indem sie sich mit ihrer dinglichen Umwelt auseinandersetzen, und sie lernen, wenn sie älter sind, durch Unterweisung.

Von Menschen lernen

Menschen interessieren sich für Menschen. Man kann dies in einem kleinen Eigenversuch schnell testen. Einfach mal die Zeitung aufschlagen und aufpassen, an was man »hängenbleibt«. Genau! An den Fotos mit Menschen.

Jahrtausendelang hat dieses Interesse an unseren Mitmenschen dafür gesorgt, dass sie überleben konnten. Denn wenn man umgeben ist von hungrigen Säbelzahntigern und anderen eher unfreundlichen Tieren, ist es ziemlich nützlich, wenn man sich zusammentut und sich gemeinsam schützt. Und wenn das Mittagessen riesengroß, zottelig und mit spitzen Hörnern bewehrt ist, rückt man ihm auch besser als Gruppe auf den Pelz. Auch Wissen wandert besser, wenn Menschen in engem Kontakt miteinander leben. Wären unsere Vorfahren alle Einzelgänger gewesen, hätte auch jeder für sich das Feuer und das Rad erfinden müssen. Sich für andere Menschen zu interessieren ist also eine gute Voraussetzung, sich jede Menge nützliche Dinge abzuschauen und zu lernen und damit besser zu überleben. Die Evolution hat deshalb dafür gesorgt, dass sich Kinder von Anfang an für andere Menschen interessieren: Neugeborene zeigen eindeutige Vorlieben für Formen, die Gesichtern ähneln. Punkt, Punkt, Komma, Strich, aufgemalt auf eine Scheibe fesselt ihre Aufmerksamkeit. Wenn sich die Scheibe sogar noch bewegt: umso interessanter. Von allen Geräuschen mögen Säuglinge am liebsten menschliche Stimmen. Auf sanften Hautkontakt reagieren sie mit Entspannung.

Auch die ebenfalls angeborene Fähigkeit, durch Nachahmung zu lernen, hilft Kindern, sich immer besser in der Welt zurechtzufinden. Schon Neugeborene können einfache mimische Gesten von anderen Menschen imitieren, zum Beispiel den Mund weit aufreißen oder die Zunge herausstrecken. Je älter sie werden, desto mehr schauen sich Kinder von ihren Mitmenschen ab. Soziales Lernen nennen Wissenschaftler das. Ab dem Ende des ersten Lebensjahres beobachten Kinder sehr genau, was Erwachsene oder andere Kinder mit einem Gegenstand tun, und versuchen, es ihnen nachzutun. Sie sehen zum Beispiel, wie Eltern und Geschwister mit Messer und Gabel essen, und wollen es auch. Sie merken sich, wie Eltern und Geschwister miteinander und mit anderen Menschen umgehen, wie sie sprechen, wie sie zuhören, wie sie miteinander spielen, streiten und sich versöhnen. »Wie oft habe ich dir schon gesagt, du sollst zuhören, wenn ich mit dir rede«, sagt die Vierjährige zu ihrer Puppe – im Tonfall und Wortlaut eine genaue Kopie ihrer Mutter.

Ohne das große Interesse für andere Menschen und ohne Imitationslernen wäre Erziehung nicht möglich. Eltern können ihrem Kind zwar abstrakt erklären, wie man den Tisch deckt, oder sie können es mit ihm wieder und wieder trainieren, wie Teller, Messer und Gabel auf dem Tisch angeordnet werden. Aber das wird lange dauern und mühsam werden. Wenn das Kind dagegen erlebt, wie die Eltern und Geschwister oder auch Erzieherinnen und Kitakinder tagtäglich den Tisch decken, wird es sie als Vorbilder nehmen und imitieren. Denn spätestens ab dem Kleinkindalter wollen Kinder »helfen« und den Menschen in ihrer Umgebung gefallen – auch dies wieder so ein nützlicher Trick der Evolution, der dafür sorgt, dass das Kind lernen kann und sich an die Gruppe bindet, anstatt seine Fähigkeiten brachliegen zu lassen, wegzulaufen und sich in Gefahr zu begeben.

Von Dingen lernen

Schon wenige Wochen nach der Geburt sind Kinder in der Lage, Lebewesen von unbelebten Objekten zu unterscheiden. Die Gegenstände in seiner Umgebung nimmt es zuerst in den Mund, später betastet es sie, noch später betrachtet es sie eingehend. All dies geschieht noch im ersten Lebensjahr, und zwar in dieser Reihenfolge. Ein Vorbild braucht das Kind dabei nicht. Ganz allein und aus eigenem Antrieb beschäftigt es sich mit den Dingen und erforscht ihre äußeren Merkmale: Größe, Gewicht, Oberfläche. Es lernt, wie es ein Spielauto vor sich herschieben kann oder wie es Bauklötze halten muss, damit sie ihm nicht aus der Hand fallen. Forscher haben herausgefunden, dass Kinder schon im ersten Lebensjahr verstehen, dass sich Lebewesen aus eigenem Antrieb in irgendeine Richtung oder kreuz und quer bewegen können, dass sich aber unbelebte Gegenstände nach den immer gleichen mechanischen Gesetzen bewegen, solange keine externe Kraft auf sie einwirkt. Offensichtlich bringen Kinder dieses nützliche Wissen, das ihnen die materielle Welt und ihre Gesetze zu verstehen hilft, mit auf die Welt.

Babys haben auch schon eine Vorstellung von Zahlen. Vier Monate alte Babys können bereits einen Unterschied zwischen einer Menge von zwei und einer Menge von drei Punkten machen (allerdings erkennen sie nicht den Unterschied zwischen vier und sechs Punkten). Lernen beginnt also nicht erst in der Kita oder in der Schule, sondern viel früher. Und Kinder bringen die Voraussetzungen dafür mit auf die Welt. Erwachsene müssen nichts weiter tun, als dem Kind Spielzeug anzubieten, mit dem es neue Erfahrungen sammeln kann, die seinem jeweiligen Entwicklungsstand entsprechen. Am Anfang sind dies Rasseln, dann Bauklötze, später Puppen und Legosteine. Das Kind wird sie mit Augen, Mund und Händen erforschen und dabei lernen.

»Was, wo, wer, warum?«

Sobald das Kind sprechen kann, will es nicht mehr nur durch Nachahmung lernen, sondern es lässt sich die Welt von den Erwachsenen erklären. Mit seinen Was-, Wer- und Wo-Fragen fordert es sie auf, Dinge, Personen und Orte zu benennen. Wenn irgendwann – etwa um das dritte Lebensjahr herum – alle Küchengeräte, alle Tiere, Menschen in seinem Umfeld einen Namen haben, kommen die Warum-Fragen. »Warum hat die Oma so viele Falten?«, »Warum kriege ich kein Eis?«, »Warum muss ich mir die Zähne putzen?«. Das Kind interessiert sich jetzt für Ursachen, Sinn und Zweck von Vorgängen und Erscheinungen. Dabei geht es Kindern nicht nur um die richtige Antwort, sondern auch um Aufmerksamkeit. Dann ufern Fragen zu Fragekaskaden aus: »Warum musst du staubsaugen?«, »Warum soll die Wohnung sauber sein?«, »Warum ist es nicht schön, wenn sie schmutzig ist?«. Das Kind sucht nach Informationen, und es sucht nach Aufmerksamkeit. Es möchte, dass die Erwachsenen ihm etwas beibringen. Dieses Bedürfnis wächst, bis es so groß ist, dass das Kind – etwa mit sechs Jahren – in der Lage ist, jeden Tag über mehrere Stunden lang einem Lehrer zu folgen und von ihm zu lernen.

Durch eigene Erfahrungen Selbstorganisation lernen
Schon Säuglinge also sind neugierige, aufnahmefähige Wesen, die lernen wollen. Dabei sind sie auf Anregung durch ihre Umgebung angewiesen, um ihre Fähigkeiten entfalten zu können. Sie interessieren sich für alles Neue und lernen aus eigenem Antrieb ständig dazu, indem sie schauen, entdecken, Erfahrungen machen und ihre neu erworbenen Fähigkeiten wiederholen, einüben und sie sich damit verfügbar machen. Mit jeder neuen Fähigkeit, mit jeder neuen Erkenntnis wird das Kind selbständiger und kompetenter.

Wenn es Eltern hat, die an es glauben, die es verstehen, die sich von seinen Interessen leiten lassen und seine Entwicklung liebevoll unterstützend begleiten, gelingt dieser Entwicklungsprozess. Besondere Förder- und Bildungsprogramme sind dann nicht nötig. Sie können sogar die eigenen Lernerfahrungen behindern und das Selbstwertgefühl des Kindes schwächen, indem sie ihm die Möglichkeit nehmen, sich durch eigenes Handeln zu bewähren. Das Kind lernt dann vielleicht die Farben oder das Einmaleins, bevor es dies aus eigenem Antrieb versucht. Aber viele andere Kompetenzen, auf die es später in der Schule, in der Ausbildung und im Beruf ankommt, lernt es durch das gezielte Training nicht: vorausschauendes Denken und Handeln, Umsicht, die Folgen des eigenen Handelns abzuschätzen, Motivations- und Konzentrationsfähigkeit, Fehlereinsicht, Impulskontrolle und die Fähigkeit, mit Misserfolgen und Niederlagen umgehen zu können. All diese Fähigkeiten braucht es aber, um sich im Leben zurechtzufinden, sich selbst zu organisieren und erfolgreich Herausforderungen zu meistern.

Diese »Metakompetenzen«, man könnte sie auch unter dem Begriff »Charakter« zusammenfassen, werden zum Glück mehr und mehr als die Schlüsselkompetenzen gesehen, auf die es in Zukunft ankommt. Ihre Ausformung wurde bisher eher dem Zufall überlassen. In den letzten Jahren versuchen Hirnforscher und Pädagogen aber vermehrt herauszufinden, wie sie sie fördern können.

Durch bildgebende Verfahren weiß man heute, dass diese Metakompetenzen in Form komplexer Verschaltungsmuster im Stirnlappen, dem sogenannten präfrontalen Kortex, sitzen. Er bildet sich am langsamsten von allen Hirnregionen aus und ist daher besonders stark durch die soziale Umwelt beeinflussbar. Wie wir uns also in bestimmten Situationen verhalten, ob wir uns auf Probleme konzentrieren können, ob wir nach Lösungen suchen oder ob wir schnell verzagen oder »ausrasten«, wenn wir nicht sofort Erfolg haben – all das wird durch unsere Erfahrungen, also zu großen Teilen durch unsere Erziehung, bestimmt und bildet eines Tages unseren Charakter.

17 HAUSAUFGABEN FÜR ALLE

Wenn Therapien so oft nicht das richtige Mittel sind, um Kindern bei umweltbedingten Entwicklungsstörungen nachhaltig zu helfen, was hilft dann? Wie können Kinder in die Lage versetzt werden, sich aus eigener Kraft weiterzuentwickeln und die psychosozialen und motorischen Fähigkeiten zu entwickeln, die sie brauchen, um in der Welt von morgen Lösungen für persönliche und gesellschaftliche Herausforderungen zu finden? Wie kann es gelingen, die Probleme der Kinder aus der Medizin zurück in die Familie und in die Pädagogik zu verlagern?

Bisher wird noch zu wenig über diese Fragen nachgedacht. Stattdessen werden weiter Therapien verordnet. Das zeigen die Statistiken der Krankenkassen. Der Arzt und der Therapeut sollen es richten. Doch ihre Hilfsmittel sind beschränkt.

Wir Kinder- und Jugendärzte können nur in ganz bescheidenem Maße Einfluss auf das Verhalten der Eltern nehmen, etwa durch Beratung bei den Vorsorgeuntersuchungen. Wir können Eltern ermutigen, eine sichere Beziehung zu ihrem Kind aufzubauen. Wir können sie darin bestärken, an ihre Kinder zu glauben, wir können ihnen Tipps geben, wie sie ihre Kinder »lesen« können, um ihre Entwicklung besser zu verstehen und zu begleiten. Und wir können ihnen Wege aufzeigen, Hilfe und Unterstützung zu finden. Dies funktioniert oft gut bei den Eltern der bürgerlichen Mittelschicht. Wenn sie uns denn vertrauen! Aber in Deutschland wächst laut Bildungsbericht 2014 fast jedes dritte Kind in einer »Risikolage« auf. Die Eltern dieser Kinder sind erwerbslos, armutsgefährdet oder bildungsfern. Auf die engen Wohnverhältnisse, die mangelnde Bildung, den Stress, unter dem junge Eltern leiden, und auf die vielen anderen Lebensumstände, die die Entwicklungschancen der Kinder beeinträchtigen, haben wir keinen Einfluss. Gerade hier erscheinen Therapieverordnungen oft das einzige Hilfsmittel zu sein, mit dem wir das Kindeswohl, für das wir uns zuständig fühlen, verbessern könnten. Zumal die Eltern diese Therapien von uns einfordern und Widerstand Zeit kostet, die im täglichen Praxisalltag fehlt. Therapien sind schnell verordnet und schnell verfügbar. Es gibt genug Therapeuten. Doch Therapien sind in den meisten Fällen der falsche Weg.

Also einfach nichts tun?

Natürlich stirbt kein Kind daran, wenn es den Stift beim Malen falsch hält, wenn es undeutlich spricht oder sich mit fünf noch nicht alleine anziehen kann. Aber das Problem ist dennoch groß, denn Entwicklungsprobleme können einen Schatten auf die gesamte spätere Entwicklung des Kindes werfen und seinen Lebensweg beeinträchtigen. Das können wir uns nicht leisten, denn unsere Gesellschaft altert, und wir brauchen die wenigen Kinder, die in Deutschland geboren werden. Wir dürfen auch aus diesem Grund keine Talente, neue Ideen und Energie verschleudern. Wir sind darauf angewiesen, dass jedes Kind bestmögliche Chancen bekommt, um sich zu entwickeln und sein persönliches Potential auszuschöpfen. Und zwar von Anfang an.

Wir müssen vor allem dafür sorgen, dass die Kinder, die in Risikolagen aufwachsen, außerhalb ihrer Familien gefördert werden. In den vergangenen Jahren hat die Gesellschaft begonnen, das Problem der »vergessenen Kinder« zumindest in Teilen wahrzunehmen. Auch dank der Arbeit der Kinder- und Jugendärzte, die immer wieder in der Öffentlichkeit und vor Politikern nicht nur die Kindergesundheit als solche, sondern auch die Bedingungen der Möglichkeit von Gesundheit benannt und gefordert haben.

Die Situation hat sich ein wenig gebessert. Die PISA-Ergebnisse bescheinigen inzwischen den deutschen Schülerinnen und Schülern bessere Ergebnisse. Auch die schlechtesten Schüler sind etwas besser geworden, und die Zahl der Schulabbrecher ist leicht gesunken. Doch immer noch verlassen 48 000 junge Menschen die Schule ohne Hauptschulabschluss. Dies allein ist schon eine alarmierende Zahl. Dazu kommen diejenigen, die die Pflichtschuljahre in der Hauptschule zwar irgendwie absitzen, aber danach keinen Ausbildungsplatz finden und in irgendwelchen berufsvorbereitenden Kursen geparkt und hin und her geschoben werden. Viele von ihnen finden auf Jahre hinaus keinen Einstieg in die Arbeitswelt. Sie bleiben abhängig von Transferleistungen. Bildungsforscher vermuten, dass die Gruppen der PISA-Test-Versager, Schulabbrecher, der armen Kinder und Kinder mit Gesundheitsrisiken weitgehend deckungsgleich sind. Wenn dann wieder einmal darüber geklagt wird, dass wir diese Gruppen nicht verlieren dürfen, dass wir jedes Kind brauchen, dann wird meist im gleichen Atemzug gefordert: »Wir brauchen bessere Schulen, um die benachteiligten Kinder zu unterstützen.« Sicherlich sind bessere Schulen wichtig. Doch die wichtigsten Entscheidungen im Leben eines Kindes fallen lange vor dem ersten Schultag.

WAS KÖNNEN KINDER- UND JUGENDÄRZTE TUN?

Vorbeugen ist besser als heilen, das gilt auch für Entwicklungsstörungen. Wir Kinder- und Jugendärzte sehen wie keine andere Berufsgruppe so gut wie jedes Kind von den ersten Lebenstagen an bis ins Erwachsenenleben. Wir sehen Fehlentwicklungen frühzeitig, unsere Möglichkeiten, alleine gegenzusteuern, sind allerdings gering. Gemeinsam mit Eltern, Erzieherinnen, Lehrern und Lehrerinnen, Therapeuten und Politikern kann es aber gelingen, entwicklungsgefährdete Kinder frühzeitig zu erkennen und ihnen zu helfen, bevor Entwicklungsstörungen auftreten.

Kinderärzte in Praxen, im öffentlichen Gesundheitsdienst in den sozialpädiatrischen Zentren und in den Frühförderstellen müssen dazu noch intensiver als bisher die seelische Gesundheit der Kinder beurteilen können und bei Fehlentwicklungen eingreifen. Dazu müssen sie besser ausgebildet werden.

Aus- und Weiterbildung verbessern
Im Medizinstudium, in der Weiterbildung und später berufsbegleitend müssen Ärztinnen und Ärzte noch mehr als bisher lernen, psychosoziale Belastungen zu erkennen und Eltern entsprechend zu beraten. Sie müssen lernen, sich mehr als bisher für die aktuellen Lebensbedingungen des einzelnen Kindes und für die elterlichen Belastungen zu interessieren und dar-

auf einzugehen. Dazu gehört zum Beispiel auch, dass sie Wege finden, mit Eltern aus anderen Kulturen zu kommunizieren. Transkulturelle Kompetenz nennt man diese Fähigkeit. Vor allem aber müssen sie mehr als bisher über die Entwicklung von Kindern lernen.

Vielleicht ist dies schon in einigen Jahren möglich. Zur Zeit wird in der Bundesärztekammer die Musterweiterbildungsordnung für angehende Kinder- und Jugendärzte erneuert. Die Psychosomatik und vor allem die Sozialpädiatrie, also der Bereich der Kinderheilkunde, der sich mit entwicklungsbedingten Auffälligkeiten der Kinder und Jugendlichen beschäftigt, sollen gestärkt werden. Zukünftig sollen angehende Kinderärzte während ihrer Ausbildung mehr darüber lernen, wie man Diagnosen stellt, wie man neben den Schwächen vor allem auch die Stärken der Kinder erkennt und natürlich wie man ihnen hilft. Dazu sollen die jungen Ärztinnen und Ärzte mehr Zeit – sie sind zunächst zur Weiterbildung überwiegend in Kliniken – in ambulanten Praxen, aber auch in sozialpädiatrischen Zentren verbringen. Davon sind aber die Kliniken nicht begeistert. Sie brauchen den Ärztenachwuchs, um die tägliche Arbeit in ihren Ambulanzen und auf den Stationen zu bewältigen. Nun muss ein Kompromiss gefunden werden und ein Weg, wie man Kliniken und Praxen besser vernetzt, damit angehende Kinder- und Jugendärzte mehr lernen können über die gesunde Entwicklung von Kindern und über Störungen.

Vorsorge optimieren
Dieses Wissen kann dann in die Vorsorgeuntersuchungen einfließen. Bisher geht es bei diesen Vorsorgen vor allem um die körperliche Entwicklung von Kindern und Jugendlichen.

Auch dies muss sich ändern. Die Vorsorgeuntersuchungen bei den niedergelassenen Kinderärzten müssen das Thema seelische Gesundheit noch mehr in den Vordergrund rücken. Viele Kinderärzte kümmern sich schon heute darum, aber es fehlen feste Standards, die den genauen Inhalt und Umfang einer solchen Untersuchung festlegen. Nur dann können die Untersuchungen nach den neuesten Erkenntnissen der Entwicklungspsychologie für alle Kinder einheitlich ablaufen. Politik, Krankenkassenverbände, Kassenärztliche Bundesvereinigung und der Gemeinsame Bundesausschuss müssen dafür die Voraussetzungen schaffen. Zu diesen Voraussetzungen gehört auch, dass die Kinder- und Jugendärzte für die erweiterten Vorsorgen angemessen bezahlt werden.

Mehr Spezialisten

Die Kinderheilkunde ist ein riesiges Gebiet und spezialisiert sich immer mehr. Kein Kinder- und Jugendarzt kann heute noch alles wissen, auch nicht auf dem Gebiet der Entwicklungsstörungen. Deshalb brauchen wir für komplizierte Fälle mehr sozialpädiatrische Zentren, in denen Spezialisten für die kindliche Entwicklung arbeiten. Insbesondere Test-Experten werden gebraucht.

Elternschulungen

Zusätzlich zu den erweiterten Vorsorgeuntersuchungen wäre es sinnvoll, wenn Kinder- und Jugendärzte Eltern in Kleingruppen schulen würden, wie sie die Entwicklung ihrer Kinder unterstützen können. In den USA sind solche vorausschauenden Schulungen, durch die Krankheiten erst gar nicht entstehen sollen, heute schon die Regel. Dort führen Kinder-

und Jugendärzte schon seit langem Elternschulungen in den Krankenhäusern durch. Die Eltern bringen ihre Kinder zu den Kursen mit, so dass Mütter und Väter gleich an Ort und Stelle praktisch üben können, wie sie zum Beispiel ihre Kinder richtig ernähren, wie sie mit ihnen kommunizieren, wie sie sie anleiten können, sich die Zähne zu putzen oder beim Radeln einen Helm aufzusetzen. In Deutschland haben die beiden Kinder- und Jugendärzte Karl und Renate Bergmann an der Berliner Charité diese Idee übernommen und im Rahmen eines Forschungsprojektes Elternkurse angeboten. Sechsmal jeweils zwei Stunden trafen sich Eltern, deren Kinder zwischen einem Jahr und 18 Monate alt waren. Die Ärztinnen und Ärzte erklärten den jungen Eltern, wie wichtig das Stillen und die Selbstregulation der Nahrungsaufnahme ist, wie sich Kinder langsam an die Löffelkost gewöhnen können, dass es wichtig ist, sich zu festen Mahlzeiten gemeinsam an den Tisch zu setzen, dass Nahrung nicht zur Beruhigung verwendet werden darf, wie man mit dem Kind altersgemäß redet und spielt und wie ein sicherer Raum für seinen natürlichen Bewegungsdrang aussieht.

Als die Ärzte einige Monate später die Kinder aus dem Elternkurs mit einer Gruppe von Kindern verglich, deren Eltern nicht beraten wurde, stellten sie fest, dass die Kinder aus der Beratungsgruppe deutlich schlankere Hautfalten und im weiteren Verlauf auch weniger Karies hatten. Die Eltern hatten offenbar gelernt, wie wichtig die richtige Ernährung für ihr Kind ist, und sie hatten die vielen Ratschläge zu Hause umgesetzt.

In den Kursen versuchten die Forscher auch, das Verständnis der Eltern für ihre Kinder zu unterstützen. Dazu erklärten sie ihnen bei jedem Termin, was in den kommenden Wochen bezüglich der Entwicklung ihrer Kinder zu erwarten ist und was diese Fortschritte bedeuten.

Sie zeigten den Eltern an ihren mitgebrachten Kindern, wie sich über viele kleine Entwicklungsschritte allmählich Sprache anbahnt, wie die Eltern mit ihrem Kind kommunizieren konnten, wie ihr Kind lernt, seine Hände zu gebrauchen, wie es über unterschiedliche Stufen laufen lernt. Sie erklärten den Eltern das »Fremdeln«, das »Nein« und warum Kinder es lieben und brauchen, gemeinsam Bilderbücher zu betrachten und zu singen und vieles mehr. Auch hier zeigte sich nach einigen Monaten, dass die Kinder aus den Elternkursen auf den meisten Gebieten von ihren geschulten Eltern profitiert hatten und vor allem in ihrer kognitiven und sprachlichen Entwicklung einen deutlichen Vorsprung gegenüber den Kontrollgruppen hatten.

Die Ergebnisse der Charité-Forscher haben also gezeigt, dass junge Eltern sich gerne vorausschauend beraten lassen und dass diese Beratung auch wirkt. Nicht nur, wie so oft, nur auf gutbürgerliche Eltern. Auch arme und bildungsferne Eltern hatten gerne an den Kursen teilgenommen. Womit auch bewiesen ist, dass mit Kursen gerade die Eltern erreicht werden können, die sich häufig besonders schwertun, ihre Kinder zu unterstützen und zu fördern.

Dem Berliner Modellprojekt ist es wie vielen Modellprojekten gegangen. Sie werden aus öffentlichen Geldern bezahlt, sie zeigen, dass sie angenommen werden und positiv wirken, aber der Gesetzgeber scheut sich, sie bundesweit einzuführen und ihre Finanzierung zu garantieren. Damit wird es erst einmal keine flächendeckende vorausschauende Beratung für Eltern geben. Der Bonner Sozialpädiater Hans G. Schlack hat deshalb eine Miniversion der Charité-Elternkurse entwickelt, die Kinder- und Jugendärzte ohne großen finanziellen Aufwand in ihren Praxen durchführen können. In zwei Sitzungen, nach der U3, also ab dem Ende des zweiten Lebensmonats, und nach der U6, also ab Anfang des zweiten Lebensjahres, werden die Eltern in Kleingruppen nach festen Standards beraten, wie sie ihr Kind ernähren bzw. stillen sollten; sie lernen, was wichtig ist, damit ihr Kind familienbekömmliche Schlafgewohnheiten entwickelt, was sie bei anhaltendem Schreien tun können, welche Belastungen auf sie zukommen und wie sie einen guten Weg finden, damit umzugehen. Sie erfahren, wie sie die Signale ihres Babys deuten und mit ihm kommunizieren können, in welchen Schritten es sich entwickelt, was normal ist und was nicht normal ist, wo man Hilfe findet bei Problemen und vieles mehr.

Eltern haben ein besonderes Vertrauensverhältnis zu ihrem Kinderarzt. Sie betreten die Praxis ohne Schwellenangst und lassen sich in der Regel gerne von ihm beraten. Der Arzt könnte durch die Elternkurse Zeit für individuelle Beratungen sparen. Doch auch hier müssen die Krankenkassen, die heute schon Raucherentwöhnungskurse finanzieren, erst einmal die Honorarfrage klären. Denn die Kurse als individuelle Gesundheitsleistung privat zu berechnen würde finanzschwache Eltern davon ausschließen.

WAS MUSS SICH IN DEN KITAS ÄNDERN

Kinder, die früh in Kitas kommen, sind nahezu in allen Entwicklungsbereichen weiter als später hinzugekommene Kinder. Das hat eine Bertelsmann-Studie herausgefunden. Insbesondere ihre Aufmerksamkeit, Körperkoordination und ihr Zählvermögen seien besser. Vor allem Kinder aus sozial schwierigen Verhältnissen profitieren vom Kitabesuch. Allerdings sind in Deutschland längst nicht alle Kitas gleich gut.

Die Nationale Untersuchung zur Bildung, Betreuung und Erziehung in der frühen Kindheit (Nubbek) hat gezeigt, dass 80 Prozent aller Kitas nur von mittelmäßiger Qualität sind, also kein Ort, an dem Kinder optimal gefördert werden. Der Mangel an Qualität hat viel mit dem Fehlen einheitlicher Standards zu tun. Laut Kinder- und Jugendhilfegesetz sollen Kitas sich um Erziehung, Bildung und Betreuung kümmern. Doch Kitas gehören laut Bundesverfassungsgericht nicht zum Bildungsbereich. Sie werden von den für das Soziale zuständigen Kommunen finanziert. Das führt dazu, dass überall ein anderes Süppchen gekocht wird. Es ist Zeit, dass sich der Bund um das Niveau der Kitas kümmert und Qualitätsstandards festlegt, die dann auch regelmäßig überprüft und transparent gemacht werden, damit Eltern erfahren, wie gut es in ihrer Kita läuft. Versprochen haben uns das die Politiker längst.

Ein Qualitätsgesetz war Teil der Koalitionsverhandlungen zwischen Union und SPD im Herbst 2013. Einheitliche Standards für ganz Deutschland wurden da geplant. Aber Qualität kostet Geld, und die klammen Kommunen, die für die Kitas verantwortlich sind, verlangten dieses Geld vom Bund.

Im August 2014 stockte daher das Kabinett in Berlin den Sonderfonds des Bundes um 550 Millionen auf eine Milliarde Euro auf. Künftig können die Kommunen mit diesem Geld Küchen in den Kitas einrichten, Sporträume schaffen und die Betreuungsstätten behindertengerecht ausbauen. In den Jahren 2017 und 2018 erhalten die Länder zudem jeweils 100 Millionen Euro für die Betriebskosten zusätzlicher Betreuungsplätze. Das Geld soll auch für die Sprachförderung in den Kitas eingesetzt werden.

Im November 2014 einigten sich Bund und Länder auch endlich darauf, demnächst gemeinsam Mindeststandards für die Betreuung in Kitas und Krippen festzulegen. Diese Mindeststandards sollen allgemein verbindliche Kriterien für die Räume, die Ausstattung, das Essen und die Zahl und Ausbildung der Erzieher in den Einrichtungen festlegen. Sobald die Qualitätsstandards definiert und von den Ländern akzeptiert seien, werde sich auch der Bund mit Geld an dem Bemühen beteiligen, diese Standards zu erreichen. Eine Arbeitsgruppe mit Mitgliedern aus Bund und Ländern wurde beauftragt, bis Ende 2016 einen »ersten Zwischenbericht« vorzulegen. Ein Zeichen dafür, dass es Bund und Länder eher ruhig angehen lassen mit der Verbesserung der Kitas. Jedenfalls werden die Kinder, die heute eine Kindertagesstätte besuchen, wahrscheinlich längst Schulkinder sein, bis sich die Einrichtungen verbessert haben.

Die Kitas brauchen aber vor allem heute schon mehr Geld für ihr Personal. Denn derzeit fehlt es an allen Ecken und Enden an kompetenten Erzieherinnen, die den Kindern helfen, sich in der Kita in ihrem Tempo zu entwickeln und sich geborgen zu fühlen.

Ein Betreuungsschlüssel von 1:2 bis 1:4 für die unter Dreijährigen ist wünschenswert, sagen Experten. Davon sind die meisten Kitas in Deutschland weit entfernt. In den letzten Jahren ging es vor allem darum, die Zahl der Betreuungsplätze auszubauen, damit jedes Kind ab einem Jahr seinen Rechtsanspruch auf einen Kitaplatz verwirklichen kann. Derzeit fehlen in Deutschland nach der Berechnung der Bertelsmann-Stiftung 120 000 Erzieherinnen.

Viele Kinder, zu wenig Erzieherinnen

Im bundesweiten Durchschnitt betreut eine Fachkraft 4,5 Krippenkinder. Diese Zahl allein sagt noch wenig, denn die Betreuungsschlüssel sind sehr unterschiedlich: In Sachsen-Anhalt kommen auf eine Erzieherin 6,5 Kinder, in Bremen dagegen »nur« 3,1 – rein rechnerisch, versteht sich. Und nur laut Personalschlüssel auf dem Papier. In der Praxis sieht die Sache anders aus. Das hat nun exemplarisch eine Studie im Auftrag der Hamburger Wohlfahrtsverbände herausgefunden. Die Wohlfahrtsverbände im Stadtstaat Hamburg betreiben selber mehr als 500 Kitas. Von der Alice-Salomon-Hochschule in Berlin ließen die Wohlfahrtsverbände die Situation in Hamburger Kitas untersuchen, besonders den Personalschlüssel – und zwar den tatsächlichen im Alltag, nicht den theoretischen laut Stellenplan. Ihr Ergebnis, das sie im Juli 2014 präsentierten: Viel zu wenig Erzieherinnen kümmern sich um viel zu viele Kinder. Rechnet man Ausfallzeiten durch Urlaub, Krankheit und Fortbildung mit in die Statistik ein, betreut in Hamburg eine Erzieherin in einer Krippe 6,7 Babys und Kleinkinder unter drei Jahren.

Laut der Studie wursteln sich die Krippen und Kitas mit nichtqualifiziertem Personal durch: Praktikanten, FSJler (Freiwilliges Soziales Jahr), Bufdis (Bundesfreiwilligendienst). Die Folgen tragen die Kinder. Ihnen fehlt es an Anregung und Lernmöglichkeiten. Auf dem Programm steht Verwahren statt Betreuen, Erziehen und Bilden. Nachmittags ist die Situation laut Studie in vielen Kitas noch schlimmer als vormittags. Das muss sich schnellstens ändern – und nicht nur in Hamburg. Kinder brauchen eine vertrauensvolle Beziehung zu einer Bezugsperson, die ihre emotionalen Bedürfnisse stillt, solange sie nicht mit ihren Eltern zusammen sein können, und die es fertigbringt, stabile Beziehungen zu schaffen und den Kindern Zuwendung zu geben.

Was Kinder in der Kita lernen sollten

Denn nur auf der Grundlage sicherer Bindungen können Kinder lernen, was in diesem Alter am wichtigsten ist: sich selbst immer besser kennenlernen und steuern, mit anderen Menschen kommunizieren, mit ihnen Regeln aushandeln, sich an Regeln halten, beharrlich und kreativ nach Lösungen für neue Aufgaben suchen. Diese Basiskompetenzen helfen dem Kind auf seinem gesamten weiteren Lebensweg. Sie sind das Fundament, auf dem alle anderen Ziele der frühen Bildung aufbauen. Die Erzieherinnen können sie dem Kind nicht eintrichtern, aber sie können ihm Räume geben, in denen es diese Kompetenzen aus sich selbst heraus entwickelt. Sie können ihm Erfahrungen ermöglichen, in denen es diese Kompetenzen für sich ausprobiert und einübt. Dieses Ausprobieren und Einüben geschieht zum größten Teil im freien Spiel mit anderen Kindern. Die Bedingungen dazu müssen die Kitas schaffen. Kein Kind wird in der Schule oder im weiteren Leben scheitern, wenn es mit fünf Jahren nicht bis zwanzig zählen, seinen Namen nicht schreiben kann, nichts weiß über die Entwicklung von Insekten oder wenn es nicht gelernt hat, auf Englisch »guten Tag« zu sagen. Es wird dagegen scheitern, wenn die Kita es nicht geschafft hat, ihm eigene Entwicklungserfahrungen zu ermöglichen im Spiel mit den anderen Kindern, im Streiten und Versöhnen, im Herumtoben draußen und Kuscheln drinnen, in den vielen kleinen Ritualen des Kita-Alltags wie Tisch decken und abräumen, Gemüse schnibbeln und gemeinsame Mahlzeiten einnehmen, im Sand buddeln, basteln und Bücher anschauen, im Singen, Tanzen oder beim Theaterspielen. Das heißt nicht, dass die Erzieherinnen die Kinder nur passiv begleiten. Gute Erzieherinnen begleiten all diese Erfahrungen, aber sie drängen sie den Kindern nicht auf. Sie erinnern sich vielleicht wieder an die kind- und situationsbedingte Pädagogik, die viele von ihnen mal gelernt haben, und ersparen den Kindern die Zumutungen früher Bildung.

HAUSAUFGABEN FÜR DIE GRUNDSCHULE

Am Ende der Grundschulzeit müssen alle Kinder lesen, schreiben, rechnen und vieles mehr können. Das heißt aber nicht, dass alle Kinder diese Lernerfahrungen im Gleichschritt absolvieren können.

Grundschulen müssen sich noch mehr als bisher mit der Frage auseinandersetzen, wie jedes Kind sein ganz individuelles Lerntempo und seinen Lernstil produktiv nutzen kann, wie sie die Kinder stärker individuell fördern können, den verschiedenen Begabungen und Leistungsniveaus Rechnung tragen können – zum Beispiel mit variablen Lernzeiten sowie eigenen Lehrplänen für jedes Kind.

Denn wir wissen heute, dass Kinder nur das lernen können, wofür sie bereits reif sind. Alles andere ist Abrichten. Kinder brauchen Zeit, um Lernstoff selbständig zu erfassen. Ihnen

Wissen »einzutrichtern« führt nur dazu, dass die Neugier und Kreativität der kleinen Forscher erlischt. Verweigerung oder Bulimielernen, bei dem die Kinder nur Wissen in sich reinstopfen und auf Abruf ausspucken, können die Folge sein.

Und Kinder brauchen Entspannung zwischen den Lernphasen. Vor allem der Schulunterricht muss viel mehr mit Bewegung und Spiel durchsetzt werden, als es heute der Fall ist. Konkret: Jedes Kind sollte täglich mindestens eine Stunde Sport in der Schule erleben. Damit auch die zappeligen Kinder sich austoben können.

In den letzten Jahren sind unzählige Studien zum Bildungserwerb erschienen. Aus ihnen ergeben sich einige Kernbotschaften für erfolgreiches Lernen.

- Noten und Hausaufgaben helfen nach diesen Studien Schülern eher wenig. Sitzenbleiben scheint sogar schädlich zu sein.
- Altersgemischte Klassen sorgen dafür, dass die Schüler voneinander lernen und nicht von den Lehrern allein.

Was muss sich also ändern in den Schulen? Wir brauchen besser ausgebildete Lehrer, die in der Lage sind, ihre Kinder individuell zu motivieren und zu fördern, so dass kein Kind überfordert wird – und keines unterfordert. Und wir brauchen Experten, die den meist sehr engagierten Grundschullehrerinnen bei dieser Aufgabe helfen, die ihnen Weiterbildungen anbieten, ihren Unterricht analysieren und durch Supervision helfen, Probleme in der Gruppe oder Klasse zu lösen.

Beobachten ist wichtig

Erzieherinnen und Lehrerinnen sehen das Kind jeden Tag mehrere Stunden, sie erleben es, wie es spielt, wie es mit anderen Kindern umgeht, wie es lernt. Vieles, was die Eltern zu Hause dem Kind nicht abverlangen, soll es in der Kita oder in der Grundschule tun: sich selber anziehen, seine Jacke ordentlich an den Haken hängen, basteln, turnen, lesen, schreiben, rechnen und vieles mehr. Dabei fallen manche Entwicklungsstörungen vielleicht zum ersten Mal auf. Vorausgesetzt, die Erzieherinnen bzw. Lehrerinnen sind empathisch und können das Kind gut beobachten. Vorausgesetzt auch, sie können über ihre Beobachtungen mit den Eltern sprechen und sie anregen, an eventuellen Schwächen zu Hause zu arbeiten, also zum Beispiel mit dem Kind zu malen oder ihm vorzulesen, mit ihm auf den Spielplatz zu gehen und dort zu klettern. Es ist auch sinnvoll, die Eltern zu bitten, die Beobachtungen dem Kinder- und Jugendarzt mitzuteilen. Aber bitte ohne fertige Diagnose und Therapievorschläge. Sinnvoller, als nach spezifischen Defekten in den Hirnen der Kita-Kinder und Grundschüler zu suchen, ist es, sich auf der Basis von Beobachtungen Gedanken zu machen, wie sie für alle Kinder eine gute Lernumgebung schaffen könnten.

Vieles von dem, was Kinder in der Kita oder Grundschule zunächst nicht schaffen, kann mit etwas mehr Akzeptanz für die Kompetenzen des Kindes, so wie sie sind, erarbeitet werden. Zum Beispiel das »Schönschreiben« in den ersten Klassen – für manche, feinmotorisch weniger fitte Kinder eine Qual. »Ihr Kind schreibt unleserlich. Üben Sie das jetzt jeden Tag mit ihm oder lassen Sie Ihrem Kind Ergo verordnen«, heißt es dann schnell, und schon ist die Schule das Problem los, und zu Hause sitzen die Eltern und versuchen, das Kind zum Üben anzuhalten. In den meisten Fällen endet der Versuch mit Geschrei und Weinen. Wird das Schönschreiben oder auch andere Kompetenzen dagegen in der Schule, zusammen mit anderen Kindern, erarbeitet, fällt der Protest geringer aus und kann im Ernstfall besser beschwichtigt werden: »Jetzt hör mal auf zu klagen. Die anderen machen es doch auch!« Das wirkt so gut wie immer.

Sich öffnen für das Leben

Viele Kitas und Grundschulen entwickeln sich heute schon in Richtung Kinder- und Familienzentren. Sie beschäftigen Heilpädagogen, Psychologen, Sozialarbeiter und Therapeuten, die die Pädagogen weiterbilden und in kleinen Gruppen die Kinder und auch die Eltern fördern. Sie holen Handwerker, Musiker, Künstler und andere interessante Menschen aus der Nachbarschaft in ihre Einrichtung, um Kindern positive Anknüpfungspunkte für ihre eigene Entwicklung zu geben. Einige meiner Patientenkinder besuchen solche integrierten Einrichtungen. Ihrer Entwicklung tut das gut.

WAS KÖNNEN THERAPEUTEN TUN?

Etwa fünf Prozent aller Kinder brauchen Logo-, Ergo- oder Physiotherapie, weil sie organisch krank sind. Die meisten erhalten ihre Therapien in speziellen Kitas oder Schulen, zunehmend aber auch in den Regel-Kitas und -Schulen.

Ebenso viele Kinder leiden unter schweren Entwicklungsstörungen und brauchen ebenfalls gezielte Therapien. Die Eltern dieser Kinder wünschen sich dann häufig, dass der Therapeut alles tut, damit das Kind sich dem Durchschnitt seiner Altersgenossen anpasst, damit es »normal« wird. Ein solches Vorhaben kann nur scheitern, und dieses Scheitern belastet dann das Kind und auch die Eltern-Kind-Beziehung. Schwer entwicklungsgestörte Kinder brauchen Therapien, die genau das einüben, was das Kind nicht kann, aber mit seinen angeborenen Fähigkeiten erreichen könnte, und was es selber können will, um am Leben besser teilzuhaben.

Die vielen anderen Kinder aber, die mit vier Jahren lispeln, die Schwierigkeiten haben, einen Purzelbaum zu schlagen, die Jacke zuzuknöpfen, in Ruhe ein Puzzle zu legen oder mit Malstiften umzugehen, brauchen keine Einzeltherapien, sie brauchen Förderung. Therapeuten können in Kitas und Schulen die Eltern in Kleingruppen beraten und anleiten, wie sie die Entwicklung ihrer Kinder fördern können. Notwendig wäre auch die regelmäßige Fortbildung von Erzieherinnen und Grundschullehrerinnen, so dass diese lernen, Kinder gezielt sprachlich und motorisch zu fördern.

Auch hier müsste der Gesetzgeber die nötigen Voraussetzungen schaffen, um die Kurse flächendeckend einzuführen. Bereits heute schicken einige Städte und Gemeinden Therapeuten in die Kitas. Aber dort testen sie oft nur die Kinder und schicken sie dann viel zu voreilig in Therapien. In einigen Städten gibt es immerhin schon Therapeuten, die die Kinder in Gruppen fördern und die Eltern und Erzieherinnen in Kursen beraten. Ein Anfang.

Einer, der sich lohnt. Denn die Kurse sind deutlich günstiger als Einzeltherapiestunden. Sie nehmen die Erwachsenen in die Pflicht, die täglich viele Stunden mit dem Kind zusammen sind und nicht nur einmal in der Woche eine Dreiviertelstunde.

GEMEINSAM

Derzeit arbeiten die Kindergesundheitsexperten in Kitas, Schulen, Arzt- und Therapeutenpraxen, bei der Jugendhilfe, in Gesundheitsämtern, in der Kommunalpolitik und Stadtentwicklung noch weitgehend nebeneinanderher. Es fehlt an strukturierten, interprofessionellen Lösungsansätzen. Diese Versäulung der Hilfesysteme muss überwunden werden.

Vereinzelt gibt es seit einiger Zeit Versuche, gemeinsam zu arbeiten.

Kinder- und Jugendärzte gemeinsam mit Logopäden

So haben sich im März 2014 Kinder- und Jugendärzte und Logopäden zusammengetan, um einheitliche Sprachscreenings für Kindergartenkinder zu entwickeln. Außerdem wollen sie in Zukunft unter anderem durch Fortbildung und Sensibilisierung der Erzieherinnen dafür sorgen, dass in den Betreuungseinrichtungen mehr Sprachförderung stattfindet und dass medizinische Sprachtherapien nicht mehr mit der Gießkanne verabreicht werden. Ein wichtiger Schritt in die richtige Richtung.

Das Kinderbulletin als Wächter

Der Berliner Kinder- und Jugendarzt Ulrich Fegeler, der sich seit vielen Jahren dafür einsetzt, dass vor allem sozial benachteiligte Kinder besser gefördert werden, hat vor Kurzem gemeinsam mit Kollegen, mit Soziologen, Pädagogen und Journalisten die Initiative »Deutsches Kinderbulletin – Jedem Kind eine Chance jetzt« gegründet. Mit einem jährlichen Qualitätsreport, mit Stellungnahmen und Handlungsempfehlungen zur bestmöglichen Entwicklungsförderung von Kindern sollen alle Verantwortlichen aufgerufen werden, die Lebenssituation von Kindern so umzugestalten, dass Kinder gestärkt werden und ihre Potentiale in allen Bereichen entfalten können. Die Kinderbulletin-Initiatoren fordern insbesondere, die Qualität der Kindertagesstätten zu verbessern, damit mehr als derzeit nur 10 oder 20 Prozent der Einrichtungen es schaffen, sich um die Bedürfnisse von Kindern zu kümmern, die besondere Aufmerksamkeit brauchen. Vor allem müssen sich die zehn Prozent der Kitas bessern, die als miserabel gelten und selbst für unkomplizierte Kinder ungeeignet sind.

Die Versäulung der Hilfesysteme durchbrechen

Die Kinderbulletin-Initiatoren setzen sich ebenfalls für eine bessere Zusammenarbeit der Helfer ein, um Kindern ein gelingendes Aufwachsen zu garantieren. Die Forderung ist schwierig umzusetzen, weil Kinder- und Jugendärzte, Erzieherinnen, Lehrerinnen, Therapeuten und Jugendamtsvertreter in verschiedenen Welten arbeiten. Ärzte und Therapeuten müssen tagsüber ihr kleines Wirtschaftsunternehmen Praxis führen, Erzieherinnen und Jugendamtsmitarbeiter haben wenig Interesse daran, abends zu tagen. Für keinen Teilnehmer solcher Runden sieht der Gesetzgeber bisher eine Honorierung vor. In den großen Städten behandeln Kinder- und Jugendärzte sowie Therapeuten zudem oft Kinder, die aus ganz verschiedenen Stadtteilen kommen, wo sie dann in die Kita oder Grundschule gehen.

Eine Lösung, um die Versäulung der Hilfssysteme aufzubrechen, könnten nach den Vorstellungen von Fegeler und anderen Experten zum Beispiel Familienzentren in den Stadtteilen sein. In solchen Zentren würden alle Berufe miteinander verzahnt arbeiten. Ratsuchende Eltern würden hier ein niedrigschwelliges Hilfsangebot vorfinden mit Mütterberatung, Sozialberatung, ärztlichen Spezialambulanzen und vielem mehr. Solche Familienzentren könnten rund um die Kitas in den Stadtteilen entstehen und stünden allen gleichermaßen offen. Und für Familien, die selbst den Weg in solche Familienzentren nicht finden, könnten aufsuchende interdisziplinäre Helferteams eine letzte Chance sein, wenn alle anderen Hilfesysteme versagt haben.

Frühe Hilfen
Familien, in denen Belastungen eventuell zu einem Entwicklungsrisiko für die Kinder führen, können heute schon sozialmedizinisch und sozialpädagogisch betreut werden. Seit 2012 wird durch eine Bundesinitiative flächendeckend in Deutschland das Programm Frühe Hilfen ausgebaut, das Eltern beim Aufbau erzieherischer Kompetenzen unterstützt. Familienhebammen, Familien-Gesundheits-Kinderkrankenpflegerinnen und Ehrenamtler gehen im Rahmen der Frühen Hilfen in die Haushalte und beraten die Eltern, wie sie mit ihrem Kind vom ersten Tag an kommunizieren, wie sie seine Bedürfnisse erkennen und es liebevoll fördern können. Die Frühen Hilfen versuchen, die starre Grenze zwischen Jugendhilfe und Gesundheitssystem aufzuheben und in Netzwerken Erzieherinnen, Sozialarbeiter, Familienhebammen und Kinder- und Jugendärzte zusammenzubringen, um Familien von Anfang an passgenaue Hilfen zu vermitteln.

Die Frühen Hilfen haben sich als hilfreich erwiesen, auch wenn die Netzwerke vielerorts noch sehr weitmaschig sind und längst nicht alle Professionen, die sich um die Familien kümmern, miteinbezogen sind.

Aber durch Modellprojekte werden immer weiter Erfahrungen und Wissen zusammengetragen, so dass das Netz der Frühen Hilfen weiterwachsen kann und sich immer besser den Bedürfnissen der Familien anpassen kann.

Allerdings kümmern sich die Frühen Hilfen hauptsächlich um Familien in Problemlagen. Elterliche Kompetenz fehlt aber in allen Bevölkerungsschichten.

Es bleibt also noch viel zu tun. Bisher werden immer noch die Probleme der Kinder, die in den Familien entstehen, von dort in das Medizinsystem abgeschoben, wo sie nicht behoben werden, aber den Erwachsenen ein gutes Gewissen verschaffen: »Wir tun ja wenigstens etwas.«

Unsere Kinder verdienen etwas Besseres. Selbst die kleinen Fortschritte, die wir in den letzten Jahren gemacht haben, um Kinder früher und umfassender zu fördern, bevor wir sie therapieren, reichen nicht. Jedes Kind muss in der Familie, in der Kita und Schule so unterstützt werden, dass es seine angeborenen Kompetenzen entfalten kann. Es geht nicht nur um die Gesundheit und das Wohlergehen unserer Kinder, es geht auch um die Gesundheit und das Wohlergehen unserer Gesellschaft. Seit einigen Jahren fordern daher auch Ökonomen ein neues Nachdenken darüber, wie wir unsere Kinder besser fördern können. Frühere und bessere außerfamiliäre Unterstützung würde die Kosten sparen, die die Gesellschaft eines Tages dafür ausgeben muss, dass sie Schulabbrecher nachqualifizieren muss, Kriminelle resozialisieren und Arbeitslose finanzieren muss.

Der Ökonom und Nobelpreisträger James Heckman hat sich unter anderem mit der Wirkung von Sozialprogrammen beschäftigt. Dazu hat er die Ergebnisse des weltberühmten Perry-Preschool-Projekts untersucht. Dieses Projekt begann in den 1960er Jahren in der US-amerikanischen Stadt Ypsilanti und wird bis heute fortgesetzt. In dem Projekt wurde versucht, Vorschulkinder aus armen Stadtvierteln in ihrer intellektuellen Entwicklung zu fördern.

123 Kinder meist afroamerikanischer Abstammung, die in armen Stadtvierteln geboren waren, nahmen an dem Experiment teil. 58 von ihnen wurden zwei Jahre lang auf vielfältige Weise und je nach ihren eigenen Interessen intensiv gefördert. Die anderen Kinder bildeten die Kontrollgruppe. Als die Kinder 27 Jahre alt waren, waren die Unterschiede zwischen den geförderten und nichtgeförderten Kindern deutlich sichtbar. Die geförderten Kinder waren im Vergleich zu der Kontrollgruppe unter anderem seltener kriminell, seltener drogensüchtig, sie verdienten im Durchschnitt viermal mehr als die nichtgeförderten Kinder, hatten häufiger ein eigenes Haus und brauchten viel seltener staatliche Transferleistungen.

Für jeden Dollar, der in die Förderung der Kinder investiert wurde, flossen nach Berechnungen von Ökonomen zwischen sieben und zwölf Dollar an die Gesellschaft zurück.

Das sogenannte Abecedarian Early Intervention Project erbrachte ähnliche Ergebnisse. 111 Kinder nahmen daran teil. Beim Projektstart waren sie erst wenige Monate alt. Die geförderten Kinder schnitten später deutlich besser in der Schule ab und waren gesünder als die nichtgeförderten Kinder in der Kontrollgruppe.

Ungleiche Förderung in der Familie, die zu ungleichen Lebenschancen führt, kann also durch Investitionen in gute frühe Bildung ausgehebelt werden.

Die Kinder werden nicht intelligenter durch die Förderung, aber sie lernen wichtige soft skills, soziale Fähigkeiten, die ihnen helfen, sich durchzubeißen: Neugier, Konzentration, Ausdauer, Verantwortungsbewusstsein und Mut.

In Deutschland gibt es zum Glück nicht so extreme soziale Verhältnisse, und Familien werden nie so alleingelassen mit ihren Kindern wie in den USA. Dennoch gelten die Erkenntnisse von Heckman auch hier. Frühe Förderung rentiert sich für die Volkswirtschaft, weil sie die teuren Reparaturkosten spart, die anfallen, wenn aus schlecht geförderten Kindern Schulabbrecher, Arbeitslose oder sogar Kriminelle werden. Sie rentiert sich für die Gesellschaft, weil gut geförderte Kinder die Wirtschaft in Schwung bringen, weil sie Arbeit finden, Geld verdienen, Geld ausgeben und Steuern zahlen.

Selbst kostenintensivste Frühförderung bringt mehr Rendite als das, was Sparbücher oder Investitionen an der Börse bringen.

So wichtig dieser wirtschaftliche Aspekt auch sein mag, viel wichtiger erscheint mir jedoch das individuelle Wohlergehen der Kinder. Wenn die Kinder die Chance bekommen, ihre Persönlichkeit nach dem ihnen eigenen Bauplan und nach den jeweils ureigenen Anlagen und Neigungen zu entfalten, werden sie auch später meist helfen, unsere Gesellschaft mitzugestalten und darin Erfüllung finden. Mehr als wir Kinder- und Jugendärzte, mehr als Erzieherinnen und Lehrer sind für diese Chancen die Eltern verantwortlich. Wenn es ihnen gelingt, die Bedürfnisse ihrer Kinder zu erkennen und eine tragfähige Beziehung zu ihnen aufzubauen, geht alles gut.

WAS ELTERN TUN KÖNNEN

Seelische Gesundheit ist die Voraussetzung dafür, dass ein Kind seine individuellen Gaben und Potentiale entfalten kann. Eltern spielen dabei die wichtigste Rolle. Keine Erzieherin, keine Lehrerin, kein Kinder- und Jugendarzt und kein Therapeut hat auch nur im Entferntesten einen so großen Einfluss auf die Entwicklung des Kindes in den ersten Lebensjahren wie die Eltern und besonders die Mutter. Geht es der Mutter (oder Bezugsperson) gut, hat auch das Kind große Chancen, sich gesund zu entwickeln. Ist die Mutter unglücklich, kann sich auch das Kind nicht optimal entwickeln. Eltern sollten also auf sich und auf ihr Kind achten sowie darauf, dass sie zusammen ein gutes Leben haben. Und sie sollten auf ihre Intuition vertrauen, ihr Kind anlächeln und schauen, wie es spontan darauf reagiert. Jede Mutter, jeder Vater, jeder Mensch kann das. Es ist das Einfachste von der Welt und der Anfang von Beziehung und Erziehung.

Warum nichtperfekte Eltern die besseren Eltern sind

Eltern sind keine Profi-Erzieher und sollten auch gar nicht versuchen, in deren Rolle zu schlüpfen. Für eine gelingende feste, verlässliche und liebevolle Beziehung müssen Eltern nicht ständig über ihr Kind nachdenken und versuchen, alles richtig zu machen. Gute Eltern sind nicht perfekt. Sie sind authentisch. Gute Eltern sind Eltern, die die emotionalen Bedürfnisse ihrer Kinder verstehen, die ihnen Sicherheit und Geborgenheit geben und gleichzeitig Raum für ihre natürliche Neugier lassen, die ihren angeborenen Entdeckerdrang fördern, ohne das Kind zu überfordern. Sie sind in emotionalem

Kontakt zu ihrem Kind und merken, wenn es ihm schlecht-geht, wenn es zum Beispiel sein Bindungsbedürfnis hochfährt, weil es sich unsicher fühlt. Sie trösten es mit Worten und lie-bevollem Körperkontakt, wenn es weint. Und sie lassen es los, wenn es sich sicher genug dafür fühlt.

Gute Eltern sind Eltern, die zu ihren Schwächen und Unzu-länglichkeiten stehen. Sie stehen dazu, dass sie manchmal er-schöpft und überfordert sind, dass sie dann ihre Ruhe haben wollen. Und sie sagen dem Kind dies so, dass es dieses Bedürf-nis versteht. Gute Eltern holen sich Unterstützung und Hilfe, wenn sie sie brauchen.

Die Welt zeigen

Viel sinnvoller, als 24 Stunden am Tag und sieben Tage in der Woche alles richtig zu machen und dem Kind alle Wünsche zu erfüllen, ist es, dem Kind möglichst viel von unserer schönen Welt zu zeigen, sich gemeinsam mit ihm in der Welt zu enga-gieren, gemeinsam Ziele verfolgen, gemeinsam Entwicklun-gen zu erleben, Erfahrungen zu machen, zu staunen und da-mit eine Wir-Sphäre zu schaffen. Das Kind bekommt dadurch die Chance, seine Eltern als authentische Individuen zu erle-ben, als äußere Vorbilder und innere Leitbilder, die ihm Halt im Leben geben.

Statt die Kinder vom Chinesischkurs zum Gesangsunter-richt und weiter zum Hockey und zum Kinderyoga zu kut-schieren, können Eltern und Kinder gemeinsam:

- kochen ∨
- backen ∨
- Märkte besuchen

- Dinge reparieren
- Pilze suchen
- Fahrrad fahren ✓
- schwimmen gehen ✓
- Ball spielen ✓
- im Gras nach Heuschrecken suchen
- Augen schließen und den Vögeln und Insekten zuhören
- Stadt-Land-Fluss und Memory spielen ✓

Eltern können ihrem Kind etwas vorlesen und ihm zuhören – auch wenn das Kind schweigt.

Die Liste sinnvoller Alltagserfahrungen könnte man noch viel weiter führen. Diese hier enthält meine elf Lieblingsaktivitäten. Wobei Kochen und Backen meine persönlichen Favoriten sind. Möhren schnibbeln, Kartoffeln schälen, aus Mehl, Eiern, Butter und Zucker herrlich duftenden Teig machen, den man mit beiden Händen bearbeiten kann: ein einziges Vergnügen, das Geist und Sinne anregt, das Sprechenlernen fördert und Grob- und Feinmotorik schult.

Jede Mutter, jeder Vater hat eigene Lieblingsaktivitäten. Ob dies Fußball spielen ist oder angeln, an Motoren herumschrauben oder stricken, ist gar nicht wichtig. Lieblingsaktivitäten müssen nicht »pädagogisch wertvoll« sein oder intellektuell anspruchsvoll, sondern Freude machen. Und wenn sie den Eltern Freude machen, lässt sich das Kind meist auch dafür begeistern. Es wird sie ganz von selbst begreifen als Aufforderung, Erfahrungen zu machen, die Welt zu entdecken, sich selbst zu entwickeln.

Zeit schenken, sich mit dem Kind beschäftigen, bedeutet nicht, dass Eltern wie Animateure ständig Programm machen müssen. Genauso wichtig wie gemeinsame Aktivitäten ist auch Zeit, in der nichts passiert. Denn auch Langeweile braucht das Kind; aus Langeweile wird irgendwann immer Bewegung. Das Kind beginnt herumzulaufen und zu springen, zu stromern und zu streunen, oder es beginnt, mit seinen Gedanken spazieren zu gehen. Beides führt zu tausend neuen Entdeckungen.

An das Kind glauben

Kein Kind ist perfekt, aber jedes hat seine ureigenen Möglichkeiten, die es erkennen und weiterentwickeln kann, wenn die Eltern es kompetent und einfühlsam unterstützen, wenn sie ihm deutlich machen, dass es erwünscht ist, und wenn sie es so annehmen, wie es ist. Wenn sie an ihr Kind glauben. Angst, Stress und äußerer Druck sowie Unterforderung, mangelnde Anregungen, Verwöhnung oder Vernachlässigung hemmen dagegen die kindliche Entwicklung und verhindern, dass das Kind lernt, stabile Beziehungen aufzubauen und sich in der Welt zurechtzufinden.

Wichtig ist: jetzt!

Und zum guten Schluss noch eine Erinnerung: damit aufhören, ständig an die Zukunft zu denken. Kinder, hat bereits der große Pädagoge Janusz Korczak gesagt, haben das Recht auf den heutigen Tag. Kinder haben ein Recht darauf, nicht ständig ans Morgen zu denken. Kindheit ist nicht die kurze Zeitspanne, in der der Mensch optimiert werden muss für das Rattenrennen um die besten Jobs und die besten Plätze in der Gesellschaft, Kindheit ist keine Krankheit, sondern Lebenszeit. Die wichtigste!

DANKSAGUNG

Dieses Buch beruht auf Studien, Vorträgen und wissenschaftlichen Veröffentlichungen vieler Menschen, denen ich Dank schulde.

Vor allem aber danke ich den vielen Kindern, die ich in meiner langen Zeit als Kinder- und Jugendarzt betreuen durfte. Alles, was ich hier versucht habe aufzuschreiben, habe ich durch sie gelernt – und durch meine eigenen Kinder. Ihre Entwicklung zu begleiten war faszinierend und schön.

Prof. Bernd Beuscher, Astrid Ficinus, Bertram Job, Prof. Hans-Gerd Lennard, Dr. Christina Müller, Professor Hans Georg Schlack, Heribert Tigges, Dr. Cornelia Tigges-Zuzok und Dr. Gabriele Trost-Brinkhues haben mir mit Rat und Hilfe zur Seite gestanden. Dafür danke ich ihnen sehr.

Marko Jacob von der Agentur Landwehr und Cie. hat den Anstoß zu diesem Buch gegeben, er hat mich ermutigt, es zu schreiben, und hat es hervorragend vertreten. Dafür gebührt ihm Dank. Ebenso Martina Seith-Karow, die das Projekt als Lektorin von Beginn bis zum Ende so engagiert betreut hat.

LITERATUR

Nachfolgend die wichtigsten Quellen für dieses Buch, ergänzt um Literatur und Links für Leserinnen und Leser, die sich weiter mit diesem Thema beschäftigen wollen.

Für Eltern, Großeltern, Erzieherinnen, Lehrer, Ärzte und
alle, die in ihrem Alltag mit Kindern zu tun haben
Rupert Dernick: Topfit für die Schule durch kreatives Lernen
    im Familienalltag, 2011
Jesper Juul: Aus Erziehung wird Beziehung. Authentische
    Eltern – kompetente Kinder, 2005
Jesper Juul: Nein aus Liebe. Klare Eltern – starke Kinder, 2008
Jesper Juul: Elterncoaching: Gelassen erziehen, 2011
Jesper Juul: Aggression: Warum sie für uns und unsere Kinder
    notwendig ist, 2014
Janusz Korczak: Wie man ein Kind lieben soll, 1979
Janusz Korczak: Das Recht des Kindes auf Achtung/Fröhliche
    Pädagogik, 2007
Remo H. Largo: Kinderjahre, 2000
Remo H. Largo: Babyjahre, 2013
Remo Largo, Martin Beglinger: Schülerjahre, 2010
Sabina Pauen: Vom Säugling zum Kleinkind, 2011

Sabina Pauen: Was Babys denken, 2006
Herbert Renz-Polster: Die Kindheit ist unantastbar, 2014
Paul Tough: Die Chancen unserer Kinder, 2013

Hilfreiche Links
www.familienergo.de

Für Leserinnen und Leser, die mehr wissen wollen:
Aaron Antonovsky: Salutogenese: Zur Entmystifizierung der
Gesundheit, Taschenbuch, DGVT Deutsche Gesellschaft
f. Verhaltenstherapie, 1997
Peter J. Brenner: Schule, ein Zwischenzeugnis, 2006
Bode/Straßburg/Hollmann: Sozialpädiatrie in der Praxis,
2014
Marcel Helbig: Sind Mädchen besser? Der Wandel ge-
schlechtsspezifischen Bildungserfolgs in Deutschland,
2012
Heidi Keller: Kinderalltag: Kulturen der Kindheit und ihre
Bedeutung für Bindung, Bildung und Erziehung, 2011
Dieter Krowatschek, Sybille Albrecht, Gita Krowatschek:
Marburger Konzentrationstraining (MKT) für Schul-
kinder. 6. Auflage; Dortmund 2004
Heidi Keller (Hrsg.): Handbuch der Kleinkindforschung, 2011
Hans G. Schlack (Hrsg.): Entwicklungspädiatrie, 2004
Hans G. Schlack (Hrsg.), Rüdiger von Kries (Hrsg.), Ute Thyen
(Hrsg.): Sozialpädiatrie: Gesundheitswissenschaft und
pädiatrischer Alltag, 2009
Hans G. Schlack, Remo H. Largo und Richard Michaelis:
Praktische Entwicklungsneurologie, 1994

Aufsätze, Studien

Bergmann K. E., Bergmann R. L., Richter R., Dudenhausen J. W. (2006): Vorausschauende Beratung junger Eltern ist wirksam, Kinderärztliche Praxis 77: 354–361

Bergmann K. E., Bergmann R. L., Richter R., Finke C., Dudenhausen J. W. (2009): Frühe Gesundheitsförderung und Prävention am Beginn des 20. und 21. Jahrhunderts. Gesundheitswesen 71: 709–721

Grossmann K. E., Grossmann K. (2002): Klinische Bindungsforschung aus der Sicht der Entwicklungspsychologie. In: Karch D. (Hrsg.), Klinische Bindungsforschung, Schattauer, Stuttgart

David Haig: Troubled sleep, night waking, breastfeeding and parent-offspring conflict: emph.oxfordjournals.org/content/2014/1/32.full.pdf+html

Gerald Hüther: Verschaltungen im Gestrüpp: Kindliche Hirnentwicklung, in: Aus Politik und Zeitgeschichte (APUZ 22–24/2012)

Huss M. et al. 2008: How often are German children and adolescents diagnosed with ADHS. Eur child Adolesc Psychiatry Supp 1 17:52–58

Leitfaden zur Beurteilung der Sprachentwicklung in der kinder- und jugendärztlichen Praxis. Rationale Indikationshilfe für Beobachtung, Sprachförderung und Sprachtherapie. Berufsverband der Kinder- und Jugendärzte, Köln 2014

Dr. phil. Thorsten Macha: Möglichkeiten und Grenzen psychologischer Testverfahren – Kann man Entwicklung messen? Vortrag auf der Fortbildungsveranstaltung der Akademie für öffentliches Gesundheitswesen;

5. Juni 2014 in Düsseldorf, Download über die Homepage: entwicklungsdiagnostik.de

Hans G. Schlack: Inflation funktioneller Therapien im Kindesalter, Kinderärztliche Praxis 2001 Nr. 1, S. 6–11

Hans G. Schlack: Pädiatrische Primärprävention durch vorausschauende Beratung, Kinderärztliche Praxis 2013 Nr. 2, S. 86–88

Hans G. Schlack: Einflüsse der Lebenswelten auf Gesundheit und Entwicklung, in: Die Deutsche Liga für das Kind, Ausg. 6/04

Norbert F. Schneider, Sabine Diabaté, Detlev Lück, Christine Henry-Huthmacher: Familienleitbilder in Deutschland, Hrsg.: Konrad-Adenauer-Stiftung e. V., 2014

Schölmerich A., Lengning A. (2004): Neugier, Exploration und Bindungsentwicklung. In: Ahnert (Hrsg.), Frühe Bindung. Entstehung und Entwicklung. Reinhardt, München

Prof. Dr. Hans Michael Straßburg: Das Grenzsteinkonzept der Entwicklung – sind alle Fragen geklärt? Kinder- und Jugendarzt 2014, Nr. 6

Esser G., Laucht M., Schmidt M. H.: Die Auswirkungen psychosozialer Risiken für die Kindesentwicklung. In: Karch D. (Hrsg.), Risikofaktoren der kindlichen Entwicklung. Steinkopff, Darmstadt, 1994,

Hilfreiche Links
www.heidelberger-elterntraining.de

Gesundheitsreports

Studie zur Gesundheit von Kindern und Jugendlichen in
  Deutschland: www.kiggs-studie.de

Wido Heilmittelreporte (Wissenschaftliches Institut der
  AOK) 2003 – 2013: Download unter: www.wido.de/
  heilmittel-analysen.html

Barmer GEK Heil- und Hilfsmittelreporte 2010 – 2013:
  Download unter: www.barmer-gek.de/barmer/web/
  Portale/Versicherte/Rundum-gutversichert/Infothek/
  Wissenschaft-Forschung/Reports/Reports.html

Barmer GEK Arztreporte mit speziellen Auswertungen
  2012 Sprache und 2013 ADHS: Download unter:
  www.barmer-gek.de/barmer/web/Portale/Versicherte/
  Rundum-gutversichert/Infothek/Wissenschaft-
  Forschung/Reports/Reports-2013/Einstieg-Reports-
  2013.html

Auswertungen des GKV-Heilmittelinformations-Systems
  aller gesetzlichen Krankenkassen (GKV-HIS)
  mit aktuellen Quartalsberichten: Download unter:
  www.gkv-his.de

Zahlen der Beschäftigten im Gesundheitswesen, insbesondere
  Heilmittel-Therapeuten in der ambulanten Versorgung:
  Gesundheitsberichterstattung des Bundes: Gesundheits-
  personalrechnung – Beschäftigte nach ausgewählten
  Berufen: Download unter: www.gbe-bund.de

Salman Ansari
Rettet die Neugier!
Gegen die Akademisierung der Kindheit
224 Seiten. Gebunden

Physikkästen für Zweijährige? Chinesisch im Kindergarten?
Salman Ansari, promovierter Naturwissenschaftler und
Lernpädagoge, fordert: Weg mit dem Bildungsballast! Dieses
Wissen ist nicht nur unnütz, sondern auch gefährlich. Für die
Kinder ist nicht die Anhäufung von Wissen wichtig, sondern
die Fähigkeit, eigenständig und kreativ zu denken.

Ansari begibt sich auf Augenhöhe mit den Kindern, geht
konsequent von ihrem Denken aus und zeigt, wie sie Schritt
für Schritt in ihrem eigenen Erkenntnisprozess begleitet werden können.

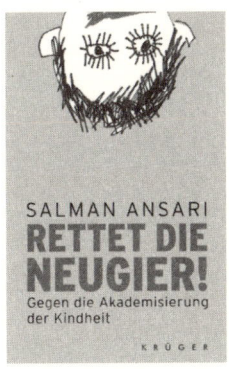

SALMAN ANSARI
RETTET DIE
NEUGIER!
Gegen die Akademisierung
der Kindheit

KRÜGER

Das gesamte Programm gibt es unter
www.fischerverlage.de